编　者（按姓氏笔画排序）

王　允　四川大学华西医院
王述民　中国人民解放军北部战区总医院
朱唯一　上海交通大学医学院附属瑞金医院
刘　阳　中国人民解放军总医院
齐　宇　郑州大学第一附属医院
闫小龙　空军军医大学唐都医院
许世广　中国人民解放军北部战区总医院
杜海磊　上海交通大学医学院附属瑞金医院
李小飞　西安国际医学中心医院
李成强　上海交通大学医学院附属瑞金医院
李树本　广州医科大学附属第一医院
李鹤成　上海交通大学医学院附属瑞金医院
杨运海　上海交通大学医学院附属胸科医院
何建行　广州医科大学第一附属医院
张亚杰　上海交通大学医学院附属瑞金医院
陈　凯　上海交通大学医学院附属瑞金医院
陈　椿　福建医科大学附属协和医院
陈学瑜　上海交通大学医学院附属瑞金医院
苟云久　甘肃省人民医院
范军强　浙江大学医学院附属第二医院
林一丹　四川大学华西医院
罗清泉　上海交通大学医学院附属胸科医院
金润森　上海交通大学医学院附属瑞金医院
项　捷　上海交通大学医学院附属瑞金医院
胡定中　上海交通大学医学院附属胸科医院
胡琰霞　上海交通大学医学院附属瑞金医院
莫　靓　南华大学附属第一医院
矫文捷　青岛大学附属医院
康明强　福建医科大学附属协和医院
韩丁培　上海交通大学医学院附属瑞金医院
喻本桐　南昌大学第一附属医院
廖永德　华中科技大学同济医学院附属协和医院
谭群友　重庆医科大学附属大学城医院

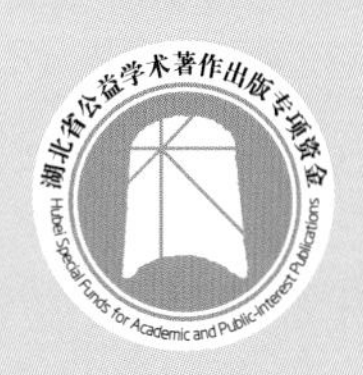

湖北省公益学术著作出版专项资金资助项目

医 学 机 器 人 手 术 学 丛 书

总顾问 陈孝平

胸外科机器人手术学

XIONGWAIKE JIQIREN SHOUSHUXUE

顾　问◆赫　捷　何建行　徐志飞　姜格宁

主　编◆李鹤成

副主编◆罗清泉　王述民

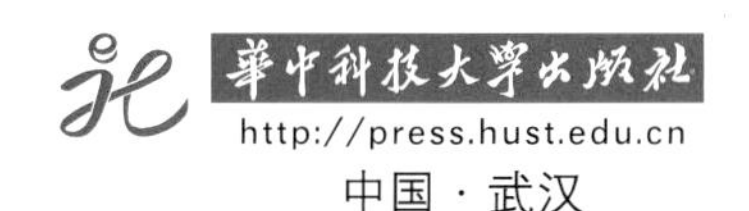

華中科技大學出版社
http://press.hust.edu.cn
中国·武汉

内容简介

本书共5章，分别讲述了胸外科机器人手术学总论、机器人辅助肺手术、机器人辅助食管手术、机器人辅助胸腺瘤切除术、机器人辅助胸外科手术专科医师培训经验。

本书适合广大有志于投身胸外科机器人手术领域的医师使用，也可作为临床一线的胸外科医师提升自身专业水平的参考书。

图书在版编目(CIP)数据

胸外科机器人手术学 / 李鹤成主编. -- 武汉 ：华中科技大学出版社，2024. 6. --（医学机器人手术学丛书）. -- ISBN 978-7-5680-5779-0

Ⅰ. R655-39

中国国家版本馆CIP数据核字第20247YS541号

胸外科机器人手术学　　李鹤成　主　编

Xiongwaike Jiqiren Shoushuxue

总 策 划：车　巍

策划编辑：陈　鹏

责任编辑：余　琼

封面设计：原色设计

责任校对：张会军

责任监印：周治超

出版发行：华中科技大学出版社(中国·武汉)　　电话：(027)81321913

武汉市东湖新技术开发区华工科技园　　邮编：430223

录　　排：华中科技大学惠友文印中心

印　　刷：湖北新华印务有限公司

开　　本：787mm×1092mm　1/16

印　　张：11.5

字　　数：291千字

版　　次：2024年6月第1版第1次印刷

定　　价：168.00元

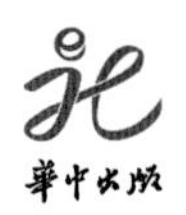

丛书序

21 世纪初，人工控制机械臂手术辅助系统（又称机器人手术系统）开始逐步进入临床实践，标志着微创外科正式进入机器人时代。机器人手术系统以其独特的优势，突破了传统手术和腹腔镜手术的局限，将手术精度提升到了前所未有的高度。目前，该系统已广泛应用于泌尿外科、心血管外科、胸外科、胃肠外科、妇产科等多个学科领域。与传统手术相比，机器人手术在手术精度和细致度方面表现出显著优势，同时在缩短手术时间、住院时间，减少手术失血量，降低并发症发生率以及促进术后恢复等方面也具有明显优势。

机器人手术系统的革新，将传统手术由定性操作提升至标准化定量的层面，为手术领域的数字化与智能化革新奠定了基础。尽管我国引入机器人手术系统的时间相对较晚，但其发展势头迅猛，不仅在手术数量与难度突破上取得了显著进步，更在临床研究方面展现出卓越成就。特别是在泌尿外科、肝脏外科、胃肠外科、胸外科、妇产科及心血管外科等领域，我国机器人手术已跻身国际先进行列，充分展现了机器人手术系统的巨大潜力和广阔前景。

“医学机器人手术学丛书”是国内首套全面阐述医学外科机器人手术技术的学术著作。该丛书的各分册均由国内各外科机器人手术领域的开创者和领军人物倾力编写，他们丰富的临床实践经验与深刻的见解贯穿全书，展现了国内外相关领域的研究精粹与前瞻性思考。该丛书具有高度的原创性，为我国机器人外科的学科建设和人才培养指明了方向，既有理论指导，也有经验分享。因此，我非常乐意向全国外科同仁推荐该丛书。最后，热烈祝贺“医学机器人手术学丛书”的出版！

中国科学院院士

华中科技大学同济医学院附属同济医院外科学系主任

陈孝平

2024 年 5 月

序

随着医学理论和医疗技术的发展，以及诸多先行者孜孜不倦的探索，胸外科手术技术得到了前所未有的发展；与此同时，科技的创新与进步，也为胸外科手术带来了一次又一次的技术飞跃。而达芬奇机器人手术系统，正是科技进步在外科领域的体现。达芬奇机器人手术系统自2006年进入我国以来，逐渐在各大医院推广，并开始应用于胸外科。它拥有光学放大10倍的直视下高清三维立体成像系统、720°旋转的EndoWrist仿真手腕，可以进行组织切割、止血、缝合等外科的基本操作，并可在有限的空间内完成手术，以减少术中创伤和减轻术后疼痛，加快术后恢复。上海交通大学医学院附属瑞金医院胸外科是目前国内开展达芬奇机器人手术较多的单位之一，积累了较多的经验，此次还携手国内多家大型胸外科医疗手术中心，博采众家之长，分享先进经验。

本书结合了肺、食管及纵隔等的解剖基础知识，重点讲述了使用达芬奇机器人手术系统进行胸外科常见手术的要点和技巧，以及相关围手术期处理原则，具有一定的实用性和指导性。本书图文并茂，全书用大量的图片介绍和展示解剖要点，详述各个手术的步骤及难点，通俗易懂，便于读者了解和学习。阅读此书，可帮助读者缩短学习曲线，更快地掌握达芬奇机器人手术系统的操作技术。我谨向国内外同道推荐由上海交通大学医学院附属瑞金医院李鹤成教授等编写的这本《胸外科机器人手术学》，希望大家能有所裨益。

中国科学院院士

中国医学科学院肿瘤医院院长

前　言

微创意味着更小的手术创口，一直是外科学追求的境界。外科学历来都是沿着维护和恢复人体生理机能的方向发展的，手术本身带来的创伤小于疾病本身的创伤是外科医生应追求的目标，这样对患者更有利。20 世纪后期腔镜的出现使得微创外科的理念迅速建立并广泛传播。经过 30 余年的发展，胸外科早已进入"全胸腔镜"时代，微创胸外科手术技术也日臻成熟。21 世纪初期，美国 Intuitive Surgical 公司研发出了达芬奇机器人手术系统，这项创举将外科医生彻底从手术台上解放出来，其更清晰、可放大的视野和更精准灵活的操作也大大提高了胸部疾病的外科治疗水平。

本书从解剖结构出发，涵盖了胸外科常见的疾病，凝结了上海交通大学医学院附属瑞金医院机器人胸外科团队及全国数家大型手术中心的丰富经验，图文并茂，实用性强。相信本书将为我国微创胸外科尤其是机器人胸外科领域提供一定的借鉴和指导，为年轻医生更快更好地理解机器人手术方式及方法提供参考，为患者提供更优质的服务，也能将中国的胸外科事业推向更高的境界。

主任医师，教授，博士生导师

上海交通大学医学院附属瑞金医院胸外科主任

目　录

第一章 总 论

第一节 机器人手术在胸外科的应用现状

一、手术机器人的发展

在20世纪90年代初期，随着达芬奇机器人手术系统的问世，机器人手术的发展进入了一个崭新的阶段。达芬奇机器人手术系统由美国Intuitive Surgical公司研制，第一台产品于1999年推出，这是手术机器人技术商业化应用的开端。此后，该公司不断推出新的达芬奇机器人手术系统产品版本，包括标准、S、Si、Xi、SP共五代产品，广泛应用于心胸外科、普外科、妇产科、泌尿外科等数十个学科领域。

与传统微创手术系统相比，达芬奇机器人手术系统具有多项优势。它可以有效地滤除人手的自然震颤，提高手术稳定性。此外，达芬奇机器人手术系统配备了高清三维立体成像系统，可实现光学放大10倍的效果，使得手术图像清晰可见。这种先进的成像系统使医生能够准确地操控器械，完成外科手术中的各项基本操作，如组织切割、止血、缝合等，保持了人类自然的手眼协调。此外，达芬奇机器人手术系统配备了多关节机械臂和360°旋转的EndoWrist仿真手腕器械，具有比人手腕更灵活的7个自由度。这种设计使得主刀医生在操作时如同进行开放手术般灵活自如。从患者的角度来看，达芬奇机器人手术系统能够实现更加精准的手术操作，减少术中创伤和减轻术后疼痛，促进患者术后快速康复，最终实现主刀医生为患者进行精准、灵活、微创手术的目标。同时，达芬奇机器人手术系统成功实现了远程手术操作。

2001年，Yoshino等率先应用达芬奇机器人手术系统实施了非侵袭性胸腺瘤切除术，开启了机器人手术应用于胸外科领域的先河。2009年，国内首例机器人辅助胸外科手术在上海市胸科医院（又称为上海交通大学医学院附属胸科医院）完成。随着技术的持续进步和应用范围的扩大，机器人辅助胸外科手术在我国逐渐得到推广和发展。截至2024年3月，我国达芬奇机器人手术系统装机量超过370台。机器人辅助胸外科手术量日益增加。

随着机器人手术技术的不断进步和临床经验的积累，达芬奇机器人手术系统在胸外科领域得到了广泛应用。几乎所有传统腔镜下的肺、食管、纵隔、膈肌手术等都可以借助达芬奇机器人手术系统来完成。达芬奇机器人手术系统的引入为微创胸外科手术提供了新的发展前景，不仅提升了手术的精准度和安全性，还缩短了患者的康复时间，降低了术后并发症的发生风险，为患者提供了更好的治疗体验。

二、肺手术

机器人辅助肺手术已在肺癌治疗中展现出了广泛的应用前景。2002年，Melfi等报道了世界上首例机器人辅助胸外科肺手术。随后,国内外开展了多项相关研究,探索了不同类型的机器人辅助肺手术及其应用情况,证明了其在肺癌治疗中的应用价值。

肺叶切除联合系统性淋巴结清扫是治疗可切除非小细胞肺癌的标准术式。机器人辅助肺叶切除术在淋巴结清扫总数、N1 淋巴结清扫数目和淋巴结清扫站数方面具有优势,而在术后胸腔引流管引流总量、住院费用方面存在劣势。一项后续研究显示,机器人辅助肺叶切除术和胸腔镜辅助肺叶切除术患者的生活质量和术后疼痛程度并无显著差异。

近年来,机器人辅助解剖性肺段切除术在早期肺癌治疗中得到越来越广泛的应用。笔者所在单位牵头的一项多中心回顾性研究显示,机器人辅助肺段切除术与胸腔镜辅助肺段切除术在手术时长、术中出血量等方面无显著差异,但机器人辅助肺段切除术在 N1 淋巴结清扫中更具有优势。另外,笔者所在单位报道了 16 例机器人辅助较为复杂的联合肺段切除术,证明了其安全性和有效性,其更适用于直径＜2 cm 的多节段肺癌,尤其是右肺上叶病变。

机器人辅助袖式肺叶切除术具有操作灵活度高、学习曲线短等优势。首例机器人辅助袖式肺叶切除术于 2011 年报道,该术式被证实在中央型肺癌的治疗中有一定的安全性和有效性。国内,上海市胸科医院罗清泉团队首先报道了机器人辅助肺袖式切除术。青岛大学附属医院矫文捷团队后续发表了一项回顾性研究,证明了机器人辅助肺袖式切除术具有较好的安全性和有效性。

三、食管手术

食管手术一直以来都是复杂而具有挑战性的手术之一,因此机器人辅助食管手术的发展一直相对缓慢。2002 年,Melvin 等首次报道了机器人辅助食管切除术的案例。随后于 2003 年,Horgan 等报道了第一例正式开展的机器人辅助食管切除术,标志着达芬奇机器人手术系统在食管手术中的正式应用。

因为食管手术的复杂性和手术路径的多样性,机器人辅助食管切除术目前仅在少数大型医疗中心得以实施。根据手术路径和操作部位的不同,其主要分为以下三种类型:经食管裂孔食管切除术、经胸腹颈三切口食管切除术(McKeown 术)和经胸腹二切口食管切除术(Ivor-Lewis 术)。

经食管裂孔食管切除术主要用于治疗部分胃-食管交界部和食管下段的肿瘤。经食管裂孔食管切除术避免了胸部操作,减少了肺部感染和胸部疼痛等术后并发症,并且术中出血量少、术后住院时间短,有利于术后恢复。然而,经食管裂孔食管切除术不适合治疗食管中上段肿瘤,并且无法彻底清扫纵隔淋巴结,因而此术式在我国应用较少。

McKeown 术广泛用于治疗胸中上段的肿瘤,特别适合用于亚洲国家高发的食管鳞癌。随机对照研究结果表明,与开放手术相比,机器人手术显著降低了围手术期并发症的发生率,患者恢复速度加快。上海市胸科医院李志刚团队牵头开展的前瞻性随机对照研究即 RAMIE 试验,将机器人手术与常规胸腹腔镜辅助食管切除术进行对比,结果显示机器人手术时间更短,在新辅助治疗后患者的淋巴结清扫以及喉返神经旁淋巴结清扫方面具有显著优势。

Ivor-Lewis 术主要用于治疗食管下段及胃-食管交界部的肿瘤,能较广泛、彻底地清扫淋巴结,且在术后并发症发生率方面表现良好。Nora 等在对 847 例接受食管切除术的患者的回顾性分析中发现,机器人辅助 Ivor-Lewis 术的总体并发症发生率低于开放 Ivor-

Lewis 术，这些并发症包括吻合口瘘、吻合口狭窄、肺部感染、切口感染等。笔者所在团队对 184 例接受机器人辅助 Ivor-Lewis 术的患者进行回顾性匹配分析，结果显示机器人辅助手术与胸腔镜辅助手术在术中失血量、总体并发症发生率、住院时间、淋巴结清扫数目上无显著差异。

四、纵隔手术

经过 20 余年的发展，机器人手术在纵隔肿瘤中的应用已逐渐成熟。自 2002 年 Yoshino 等报道第一例机器人辅助纵隔肿瘤切除术以来，机器人手术系统在胸腺瘤、胸腺癌、畸胎瘤、心包囊肿、气管囊肿、神经源性肿瘤的治疗上均有较好的应用。根据《机器人辅助纵隔肿瘤手术中国专家共识(2019 版)》，机器人辅助纵隔肿瘤切除术的适应证类似于传统胸腔镜手术。机器人手术系统能够有效还原传统手术方式，对于纵隔手术来说，肿瘤大小和胸膜粘连已不再是绝对禁忌证，尤其在侵犯心包、大血管等纵隔肿瘤的手术治疗上机器人手术系统更具有优势。

前纵隔肿瘤中最常见的是胸腺瘤。一些临床研究表明，机器人辅助胸腺瘤切除术是可行且安全的，并且进行胸腺瘤切除术的患者的围手术期结局与传统开放手术方法相当。一项针对美国 NCDB 数据库接受胸腺瘤切除术患者的研究表明，机器人手术、胸腔镜手术以及开放手术在非 R0 切除比例、淋巴结清扫、30/90 天死亡率方面无显著差异，但是机器人手术中转开胸比例低于胸腔镜手术，并且术后住院时间较胸腔镜手术及开放手术短。

在后纵隔肿瘤的治疗方面，胸腔镜手术作为金标准已得到广泛应用，而机器人手术应用相对较少。一些研究指出，对于靠近膈肌、位于胸膜顶的后纵隔肿瘤，传统胸腔镜手术工具的精准度较低，解剖过程较困难，因此手术难度较大，尤其是在处理邻近重要神经或起源于神经的肿瘤时。机器人手术在这方面具有优势，可以有效实现肿瘤的充分暴露、完整切除，并且能保护重要神经。

五、总结与展望

综合以上文献，机器人手术在胸外科领域的应用已经取得了显著进展。随着达芬奇机器人手术系统等的引入，机器人辅助胸外科手术的数量显著增多，质量得到了显著提升。机器人手术在胸外科疾病治疗中展现出诸多优势，包括高清的三维视野、灵活的机械臂、微创，以及良好的肿瘤学根治效果等。相较于传统的开放手术和胸腔镜手术，机器人手术能够有效减少术中出血量、缩短住院时间、降低术中并发症的发生率等。

然而，机器人手术也面临着一些挑战和限制，如手术费用昂贵、缺乏实时反馈、设备的安装时间较长等。尽管如此，随着技术的不断进步和制造工艺的改进，这些问题正在逐步得到解决。未来，机器人辅助胸外科手术的发展趋势将包括更小型的移动平台、单孔机器人、自然腔道手术机器人，以及基于人工智能的手术机器人等创新技术的应用。特别值得关注的是，基于人工智能的手术机器人将通过深度学习为外科医生提供实时的手术指导和术中导航，从而进一步提高手术的安全性和精准度。

在未来的研究中，需要更多高质量的临床研究为机器人辅助胸外科手术的应用提供循证医学的支持。这将使得更多复杂的手术能够通过机器人手术系统辅助完成，并且为机器人技术在胸外科领域的进一步发展提供坚实的基础。同时，随着机器人技术的普及和不断改进，机器人手术将在全国范围内得到更广泛的应用，为患者提供更加安全、高效的治疗方案，推动胸外科手术领域的不断进步。

（李鹤成）

参考文献

［1］ YOSHINO I, HASHIZUME M, SHIMADA M, et al. Video-assisted thoracoscopic extirpation of a posterior mediastinal mass using the da Vinci computer enhanced surgical system[J]. Ann Thorac Surg,2002,74(4):1235-1237.

［2］ ZHAO X J, QIAN L Q, LIN H,et al. Robot-assisted lobectomy for non-small cell lung cancer in China: initial experience and techniques[J]. J Thorac Dis,2010,2(1):26-28.

［3］ MELFI F M, MENCONI G F, MARIANI A M,et al. Early experience with robotic technology for thoracoscopic surgery[J]. Eur J Cardiothorac Surg,2002,21(5):864-868.

［4］ JIN R S, ZHENG Y Y, YUAN Y, et al. Robotic-assisted versus video-assisted thoracoscopic lobectomy: short-term results of a randomized clinical trial (RVlob trial) [J]. Ann Surg,2022,275(2):295-302.

［5］ JIN R S, ZHANG Z Y, ZHENG Y Y, et al. Health-related quality of life following robotic-assisted or video-assisted lobectomy in patients with non-small cell lung cancer: results from the RVlob randomized clinical trial[J]. Chest,2023,163(6):1576-1588.

［6］ ZHANG Y J, CHEN C, HU J, et al. Early outcomes of robotic versus thoracoscopic segmentectomy for early-stage lung cancer: a multi-institutional propensity score-matched analysis[J]. J Thorac Cardiovasc Surg,2020,160(5):1363-1372.

［7］ LI C Q, HAN Y, HAN D P, et al. Robotic approach to combined anatomic pulmonary subsegmentectomy: technical aspects and early results[J]. Ann Thorac Surg,2019,107(5):1480-1486.

［8］ SCHMID T, AUGUSTIN F, KAINZ G, et al. Hybrid video-assisted thoracic surgery-robotic minimally invasive right upper lobe sleeve lobectomy[J]. Ann Thorac Surg,2011,91(6):1961-1965.

［9］ PAN X F, GU C, WANG R,et al. Initial experience of robotic sleeve resection for lung cancer patients[J]. Ann Thorac Surg,2016,102(6):1892-1897.

［10］ JIAO W J, ZHAO Y D, QIU T, et al. Robotic bronchial sleeve lobectomy for central lung tumors: technique and outcome[J]. Ann Thorac Surg,2019,108(1):211-218.

［11］ MELVIN W S, NEEDLEMAN B J, KRAUSE K R, et al. Computer-enhanced robotic telesurgery. Initial experience in foregut surgery[J]. Surg Endosc,2002,16(12):1790-1792.

［12］ HORGAN S, BERGER R A, ELLI E F, et al. Robotic-assisted minimally invasive transhiatal esophagectomy[J]. Am Surg,2003,69(7):624-626.

[13] ORRINGER M B, MARSHALL B, CHANG A C, et al. Two thousand transhiatal esophagectomies: changing trends, lessons learned[J]. Ann Surg,2007,246(3):363-374.

[14] HULSCHER J B, TIJSSEN J G, OBERTOP H, et al. Transthoracic versus transhiatal resection for carcinoma of the esophagus: a meta-analysis[J]. Ann Thorac Surg,2001,72(1):306-313.

[15] VAN DER SLUIS P C, VAN DER HORST S, MAY A M, et al. Robot-assisted minimally invasive thoracolaparoscopic esophagectomy versus open transthoracic esophagectomy for resectable esophageal cancer: a randomized controlled trial[J]. Ann Surg,2019,269(4):621-630.

[16] YANG Y, LI B, YI J, et al. Robot-assisted versus conventional minimally invasive esophagectomy for resectable esophageal squamous cell carcinoma: early results of a multicenter randomized controlled trial: the RAMIE trial[J]. Ann Surg,2022,275(4):646-653.

[17] NORA I, SHRIDHAR R, MEREDITH K. Robotic-assisted Ivor Lewis esophagectomy: technique and early outcomes[J]. Robot Surg,2017,4:93-100.

[18] ZHANG Y J, HAN Y, GAN Q Y, et al. Early outcomes of robot-assisted versus thoracoscopic-assisted Ivor Lewis esophagectomy for esophageal cancer: a propensity score-matched study[J]. Ann Surg Oncol,2019,26(5):1284-1291.

[19] 中国医师协会医学机器人医师分会胸外科专业委员会筹备组,谭群友,陶绍霖,等. 机器人辅助纵隔肿瘤手术中国专家共识(2019 版)[J]. 中国胸心血管外科临床杂志,2020,27(2):117-125.

[20] KAMEL M K, VILLENA-VARGAS J, RAHOUMA M, et al. National trends and perioperative outcomes of robotic resection of thymic tumours in the United States: a propensity matching comparison with open and video-assisted thoracoscopic approaches† [J]. Eur J Cardiothorac Surg,2019,56(4):762-769.

[21] MARULLI G, MAESSEN J, MELFI F, et al. Multi-institutional European experience of robotic thymectomy for thymoma[J]. Ann Cardiothorac Surg,2016,5(1):18-25.

[22] CAKAR F, WERNER P, AUGUSTIN F, et al. A comparison of outcomes after robotic open extended thymectomy for myasthenia gravis[J]. Eur J Cardiothorac Surg,2007,31(3):501-505.

[23] RÜCKERT J C, SWIERZY M, ISMAIL M. Comparison of robotic and nonrobotic thoracoscopic thymectomy: a cohort study[J]. J Thorac Cardiovasc Surg,2011,141(3):673-677.

[24] KAWAGUCHI K, FUKUI T, NAKAMURA S, et al. A bilateral approach to extended thymectomy using the da Vinci surgical system for patients with myasthenia gravis[J]. Surg Today,2018,48(2):195-199.

第二节 机器人辅助胸外科手术的术后管理

达芬奇机器人手术系统在胸外科手术中的应用不断增多，如何在术后护理中使这一先进手术系统的优势得以延续和放大，则显得尤为重要。机器人手术存在创伤小、术中出血量少、患者术后恢复快等优点，相对降低了术后护理的难度和强度，同时，也对术后快速康复提出了更高的要求。

一、护理评估

1. 术中情况 了解手术方式、麻醉方式与反应、病变组织切除情况，术中出血、补液、输血情况和术后诊断。

2. 生命体征 评估患者生命体征是否平稳，是否清醒，末梢循环、呼吸状态如何，有无胸闷、呼吸浅快、发绀及肺部痰鸣音等。

3. 伤口与引流管情况 评估伤口有无渗液、渗血；各类引流管是否通畅，引流液的量、颜色与性状等。

4. 并发症 评估有无出血、感染、吻合口瘘、乳糜胸等并发症发生。

5. 心理状态与认知程度 了解患者是否知晓机器人手术，了解患者康复训练和早期活动配合情况，了解患者对出院后的继续治疗是否清楚。

二、常见护理诊断/问题

1. 气体交换受损 与肺组织病变、胸腔手术、麻醉、肿瘤阻塞支气管、肺膨胀不全、呼吸道分泌物潴留、肺换气功能降低等因素有关。

2. 营养失调:低于机体需要量 与肿瘤引起机体新陈代谢增加、手术创伤、进食量减少或不能进食等有关。

3. 焦虑与恐惧 与担心手术、疼痛、疾病的预后因素及机器人手术效果有关。

4. 潜在并发症 出血、高碳酸血症。

5. 体液不足 与吞咽困难、水分摄入不足有关。

6. 有失用综合征的危险 与术后长期自理能力下降有关。

7. 有血栓形成的危险 与术后长期卧床制动有关。

8. 知识缺乏 患者缺乏相关医学知识，对医护人员的术后管理不理解甚至不配合。

三、护理目标

(1)患者恢复正常的气体交换功能。

(2)患者营养状况改善。

(3)患者自述焦虑、恐惧减轻或消失。

(4)患者未发生并发症或并发症得到及时发现、处理。

(5)患者的水、电解质维持平衡。

(6)患者肢体功能正常。

(7)患者未发生血栓或者血栓及时被发现和处理。

(8)患者基本了解机器人手术相关内容。

四、护理措施

1. 心理护理　由于社会上普遍对于机器人手术系统缺乏了解，所以选择机器人手术的患者及其家属往往期望过高或者抱有怀疑的态度。手术后短期内舒适度的巨大改变让患者不能从主观上感受到机器人手术的优势，同时患者及其家属也会因为经济上的付出和过高的期望但没有感受到明显的益处而失望。除了术前的宣教和讲解外，护士在术后可以结合患者恢复的进程再次介绍机器人手术的优势和特点，用以往非机器人手术的各项指标来进行比较，鼓励患者增强术后康复的信心。同时可以请曾经做过机器人手术的患者讲述自己的感受和康复经历，相同疾病相同手术的患者比较能够产生共情。

2. 营养饮食　根据疾病及手术方式的不同，主要分为两大类。

(1)非消化道手术(如肺部疾病、纵隔疾病等)：指导患者合理饮食，早期宜进清淡、易消化的半流质食物(如粥类、面、馄饨等)，逐渐转为高蛋白、高热量、维生素丰富的食物，增加营养摄入。同时注意多进粗纤维食物，保持大便通畅。

(2)消化道手术(如食管疾病、贲门疾病等)：术后第 1 日即可进行肠内营养。营养液的输注遵循适温(37～42 ℃)、适量(每天的总量从 500 mL 开始逐渐增量至 1500～2000 mL)、速度循序渐进(50 mL/h 逐渐增加到 125 mL/h)的原则，根据患者不适主诉及时调整营养液输注的速度和量。停止胃肠减压后，患者若无呼吸困难、胸内剧痛、患侧呼吸音减弱、高热等吻合口瘘症状，可遵医嘱开始进食。先少量饮水，逐渐过渡至流质食物、半流质食物、软食和普食。术后 4 周左右患者无特殊不适可进较容易消化的普食。应少量多餐，细嚼慢咽，进食量不宜过多，速度不宜过快。避免摄入生、冷、硬的食物，以免导致后期吻合口瘘。不可长期进食流质和半流质食物，以免发生食管吻合口狭窄。进食后 2 h 内勿平卧，睡眠时将床头抬高，以免引起反流。

3. 体位　患者清醒后宜取半卧位(床头抬高 30°左右)，有利于咳嗽、排痰、呼吸、引流和减轻伤口疼痛。手术结束返回病房后 6 h，患者进食后(不能进食的患者给予充分输液后)可在护士的协助下根据舒适度采取自由体位。

4. 疼痛护理

(1)保持病房安静，保证患者有充足的时间休息，协助采取舒适的体位。

(2)教会患者床上活动的方法，如改变体位时，用手固定好胸部引流管，避免移位而刺激胸膜，咳嗽时亦可用软枕保护手术切口，减少咳嗽活动所引起的胸部扩张、胸膜受牵拉而导致的胸痛。

(3)指导患者自我放松，如听一些轻缓的音乐，采用腹式呼吸等。

(4)遵医嘱应用镇痛药物，观察有无呼吸抑制征象。

(5)由于机器人手术创面渗出较少，术后可以早期拔除引流管，避免引流管的牵拉等因素造成患者的疼痛。

5. 气道护理

(1)密切观察呼吸型态、频率和节律，听诊双肺呼吸音是否清晰，有无缺氧征兆。

(2)术后第 1 日每 1～2 h 鼓励患者深呼吸，或者使用呼吸训练器，促使肺膨胀，协助患者坐起咳痰，对患者进行拍背排痰(在脊柱两侧，从肺底到肺尖，自下而上，从外到内，五指并拢空心拳敲打患者背部，频率为每秒 2～3 次，如图 1-2-1 所示)或使用排痰仪。痰液不易咳出时可按压患者气管诱发咳嗽，或者行环甲膜穿刺向气管内注入生理盐水引起咳嗽。

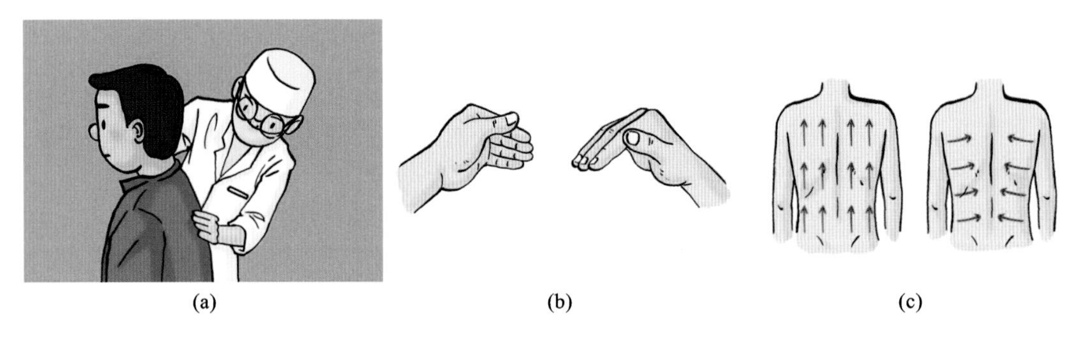

(a) (b) (c)

图 1-2-1 拍背排痰

(3)加强雾化吸入,以稀释痰液,使痰液易于咳出。

(4)对于痰多、咳嗽无力的患者,必要时可经纤维支气管镜吸痰。

6. 导管护理

(1)胸腔闭式引流管。

①保持有效的引流:定时观察引流管内的水柱是否随呼吸上下波动,保持引流管通畅。

②引流瓶应低于患者切口平面。

③妥善放置及固定引流装置,防止引流瓶倾斜,留出适宜长度的引流管,既要便于患者的翻身活动,又要避免引流管扭曲受压。

④观察引流液的色、质、量及有无气体排出并准确记录。如连续 3 h 每小时出血量>200 mL,提示有活动性出血,应及时通知医生。

⑤严格执行无菌操作。

⑥保持引流管的密闭性:当搬动患者需要将引流瓶放置于高过切口平面及更换引流瓶时,需短时间用 2 把血管钳交叉夹紧引流管,防止引流液反流。其他情况无须夹管。当存在胸腔漏气时,防止因夹管而造成患者气胸及肺不张。若引流管不慎滑出,嘱患者呼气的同时,用凡士林纱布及胶布封闭引流口并通知医生。

⑦拔管:引流 24~72 h,无气体逸出或液体明显减少,且引流液颜色变浅,24 h 引流量<300 mL,脓液量<10 mL,胸部 X 线片提示肺膨胀良好、无漏气,患者无呼吸困难即可拔管。

(2)空肠造瘘管、鼻饲管。

①预防误吸:妥善固定导管,患者取半卧位,以防营养液反流和误吸;加强观察,若患者突然出现呛咳或咳出类似于营养液的痰液,有鼻饲管移位致误吸的可能,应鼓励患者咳嗽,以排出吸入物,必要时经鼻导管或气管镜清除吸入物。

②避免黏膜和皮肤的损伤:长期留置者,鼻咽部黏膜可因长时间受压而产生溃疡,应每天用石蜡油润滑鼻咽部黏膜。

③定时冲洗,保持通畅。

④定时观察造瘘管的置管情况和周围皮肤情况,如发现有渗出或滑出,及时暂停输入空肠营养液并通知医生。

(3)胃管。

①妥善固定胃管,防止脱出。

②严密观察引流液的量和性状,并准确记录。术后 6~12 h 可从胃管内抽吸出少量血性或咖啡色液体,以后引流液颜色将逐渐变浅。若引流出大量血性液体,患者出现烦躁、血

压下降、脉搏增快、尿量减少等，应考虑吻合口出血，须立即通知医生并配合处理。

③预防胃管不通畅：可用少量生理盐水冲洗并及时回抽。

④胃管脱出后应严密观察病情，不应再盲目插入，以免刺穿吻合口，造成吻合口瘘。

7. 并发症的观察和护理 达芬奇机器人手术系统具有精确性高等优势，可以减少患者术后并发症的发生。除了胸外科疾病手术后的常规并发症外，由于达芬奇机器人手术系统的特殊性，可能会存在下列并发症。

（1）术后出血：由于达芬奇机器人手术系统缺乏触觉压力反馈，术中可能会由于过度牵拉组织造成血管撕裂而引起出血，这种情况往往不易察觉。术后需要严密观察引流液的情况以及患者的生命体征和主诉。

（2）高碳酸血症：由于机器人手术中气腹的建立，CO_2潴留，术后易发生酸中毒、皮下气肿等，术后应密切观察患者的神志、呼吸频率，加强呼吸道管理，促进 CO_2 排出。

8. 功能锻炼，早期康复 在手术过程中置管会对周围的血管、肌肉及神经产生一定程度的损伤和破坏，再加上疼痛会使患者术后出现肩部僵硬、肌肉萎缩、上肢功能障碍等。另外，患者长时间卧床，如不及早干预还会导致肩关节强直、失用性萎缩以及其他各种并发症，如肺不张、压疮、便秘、深静脉血栓形成等，解决这些问题最有效的办法就是鼓励和协助患者早期活动。

（1）早期卧床活动：术后患者处于清醒状态后，可以开始做五指的握拳和踝泵运动[包括踝关节的屈伸练习，即交替勾脚尖和环绕练习（图 1-2-2）]，5～10 s 放松一次，按个体承受能力逐渐延长运动时间，每日 3 次。此动作可以促进血液循环，改善肢体麻木，促进下肢静脉回流，预防深静脉血栓形成。

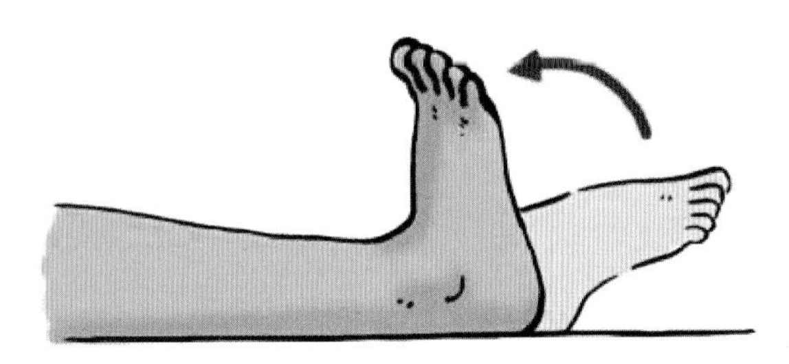

图 1-2-2 踝关节屈伸练习

（2）肩部运动：

①术后患者完全清醒后，开始做五指同时屈伸、握拳运动，每次 3～5 min，每日 3 次。

②术后第 1 日开始做肘部屈伸运动，清晨用患侧手刷牙、洗脸，就餐时用患侧手持碗、杯；梳头运动，颈部不要倾斜，肘部抬高，保持自然位置，每次 3～5 min，每日 3 次；上臂运动，运动时为保护患侧上肢，用健侧手托住患侧肘部，做上肢上举过头运动，每次 3～5 min，每日 3 次；肩膀运动，逐步将患侧手放于枕部，触摸对侧耳朵。开始时用健侧手予以协助，逐渐将患侧手越过头顶，触摸到对侧耳朵，每次 3～5 min，每日 3 次。

③术后第 2 日开始做综合运动，包括摆臂运动、双手左右大幅度运动。为避免患侧与健侧产生太大差别，应共同用力。做单侧上肢上举运动、双上肢交替上举运动、扇动臂膀运动、双手十指在脑后叠加运动，还有两肘在前面开合运动（做此运动时保持两肘高度一致，并向后大范围展开）。每项运动每次进行 3～5 min，每日 3 次。

(3)下床活动:术后第1日,若患者生命体征平稳,可在协助下下床活动。

①下床前准备:整理患者身上的导管并做好固定,胸腔引流瓶由协助者提拎,注意所有引流管都要置于出口平面以下,防止引流液反流。

②起床方式:让患者平躺或处于半坐卧位,靠双手支撑床,并平移身体于床边,对疼痛耐受度较高的患者可由协助者辅助侧身,让患者下肢慢慢移下床,由单侧手臂施力使其坐于床边。对疼痛耐受度较低的患者,由协助者托其颈部,使其坐起,再慢慢将下肢移至床下,坐于床边。在患者坐起后询问患者有无头晕等不适主诉,若无,在床边坐30 s再站立,站立30 s后再行走。起床的过程中,由于活动改变了体位,患者往往会出现咳嗽等情况,如果出现以上情况,应暂停行走,并协助患者拍背,使其顺利将痰液排出后再进行活动。

五、护理评价

(1)评价患者呼吸功能改善情况,有无通气功能受损。

(2)评价患者营养状况是否改善。

(3)评价患者焦虑、恐惧是否减轻。

(4)评价患者是否发生并发症或发生后是否及时发现并得到处理。

(5)评价患者的水、电解质是否维持平衡。

(6)评价患者肢体功能是否正常。

(7)评价患者是否发生血栓或发生血栓时是否及时发现并得到处理。

(8)评价患者是否了解机器人手术的相关内容。

(朱唯一　胡琰霞)

参考文献

[1] 吴蓓雯. 肿瘤专科护理[M]. 北京:人民卫生出版社,2012.

[2] WILMORE D W, KEHLET H. Management of patients in fast track surgery[J]. BMJ,2001,322(7284):473-476.

[3] 王盼盼,马敏杰,王敏,等. 构建早期活动路径对行达芬奇机器人食管癌 Mckeown 手术后加速康复的影响[J]. 国际护理学杂志,2024,43(2):257-260.

[4] 邢晓羽. 围手术期快速康复外科护理模式在达芬奇机器人肺癌切除术患者中的应用[J]. 当代护士(上旬刊),2022,29(6):67-70.

[5] 胡琰霞,杨梅. 胸外科专家的肺腑之言——肺癌患者手术治疗·健康教育手册[M]. 北京:人民卫生出版社,2020.

[6] 孙玉梅,章雅青. 高级健康评估[M]. 北京:人民卫生出版社,2018.

[7] 李乐之,路潜. 外科护理学[M]. 6版. 北京:人民卫生出版社,2017.

第二章　机器人辅助肺手术

第一节　机器人辅助肺叶手术

一、概况

自 2002 年 Melfi 等报道了世界上首例使用达芬奇机器人手术系统进行的肺手术以来，机器人辅助胸外科手术(RATS)发展迅速。2010 年上海市胸科医院(又称上海交通大学医学院附属胸科医院)赵晓菁等最早报道了中国大陆 RATS 肺叶切除术早期经验，其中首例 RATS 肺叶切除术于 2009 年 5 月 12 日完成。尽管陆续有回顾性研究甚至前瞻性随机对照研究证实 RATS 肺叶切除术的疗效和安全性与电视辅助胸腔镜外科手术(VATS)肺叶切除术相当，且在 N1 淋巴结清扫方面更具优势，但 RATS 肺叶切除术手术费用显著高于 VATS 肺叶切除术，这是 RATS 肺叶切除术最主要的不足之处，因此 RATS 肺叶切除术不建议常规用于非解剖性肺切除术。

二、适应证和禁忌证

1. 适应证　早期肺癌或良性病变(如支气管扩张症、肺隔离症等)，肿瘤直径<5 cm 者。

2. 相对禁忌证　肿瘤直径 5～8 cm，或术前接受过其他治疗(如放疗、化疗等)需行开胸手术者，病灶偏中央需行袖状切除者，以及有侵犯胸壁的病灶(包括肺上沟瘤)需要行开胸手术及切除肋骨者。

3. 绝对禁忌证　肿瘤直径>8 cm，病灶侵犯纵隔以及合并严重心脑血管疾病，不能耐受手术者。

三、术前准备

完善血常规、凝血功能、血生化、传染病系列、心电图、心脏彩超、肺功能、动脉血气分析、头颅 CT 或磁共振成像(MRI)、全身骨扫描或全身正电子发射计算机断层显像(PET/CT)检查等。行胸部 CT、气管镜检查明确病变部位。有高血压、糖尿病、高脂血症者，术前用药物将血压、血糖、血脂控制至正常范围后方可考虑手术。

四、体位和麻醉

给予气管内双腔插管，全身静脉麻醉，术中健侧肺通气，但对于气道狭窄、畸形或气道比较窄的瘦小成人及儿童，可使用单腔气管插管＋封堵器。患者取健侧卧位＋折刀位以最大限度打开肋间隙，暴露肺门结构。患侧上肢前举并妥善固定于托手板上。在快速康复理念逐步深入的大趋势下，近年来不插管肺部微创手术(Tubeless VATS)逐步兴起，该技术结合了自主呼吸下麻醉、无术后胸腔引流管及导尿管等优势，是治疗早期肺癌的一项可行技术，但目前尚无 Tubeless RATS 相关研究。

五、机器人定泊和套管定位

关于 RATS 肺叶切除术切口设计尚无统一标准，但应遵循如下原则：镜头便于探查整个胸腔，观察孔距操作区域最远端至少 20 cm，机械臂间距为 8～10 cm，以避免镜像效应发生，方便器械进出并使器械相互之间不易被干扰。

六、手术步骤

（一）机器人辅助右肺上叶切除术

（1）首先探查肿瘤有无转移，胸腔有无粘连（图 2-1-1）。要警惕肺尖与胸膜顶的粘连带，尤其是肺萎陷不充分时，避免过分牵拉导致出血。

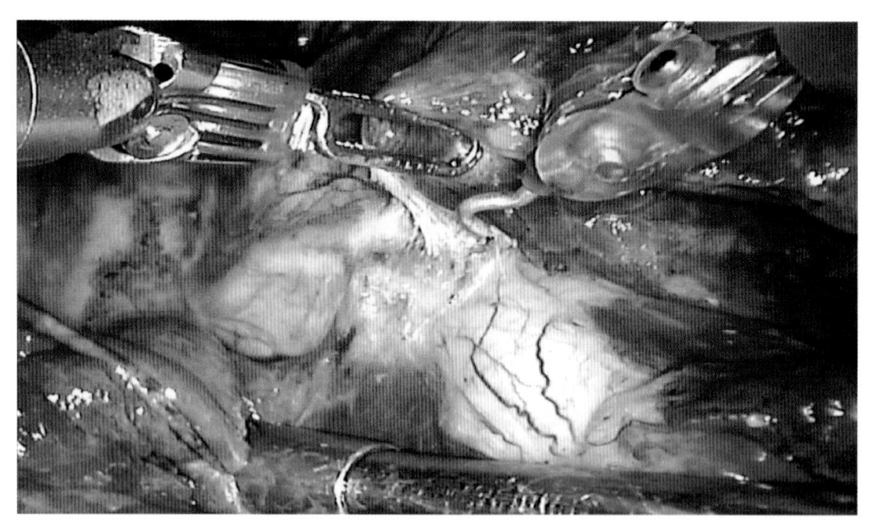

图 2-1-1　探查肿瘤有无转移，胸腔有无粘连

图示为探查斜裂和后纵隔胸膜

（2）根据肺裂发育情况和术者习惯，可以灵活选择前入路、经肺裂入路或经后肺门入路手术。选择前入路手术时将肺向后牵拉，暴露前肺门，依次游离并处理上叶静脉、尖前段动脉、后升支动脉、上叶支气管，最后处理肺裂。选择经肺裂入路手术时，先在斜裂和水平裂交界处，游离并处理后升支动脉（图 2-1-2），再打开斜裂和水平裂后依次处理尖前段动脉、上肺静脉和上叶支气管。选择经后肺门入路手术时，可以打开后纵隔胸膜，游离并处理上叶支气管后，再处理肺裂和肺动、静脉。

（3）对于肺癌患者，应规范清扫肺门及纵隔淋巴结（图 2-1-3）。有文献报道 RATS 肺叶切除术会增高喉返神经损伤和乳糜胸的发生率，清扫过程中注意辨识右侧喉返神经起始部，避免钳夹。清扫第 2 组、第 4 组淋巴结时注意辨识和处理较粗的淋巴管，必要时更换超声刀清扫，降低乳糜胸发生率。

（4）游离过程中，助手通过辅助孔协助显露术野，必要时可以用双关节手术协助分离。置入切割闭合器离断组织时，主刀医生可以用橡皮条牵拉血管、支气管协助显露，注意牵拉张力，避免副损伤，同时避免机械臂影响助手操作（图 2-1-4）。

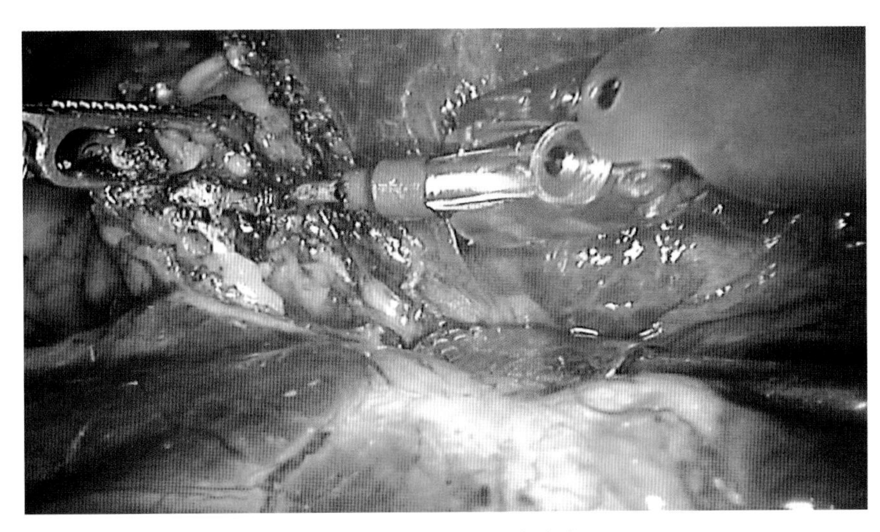

图 2-1-2　处理后升支动脉

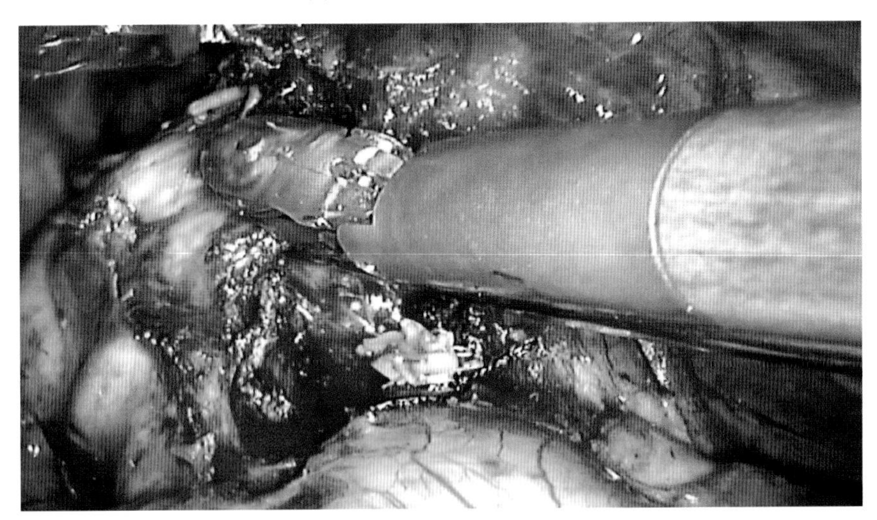

图 2-1-3　清扫肺门及纵隔淋巴结

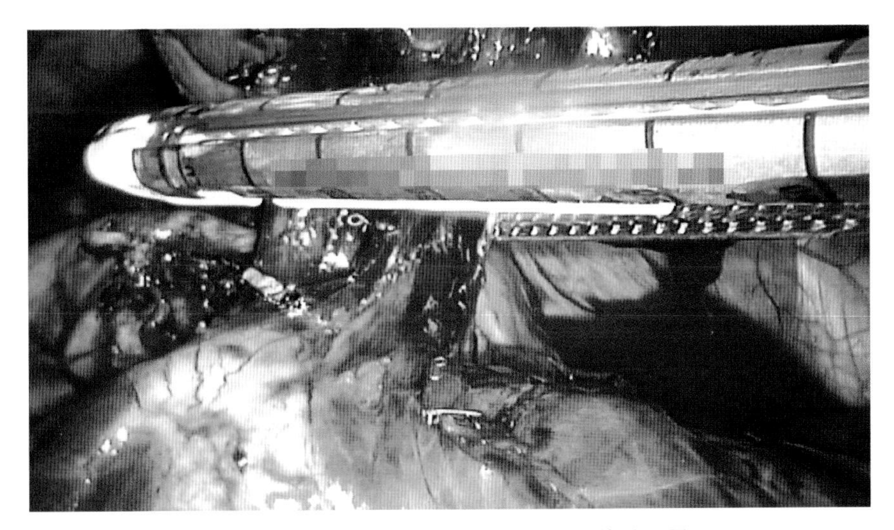

图 2-1-4　牵拉上叶静脉及尖前段动脉协助显露

(5)常规备小方纱,置入胸腔内或者由助手掌握,确保如果遇到出血能及时、有效压迫(图 2-1-5)。压迫止血时要注意机械臂对周围器官的压迫,对左侧胸腔靠近左心室附近的操作尤应注意。

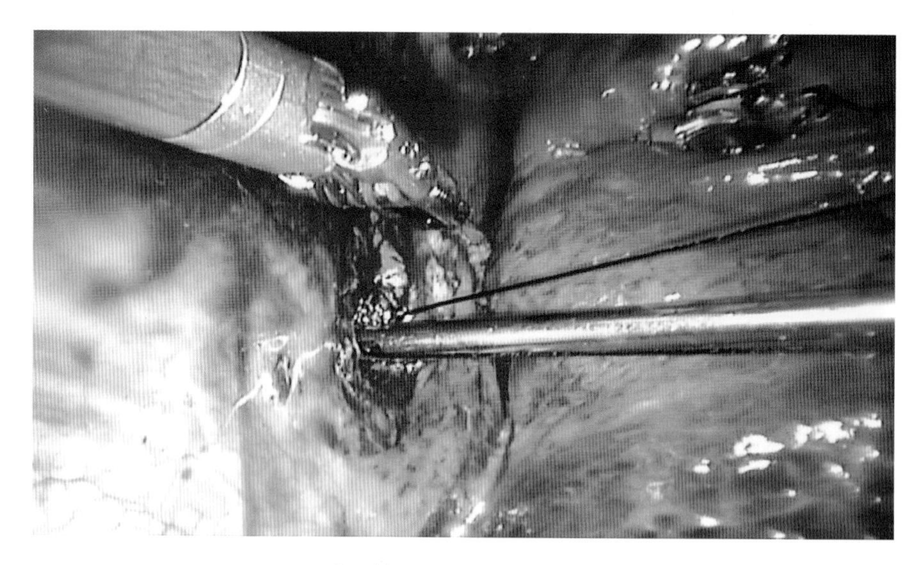

图 2-1-5　胸导管结扎时若出血要及时压迫止血

(刘　阳)

(二)机器人辅助右肺中叶切除术

机器人辅助右肺中叶切除术步骤见图 2-1-6 至图 2-1-12。

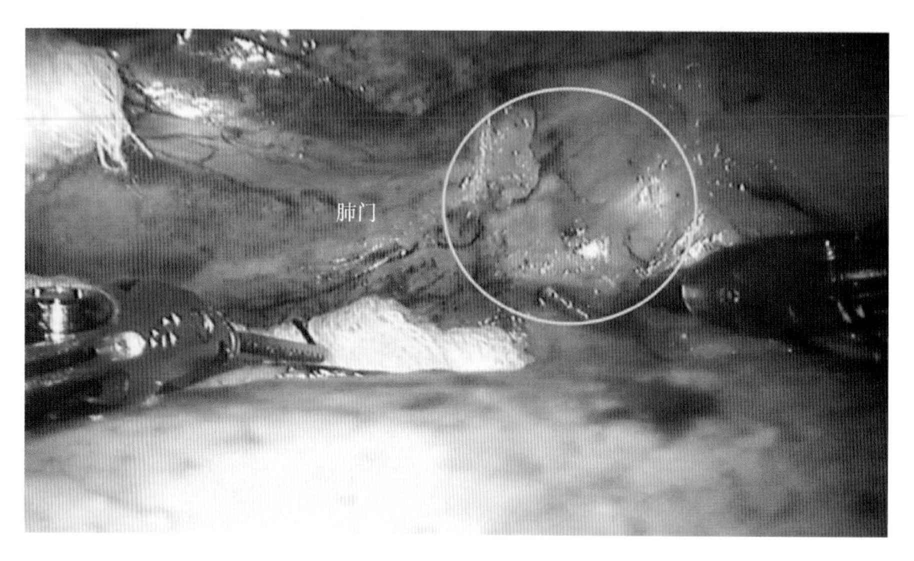

图 2-1-6　从膈神经后方打开纵隔胸膜,暴露肺门

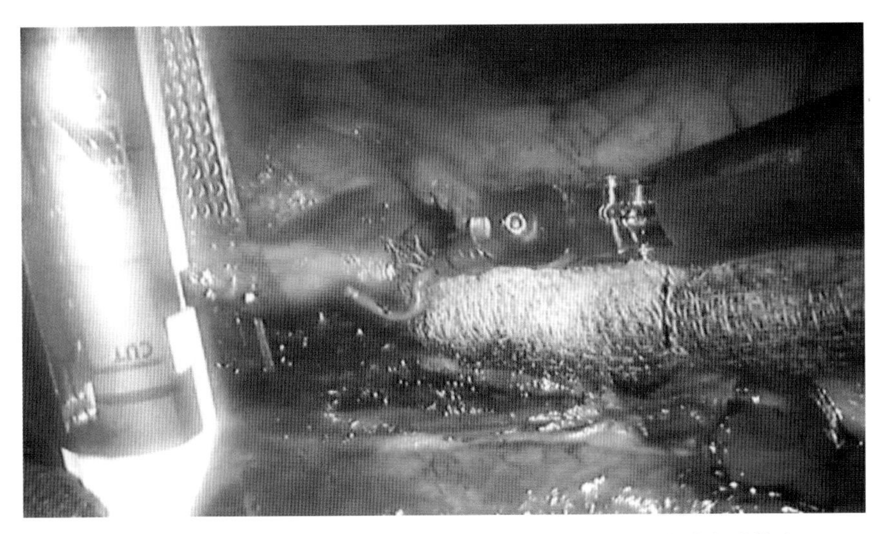

图 2-1-7　使用爱惜龙® 60 mm 切割闭合器白钉一枚离断右肺中叶静脉

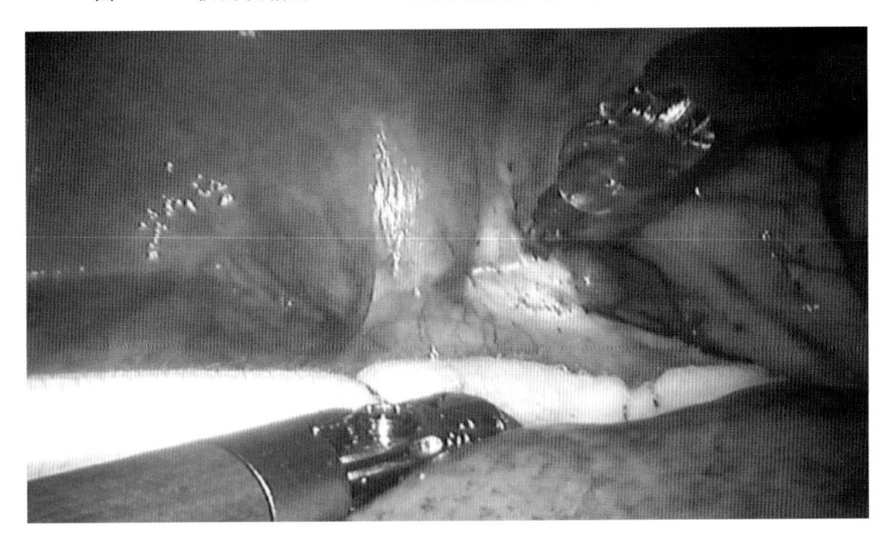

图 2-1-8　用电凝钩切开水平裂前部

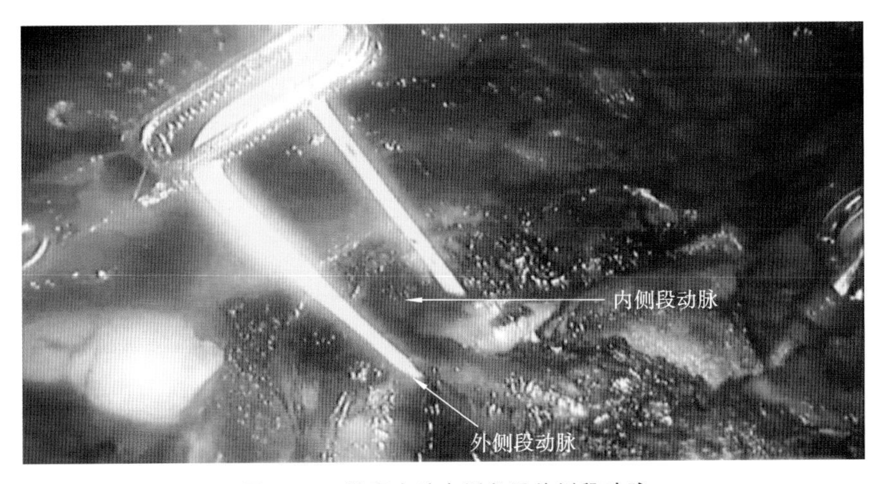

图 2-1-9　游离中叶内侧段及外侧段动脉

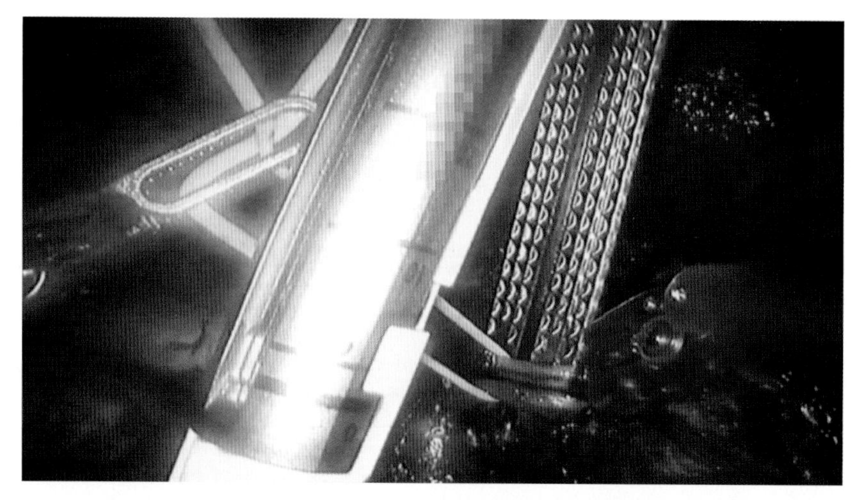

图 2-1-10 用爱惜龙®60 mm 切割闭合器白钉一枚离断中叶动脉

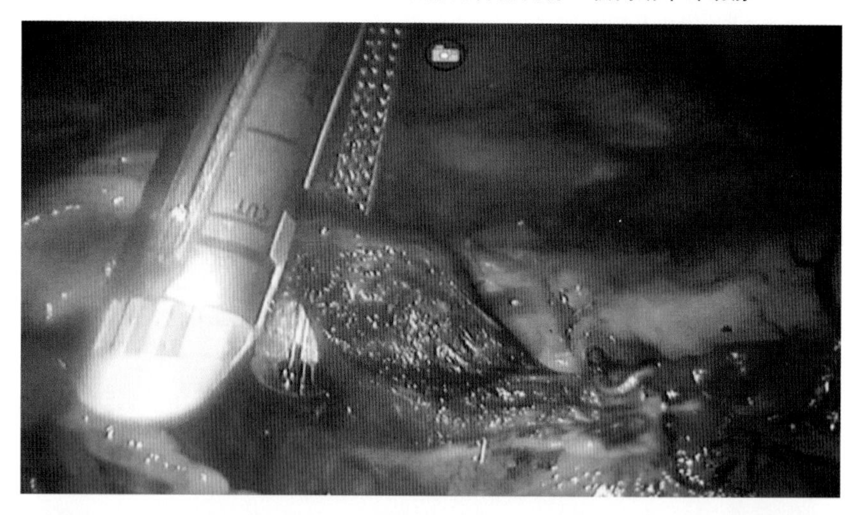

图 2-1-11 游离中叶支气管，并用爱惜龙®60 mm 切割闭合器蓝钉一枚离断

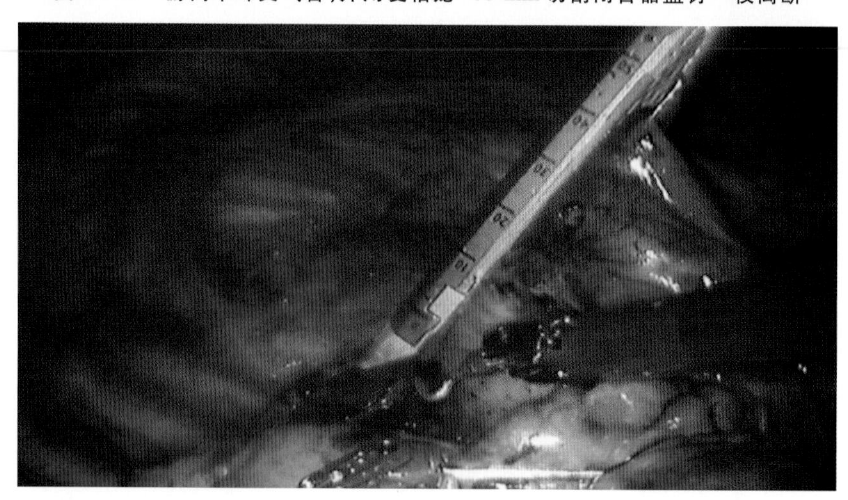

图 2-1-12 用爱惜龙®60 mm 切割闭合器蓝钉两枚处理剩余斜裂及水平裂

（金润森 李鹤成）

(三)机器人辅助右肺下叶切除术

机器人辅助右肺下叶切除术步骤见图 2-1-13 至图 2-1-22。

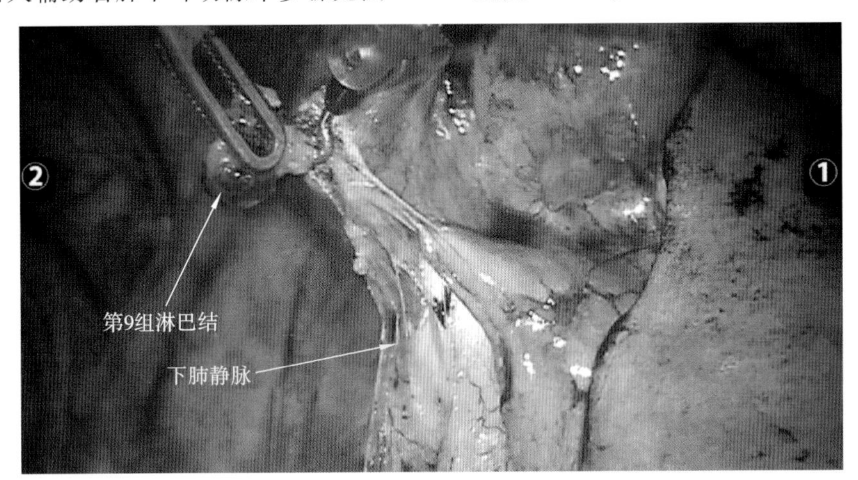

图 2-1-13　用电凝钩切开右肺韧带并清扫第 9 组淋巴结

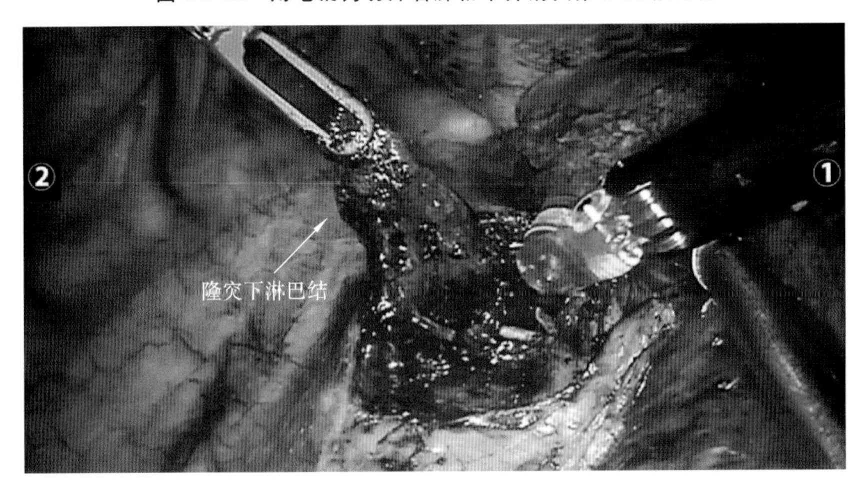

图 2-1-14　暴露并清扫隆突下淋巴结

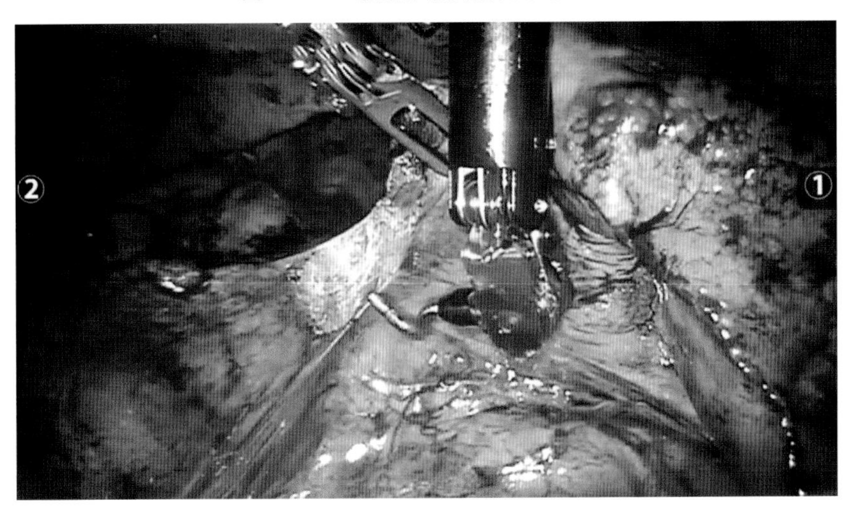

图 2-1-15　游离叶间裂

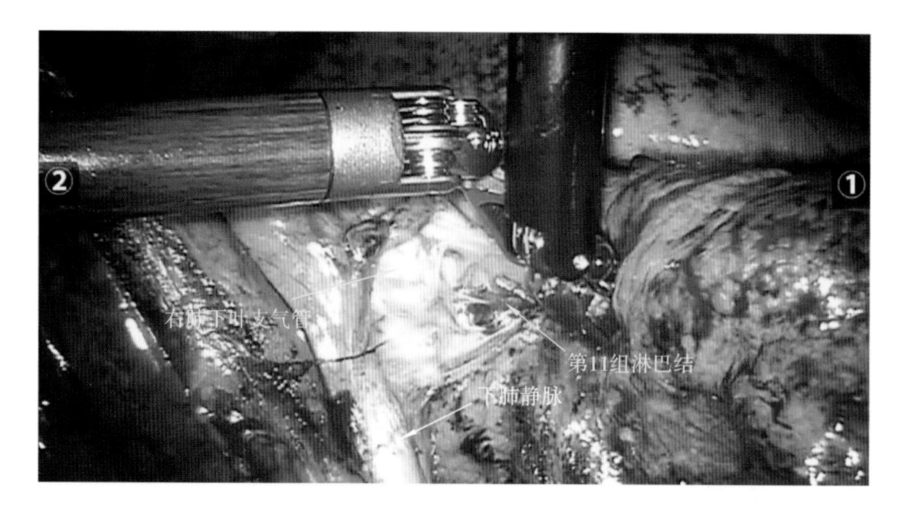

图 2-1-16 切开叶间裂、清扫叶间淋巴结并游离下叶基底干动脉和背段动脉

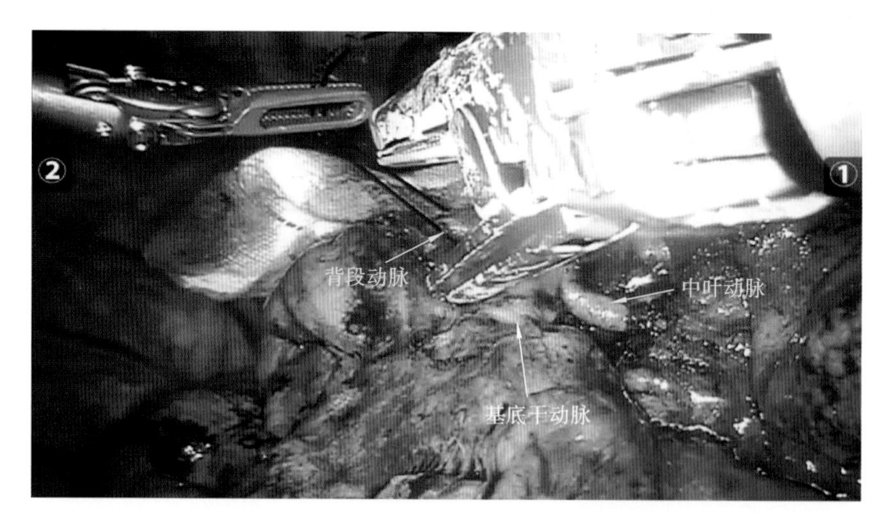

图 2-1-17 用切割闭合器夹闭并切断背段动脉

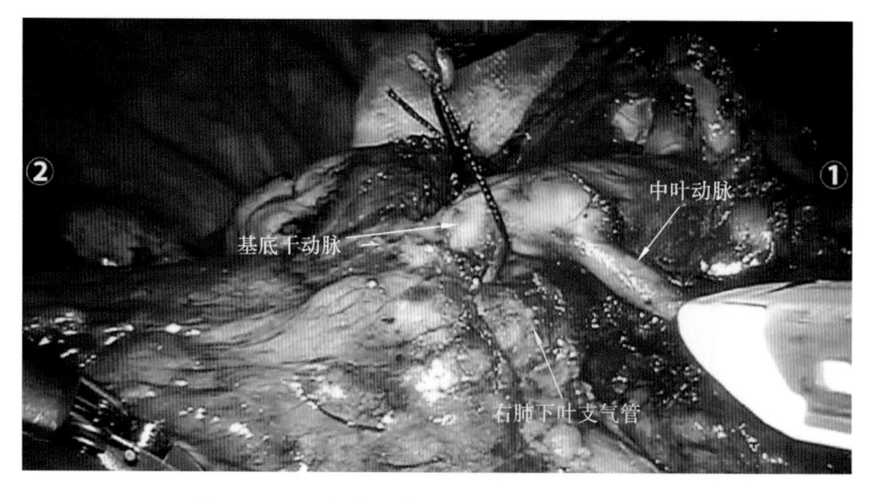

图 2-1-18 用切割闭合器夹闭并切断基底干动脉

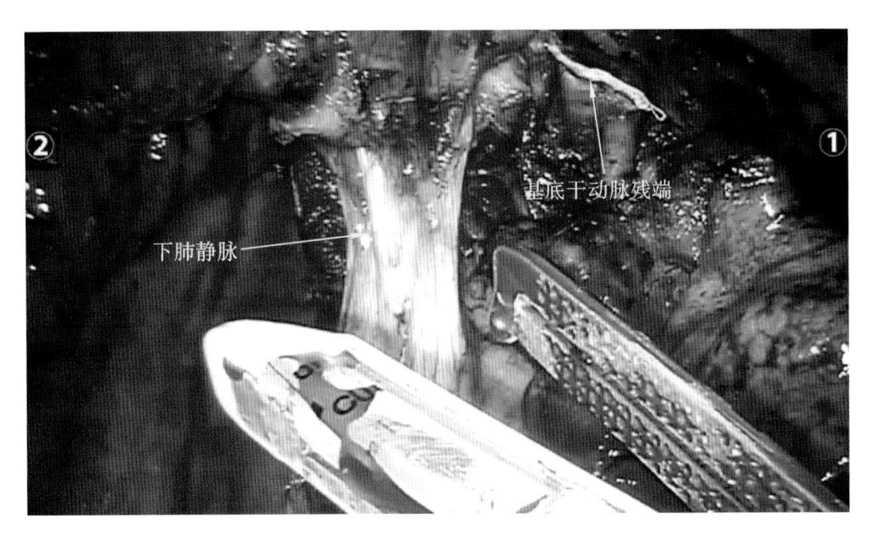

图 2-1-19　游离并切断下肺静脉

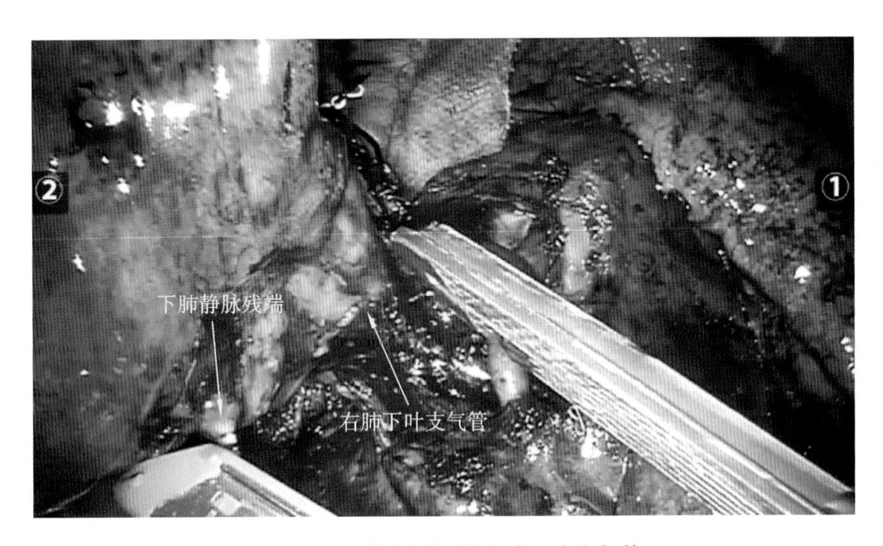

图 2-1-20　游离并切断右肺下叶支气管

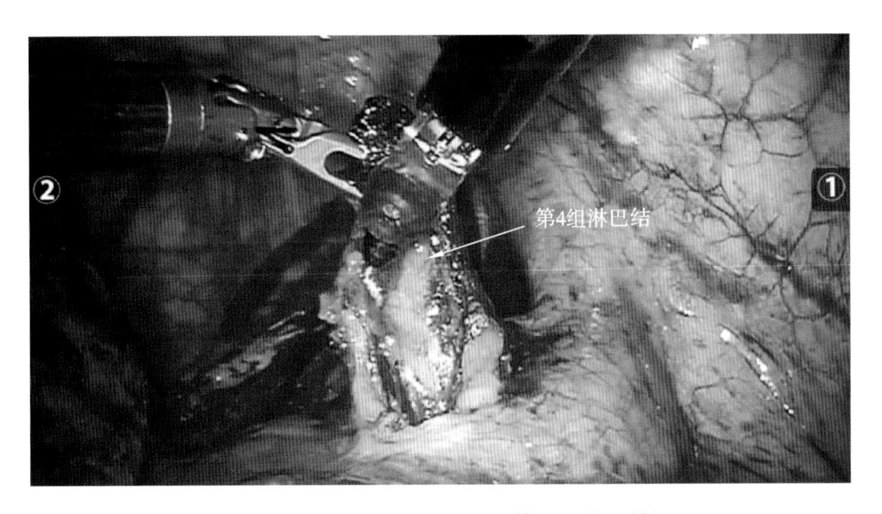

图 2-1-21　清扫纵隔淋巴结(第 4 组淋巴结)

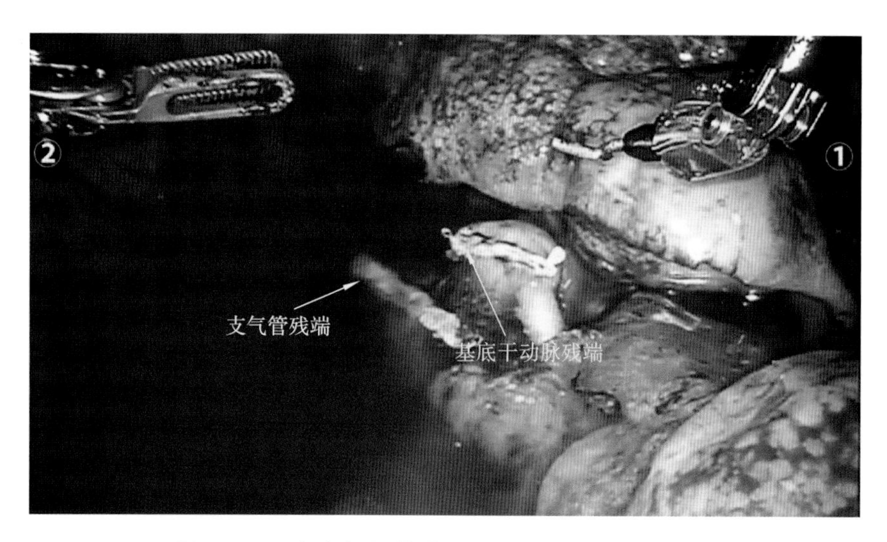

图 2-1-22 冲洗胸腔，鼓肺，观察有无支气管残端漏气

（苟云久）

（四）机器人辅助左肺上叶切除术

随着科技的发展和手术技巧的提高，机器人手术在我国医院日益普及。达芬奇机器人手术系统作为一种高级机器人平台，其设计的理念是通过使用微创的方法，实施复杂的外科手术。达芬奇机器人手术系统能提供高清晰度的三维视野，可灵敏追踪手术医生的视线，与开放手术的视觉效果一致，机械臂可实现 6 个关节、7 个方向和 360°全方位活动，还可排除并过滤掉人手的颤动。

达芬奇机器人手术系统由三部分组成，即外科医生控制台、床旁机械臂系统、成像系统。

将达芬奇机器人手术系统运用于左肺上叶切除主要有 2 种手术方式。其中 1 种就是传统的前入路手术，手术切口的肋间选择分别为第 3 肋间（辅助孔，助手协助暴露术野）、第 6 肋间（操作孔，置入电凝钩或超声刀）、第 7 肋间（观察孔）、第 8 肋间（操作孔，置入抓钳）（图 2-1-23）。

手术时先打开纵隔胸膜，游离并用切割闭合器离断左上肺静脉后离断尖前段动脉，再离断左肺上叶支气管，这样后段动脉和舌段动脉就显露出来了，分别离断，最后处理叶间裂（图 2-1-24、图 2-1-25）。

离断步骤如下：左上肺静脉→尖前段动脉→左肺上叶支气管→后段动脉、舌段动脉→叶间裂。

这种手术路径的优点在于基本不受叶间裂发育不全的影响，但有比较明显的缺陷：从操作孔置入切割闭合器进行血管、支气管离断的角度不佳，操作难度很大。解决的办法有将操作孔的位置设在第 3 肋间（方便用切割闭合器处理静脉），将支气管游离出尽可能长的距离，以此弥补离断时角度不佳的缺点等。但即便如此，实际操作时仍觉困难。所以我们优化后设计了另外 1 种采用后入路的手术方式。

手术切口的肋间选择为第 4 肋间（辅助孔，助手协助暴露术野）、第 6 肋间（操作孔，置入电凝钩或超声刀）、第 7 肋间（观察孔）、第 8 肋间（操作孔，置入抓钳）。

手术时先离断左肺上叶舌段动脉和后段动脉（图 2-1-26），再游离出静脉和支气管的间隙，离断左肺上叶支气管（图 2-1-27），最后将左肺上叶静脉、尖前段动脉一起处理（图 2-1-28）。

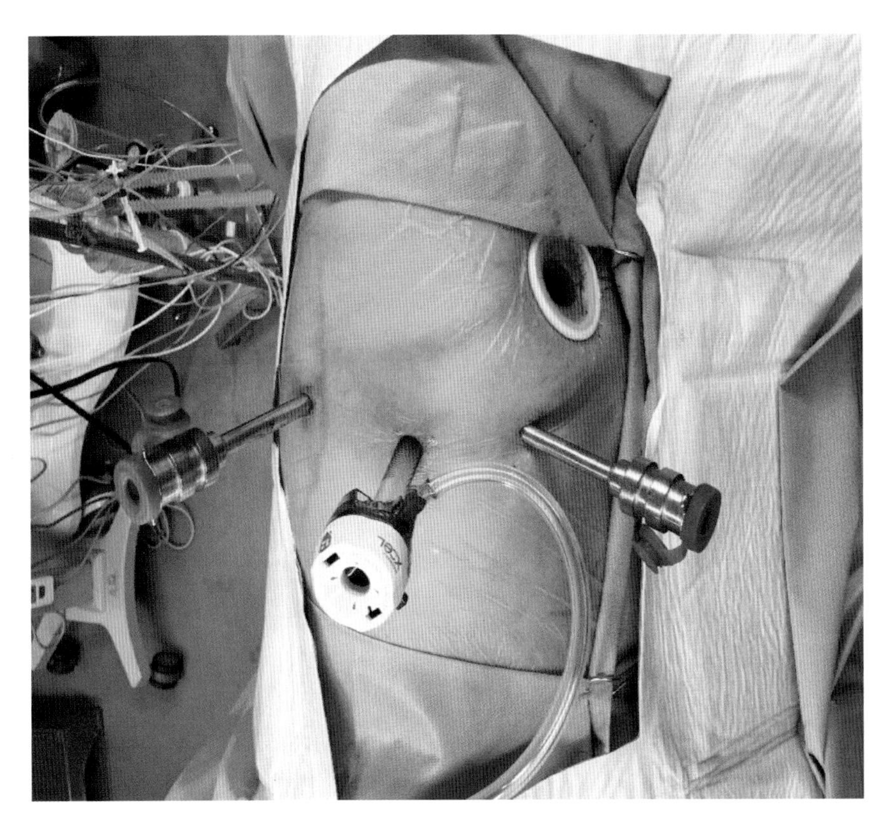

图 2-1-23　传统前入路手术切口选择

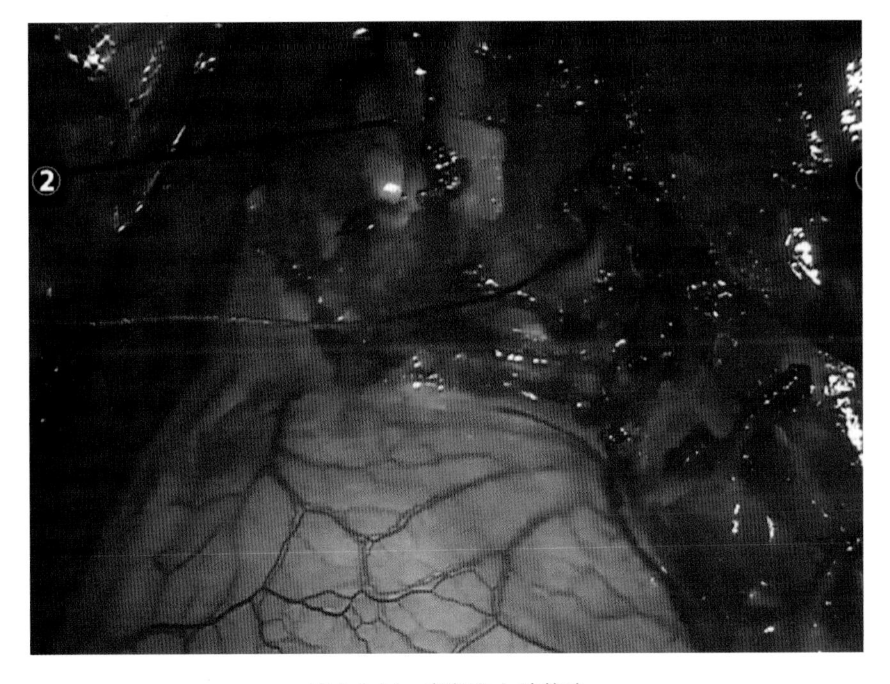

图 2-1-24　离断左上肺静脉

离断步骤如下：左肺上叶舌段动脉、后段动脉→左肺上叶支气管→左肺上叶静脉、尖前段动脉。

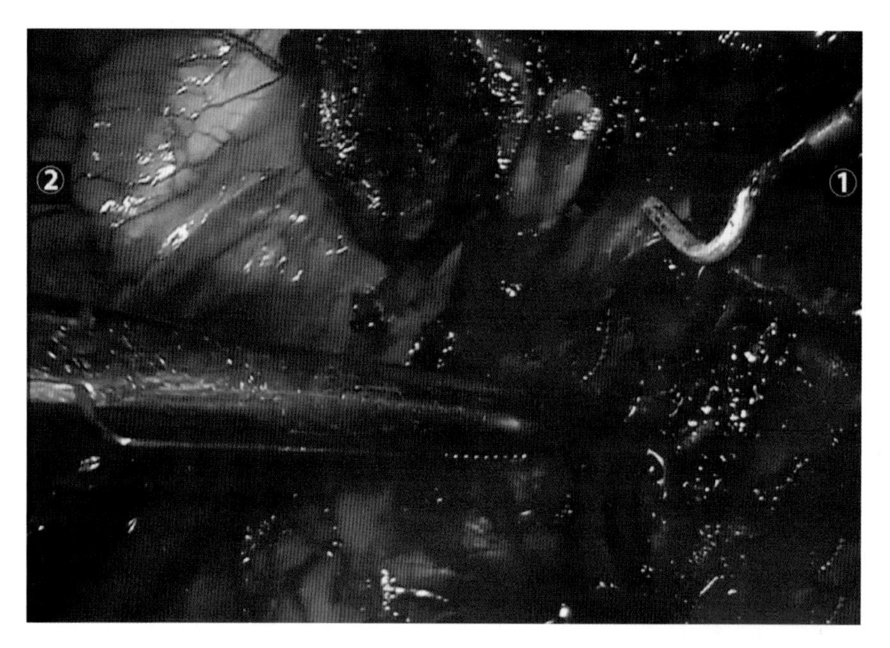

图 2-1-25 离断尖前段动脉

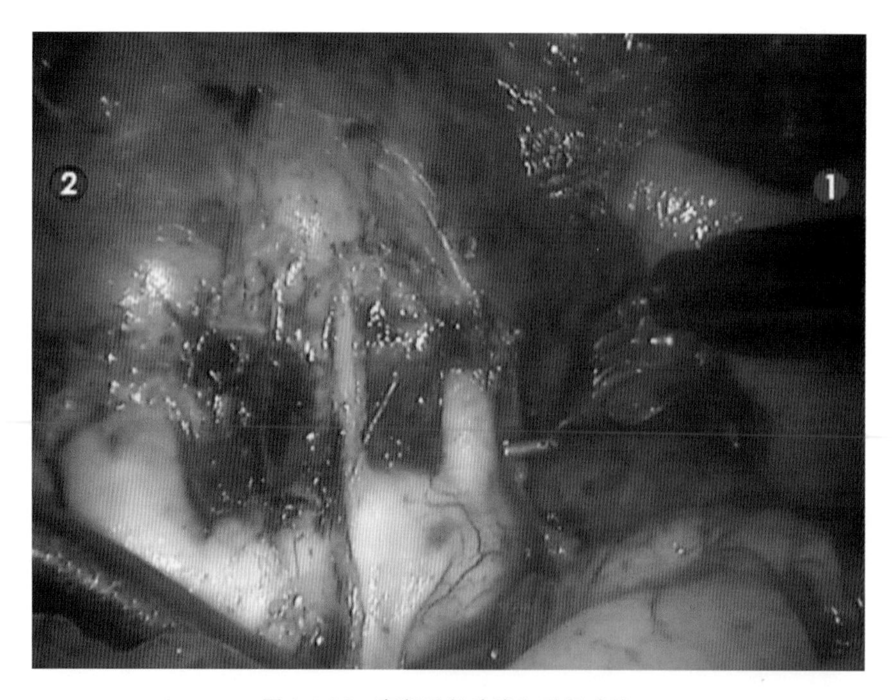

图 2-1-26 离断舌段动脉和后段动脉

这样的手术方式优势是明显的，从操作孔置入切割闭合器进行血管、支气管离断时角度不再是问题，考虑到左肺上叶切除术中危险的出血主要是因为尖前段动脉损伤，所以左肺上叶静脉和尖前段动脉同时处理降低了手术风险，同时也大大缩短了手术时间。唯一的问题是叶间裂发育不全会让游离舌段动脉和后段动脉这个步骤变得困难，但是我们可以先游离部分叶间裂找到动脉干，再打开纵隔胸膜，建立隧道后再用切割闭合器打开叶间裂。

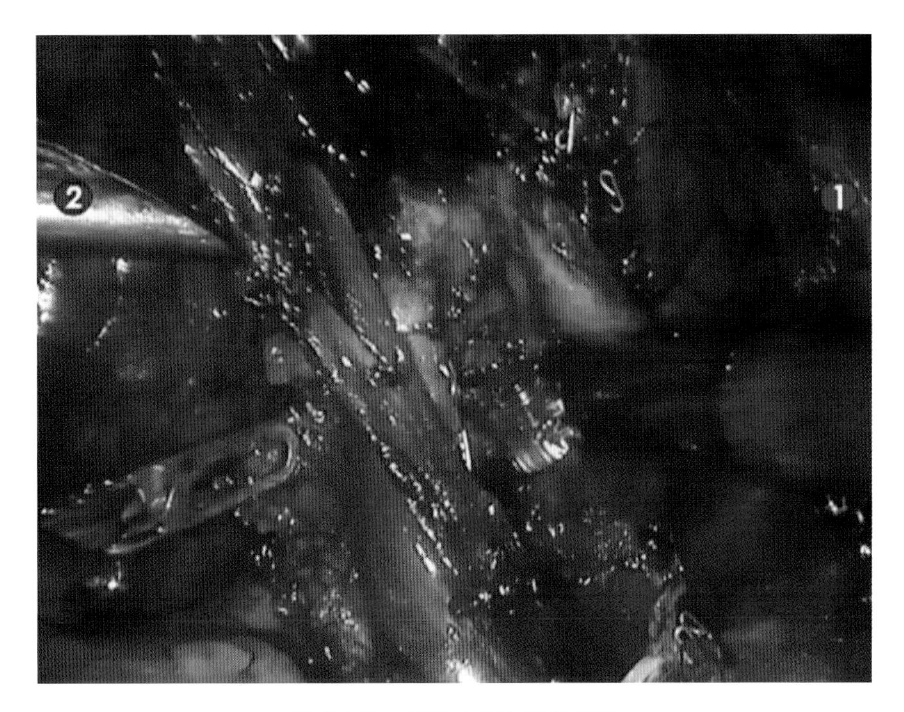

图 2-1-27　离断左肺上叶支气管

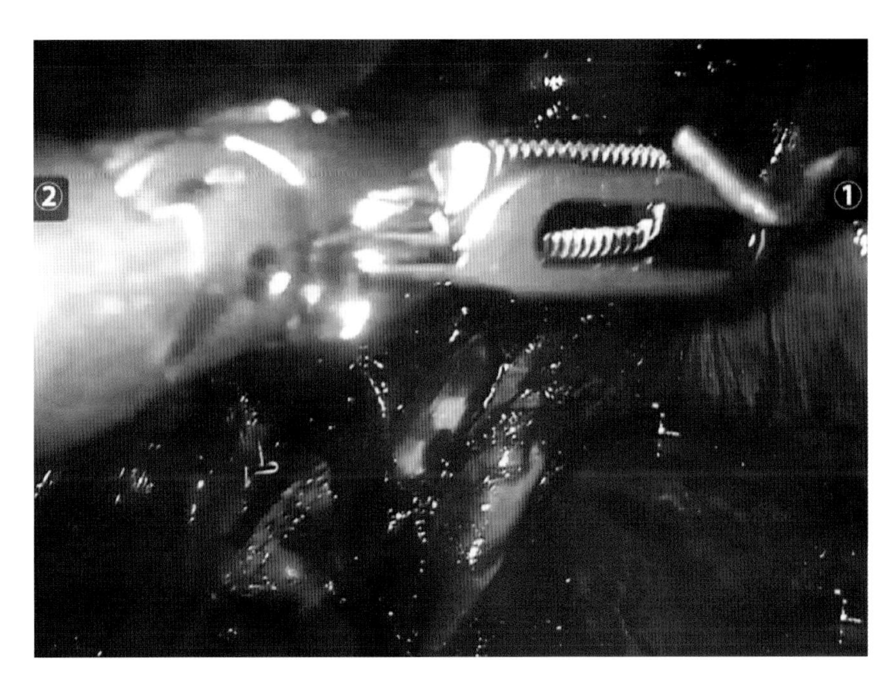

图 2-1-28　离断左肺上叶静脉、尖前段动脉

通过以上手术方式，运用机器人手术系统可以很好地、流畅地完成各种左肺上叶切除术。

（胡定中　莫　靓）

(五)机器人辅助左肺下叶切除＋淋巴结清扫术

机器人辅助左肺下叶切除＋淋巴结清扫术穿刺鞘布局见图 2-1-29。

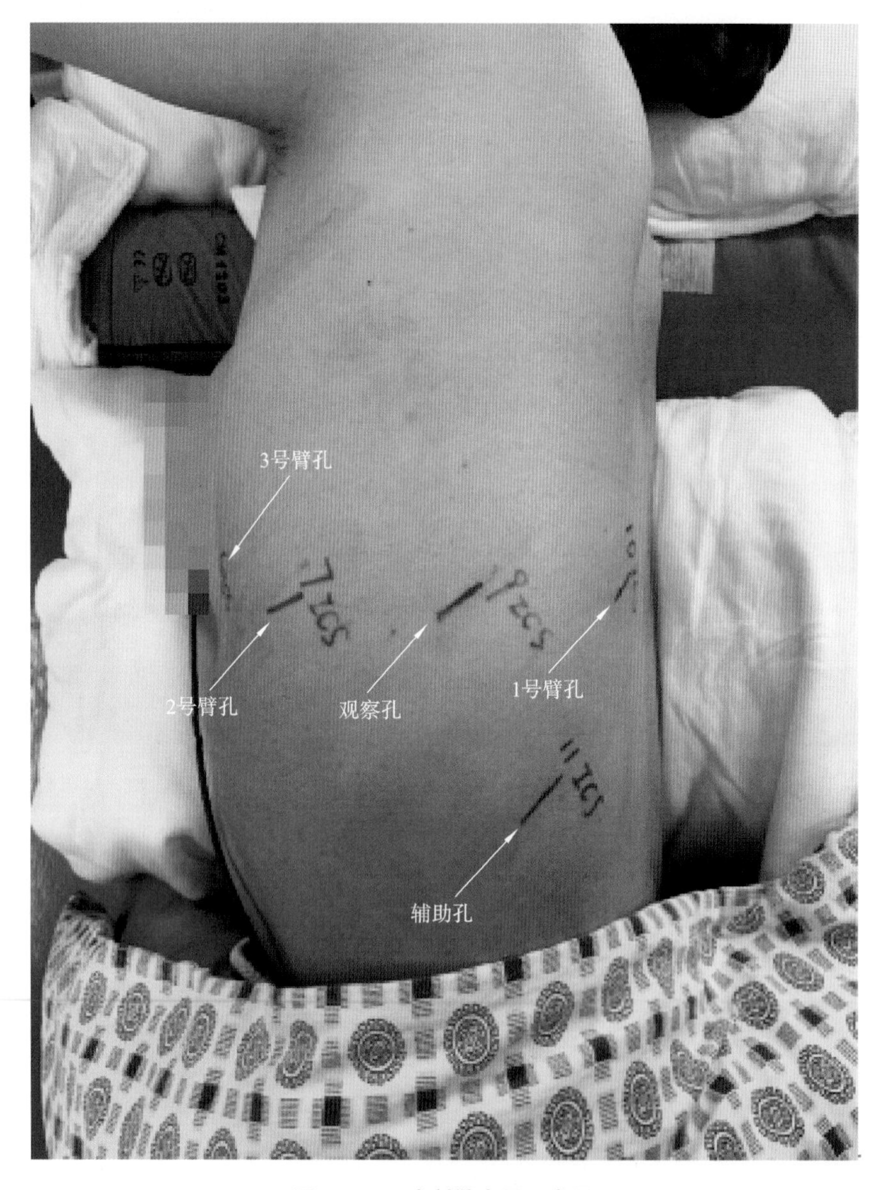

图 2-1-29 穿刺鞘布局示意图

观察孔位于腋后线第 9 肋间，1 号臂孔位于观察孔后方 7～10 cm 处，2 号臂孔位于腋前线第 7 肋间，3 号臂孔位于腋前线和锁骨中线间，辅助孔位于第 11 肋间

1. 左下肺韧带离断及淋巴结清扫 向上牵拉左肺下叶以暴露左下肺韧带，使用超声刀或电凝钩离断左下肺韧带(图 2-1-30)，同时自下向上清扫第 15 组、第 8 组、第 9 组淋巴结(图 2-1-31)。在左下肺静脉平面，向背侧牵拉左肺下叶，继续在左下肺静脉腹侧向上分离纵隔胸膜及肺门周围脂肪组织，注意保护肺门内侧的膈神经，清扫第 5 组、第 6 组、第 10 组淋巴结(图 2-1-32)。清扫完毕后，向腹侧牵拉左肺下叶，暴露背侧肺门，清扫第 7 组、第 10 组、第 4L 组淋巴结(图 2-1-33)。

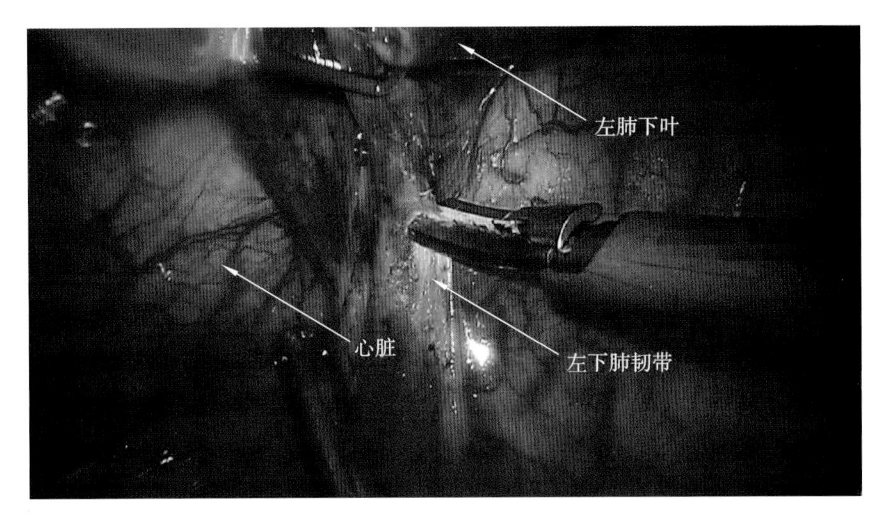

图 2-1-30　离断左下肺韧带

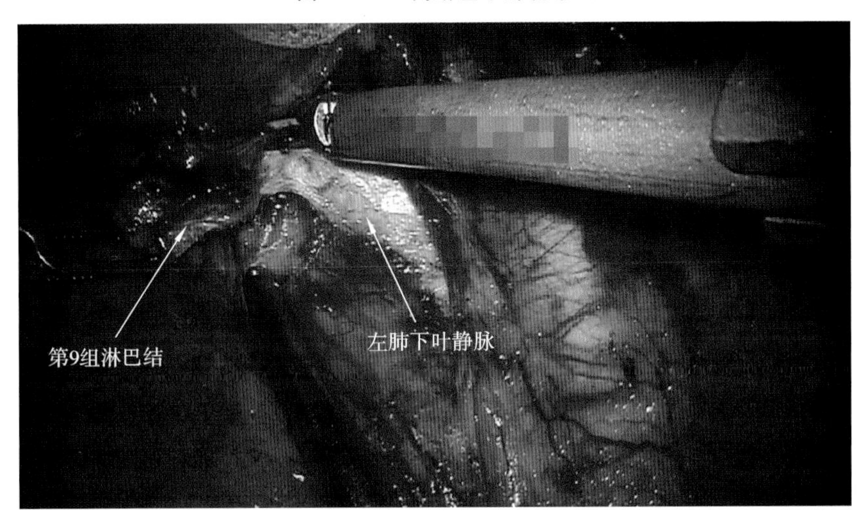

图 2-1-31　清扫第 9 组淋巴结

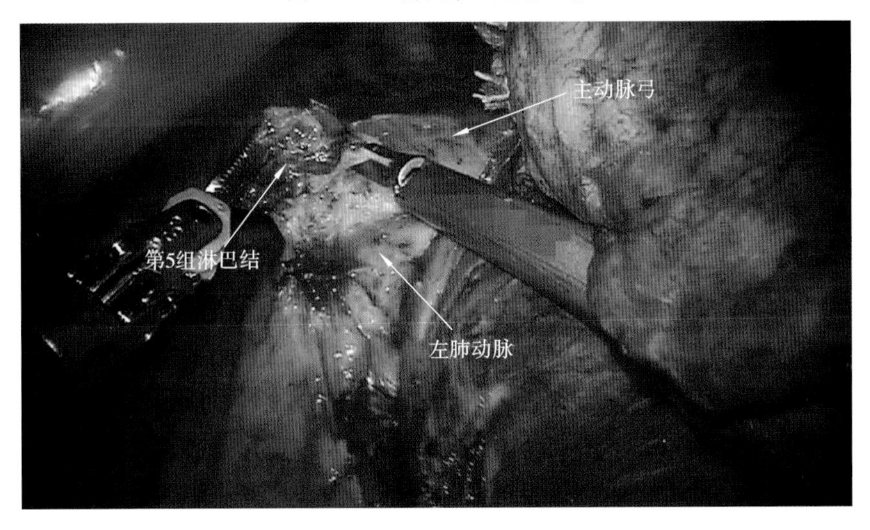

图 2-1-32　清扫第 5 组淋巴结

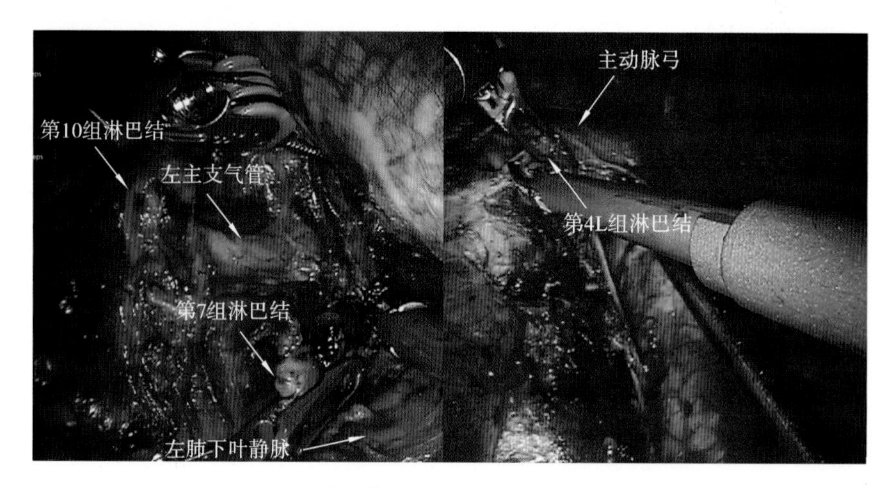

图 2-1-33 清扫第 7 组、第 10 组、第 4L 组淋巴结

2. 在肺动脉表面建立隧道，经隧道切开肺裂以充分暴露深处的肺血管及支气管 分别于尖后段动脉与背段动脉分叉处、舌段动脉与基底段动脉分叉处切开纵隔胸膜，切开肺动脉鞘，在肺动脉表面建立隧道。用切割闭合器经此隧道切开发育不全的斜裂，以充分暴露深处的肺血管(图 2-1-34)。

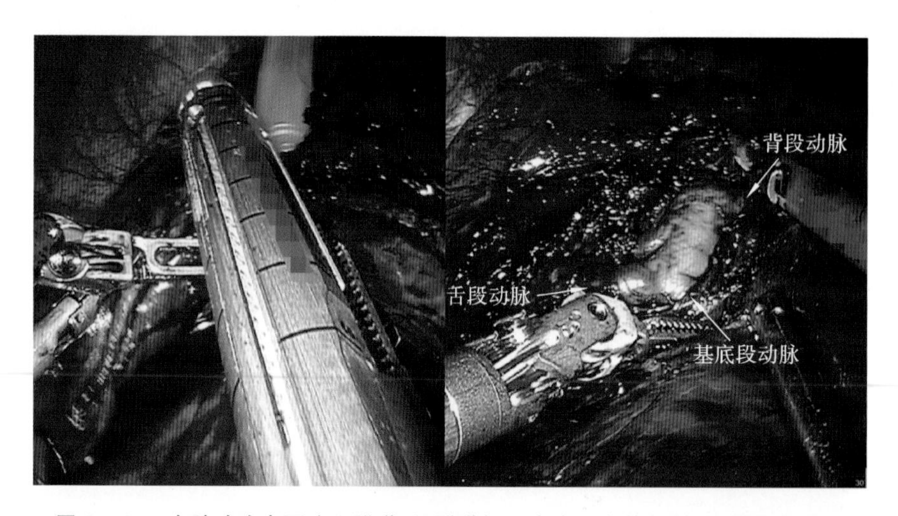

图 2-1-34 在肺动脉表面建立隧道，经隧道切开发育不全的斜裂，以暴露肺动脉

3. 按顺序离断左肺下叶血管及支气管 左肺下叶动、静脉及支气管充分暴露后，首先离断左肺下叶动脉各分支，使用切割闭合器分别离断基底段动脉及背段动脉(图 2-1-35)。然后向上提起左肺下叶，充分暴露左下肺静脉，使用切割闭合器离断左下肺静脉(图 2-1-36)。最后使用切割闭合器离断左肺下叶支气管(图 2-1-37)。若切割闭合器的钉砧难以通过肺血管或支气管后方间隙，可以调整切割闭合器方向或使用引导器辅助，避免血管或支气管损伤。

4. 试水后手术结束 试水确认左肺下叶支气管断端无漏气，止血后放置胸腔引流管至后纵隔，嘱麻醉医生吸痰鼓肺。缝合切口，手术结束。

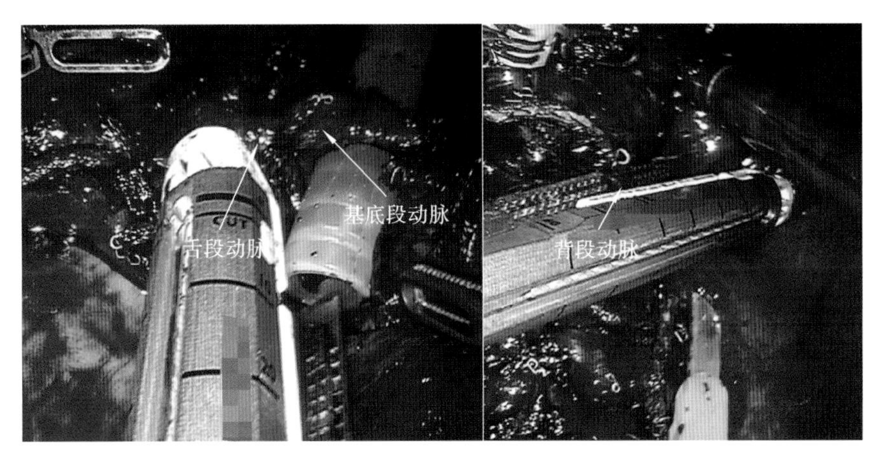

图 2-1-35 离断左肺下叶动脉各分支

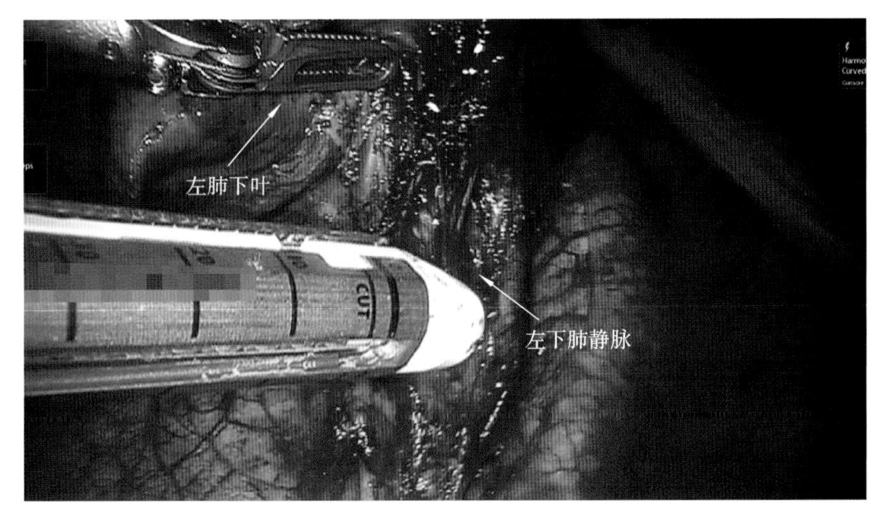

图 2-1-36 离断左下肺静脉

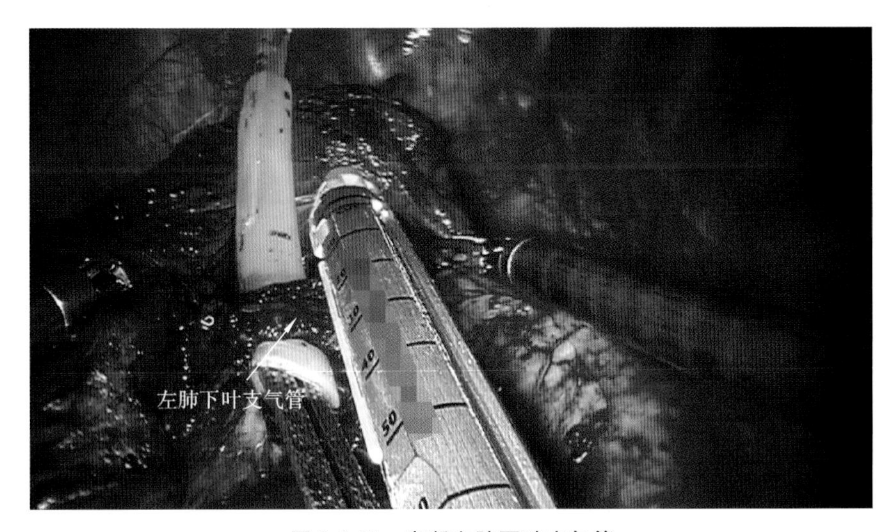

图 2-1-37 离断左肺下叶支气管

（王允）

七、术后处理

(1)术后将患者置于合适体位,密切观察患者生命体征。患者麻醉未清醒时,取仰卧位,头偏向一侧,清醒、血压稳定后改为半卧位;肺叶切除患者可采取左侧卧位或右侧卧位,定时协助患者翻身,移动患者时勿牵拉患者术侧手臂。术后常规采用多功能心电监护仪监测患者的心率、心律、血压、呼吸频率、血氧饱和度,同时记录患者体温变化。

术后第1日嘱患者高蛋白饮食,加强营养,增强免疫力;此后定期复查血常规、肝肾功能、电解质及胸部X线片,及时发现白细胞、红细胞计数变化,以及电解质紊乱、肺不张或肺部感染等术后并发症。嘱患者早期下床活动,避免压疮及下肢静脉血栓形成。对于下床活动困难的患者,可嘱其在床上活动四肢,也可使用气垫床、弹力袜等预防静脉血栓形成;对于年龄≥65岁、有吸烟史(每日20支及以上,30年及以上)、合并糖尿病等高危患者,术后第2日开始常规应用低分子肝素钠行预防性抗凝治疗。

(2)制订个体化、多模式镇痛方案。疼痛被称为人类第5大生命体征,良好的镇痛被认为是手术成功和恢复良好的重要指标,甚至可以在一定程度上决定患者满意度。镇痛不足会使患者无法下床活动、呼吸受限、睡眠不足,会直接增加低氧血症、高碳酸血症发生风险,产生应激反应,使心肌做功增加,心律失常和缺血的发生风险增加。术后镇痛不充分、患者咳嗽无效和分泌物清除不良还可能导致肺不张或肺炎,甚至继发呼吸衰竭。此外,术后急性疼痛控制不佳也可能促进胸部手术后慢性疼痛的发生。RATS肺叶切除术快速康复管理提倡围手术期采用多模式镇痛方案。促进患者早期下床活动,降低患者肺部并发症发生风险的同时,强调尽量避免或至少减少阿片类药物使用需求并减少相关并发症(包括恶心呕吐、肠梗阻、呼吸抑制、血糖控制不佳和术后谵妄等)的发生,促进患者生理和心理的尽快恢复。

根据现有证据,将RATS肺叶切除术的加速术后康复(ERAS)多模式镇痛方案总结如下:麻醉计划中应包括区域阻滞方案,胸椎旁神经阻滞为首选;除非有禁忌,否则应按时给所有患者服用对乙酰氨基酚和非甾体抗炎药;地塞米松可用于预防术后恶心呕吐和减轻疼痛;对长期服用阿片类药物的慢性疼痛患者应考虑使用氯胺酮;应以患者安全为核心,根据手术创伤大小、机体情况(有无阿片类药物耐受、精神疾病、病态肥胖,是否为高龄患者等)、麻醉医生技术水平等,充分分析镇痛技术的安全性、可行性与术后镇痛的效果,选择最佳的镇痛方式及药物。此外,选择药物时需要考虑到辅助镇痛药物与阿片类药物的协同作用、药物不良反应等多个方面。

(3)保持胸腔闭式引流管的通畅、密闭、无菌,记录每日引流液的性质及量,以利于及时发现漏气、乳糜胸、脓胸、进行性血胸等意外情况,待引流液颜色变淡且量少于每日100 mL时可拔除胸腔闭式引流管,拔管时叮嘱患者屏气并深呼吸,迅速将管拔除,之后采用无菌纱布覆盖后利用胶布固定。

检查引流管是否通畅最简单的方法是观察引流管是否继续排出气体和液体,以及引流瓶长管中的水位是否随呼吸上下波动,检查时请患者深呼吸或咳嗽,正常水柱上下波动的幅度为4～6 cm,若水柱无波动,患者出现胸闷气促、气管向健侧偏移等肺受压的症状,应疑为引流管被血凝块堵塞,需设法捏挤引流管或使用负压间断抽吸引流瓶短管等方法促使引流管通畅;若出现术后引流管持续漏气,可考虑实施负压持续吸引、人工气腹等积极措施,早期促进胸腔内残腔消失,再辅以胸腔内注入粘连剂促进胸膜粘连等措施;若出现脓性引流液,更要保持胸腔闭式引流管通畅,结合胸部CT、气管镜检查排查引起脓胸的原因,依据“置管要早、管子要粗、位置要低、拔管要晚”的原则进行处理；若胸腔闭式引流管内突然出现大量鲜红色血性积液伴血凝块、引流量＞200 mL/h，同时伴有血压低、心率快等表现，则考虑为进行性血胸，需加速补液、止血、输血，以维持患者生命体征平稳，同时尽快联系手术室紧急开胸探查止血。

（4）加强呼吸道管理。对未拔除气管插管的患者，应严密观察导管的位置，防止导管滑出或移位，观察呼吸频率、血氧饱和度是否正常；定时吸净呼吸道分泌物，每次吸痰前后要充分吸氧，气管导管气囊每 2～4 h 放气 1 次，防止气管长时间受压而发生溃疡、出血。拔除气管插管后，常规予以鼻导管低流量（3 L/min）吸氧，联合雾化吸入化痰药、预防性应用抗生素以预防肺部感染。术后清醒患者往往因切口疼痛、紧张而不敢深呼吸、咳嗽、咳痰，害怕活动或咳嗽时引起切口疼痛，此时应安慰和鼓励患者，指导患者深呼吸和有效咳嗽、咳痰。使患者端坐，嘱其深呼吸，医护人员站在患者术侧，一只手放在患者肩上，另一只手 5 指并拢呈空心拳，由下而上、自周边向中心，叩击患者背部，同时嘱其咳嗽，通过振动将末梢支气管内的痰液咳出。

（5）预防术后并发症。①肺不张与肺部感染：多发生在手术后 48 h 内，预防的主要措施是术后早期协助患者深呼吸、咳痰及床上运动，避免限制呼吸的固定和绑扎。发生肺不张或肺部感染后，患者痰液黏稠、不易咳出，应用雾化吸入化痰药并协助排痰，或用纤维支气管镜吸痰，同时根据痰培养及药敏试验结果给予抗生素治疗。②急性肺水肿：肺叶切除术后，特别是伴有心、肾功能不全的患者，应避免补液过快、过多，以减少急性肺水肿的发生。一旦出现急性肺水肿，应立即减慢输液速度，迅速采取利尿、强心等治疗措施。③心律失常：高龄、冠心病患者胸部手术后心律失常发生率较高，对于这样的患者，术后要密切观察心律、血压、血氧饱和度的变化，及时去除诱发心律失常的因素。频发的室性期前收缩需尽早处理，以减少或避免出现室速、室颤而危及生命。

（6）健康教育及出院指导。嘱患者远离烟酒、雾霾环境，养成规律的生活习惯，交代其拆线时间，根据术后病理诊断结果制订详细的复查和随访计划。

（闫小龙）

八、并发症及防治

（一）概述

达芬奇机器人手术系统应用于胸外科肺切除术已有 20 多年。近 10 年来，机器人手术在国内外广泛开展。不管是近期疗效还是远期肿瘤学效果，机器人辅助肺切除术都不劣于开胸肺切除术和胸腔镜辅助肺切除术，术中、术后的并发症要少于胸腔镜辅助肺切除术。但在众多报道中，关于术中并发症的描述大多语焉不详，通常只描述中转开胸率和术中大出血的例数，具体情况鲜有报道。

机器人辅助肺切除术与胸腔镜辅助肺切除术或开胸肺切除术一样，同样存在众多的术中并发症发生可能性，除了麻醉相关并发症以外，还主要包括各种副损伤。

（二）肺动、静脉损伤

肺动、静脉损伤出血是最常见的致命性副损伤，也是导致中转开胸手术的最常见原因。2016 年许世广等在《应用达芬奇机器人手术系统肺切除技术总结》中写道，206 例肺切除病例中有 3 例出现术中肺动脉破裂出血，均需要辅助小切口修补，1 例因为助手操作不当，2 例因为致密粘连。Veronesi 等报道的Ⅲ期肺癌患者机器人辅助肺切除术的国际回顾性研究中，有 22 例中转开胸手术，6 例是因为术中出血。2019 年，李重武等报道了 1000 例机器人辅助肺切除术病例的回顾性研究，术中出血量＞400 mL 的有 15 例（1.50％）；中转开胸 9 例（0.90％），其中 4 例因肺动脉分支破裂出血。

肺动、静脉损伤的原因如下：①解剖变异：肺动、静脉的分支和走行多不固定，尤其是肺段切除术中需要仔细分离和分辨，当不能确定欲切断的血管是否为靶血管时，应将周围的血管充分向远端游离，始终牢记动脉与支气管伴行的规律。达芬奇机器人手术系统可提供放大的高清视野，但放大的视野使得视角变小，盲目分离会造成血管分离错误或误伤误断；当明确误断后，若肺功能储备足够耐受则可扩大为肺叶切除术或全肺切除术，技术条件允许时也可考虑血管吻合。②粘连紧密：炎性病变或者肿瘤经过术前新辅助放化疗或靶向治疗后引起胸膜尤其是肺门周围胸膜致密粘连，老年、北方地区患者常有"门钉"淋巴结，包绕肺动、静脉，在分离过程中易引起肺动、静脉损伤。③肿瘤侵犯肺动、静脉或者肿瘤巨大，血管可游离长度不够，或者肿瘤因巨大而暴露不良，容易造成血管损伤出血。④操作不当：术者或助手对机械臂操作失误，或者助手使用辅助器械不当造成肺动、静脉损伤，是大出血的重要原因，尤其是后者造成的出血量大，常常导致中转开胸手术。

当肺动、静脉受到损伤后，应首先想办法控制出血，可在术野内左手抓钳随手可及的位置放一块纱布（纱条），助手用吸引器在术野内辅助吸引和暴露。当有血管破损出血时可以抓取纱布压迫止血，助手用吸引器吸尽出血，暴露术野，然后慢慢滚动纱布，暴露出血点。小的出血点多可自行止血。当破损较大时可先尝试用抓钳夹住破口，然后使用无损伤普理灵线（PROLENE 线）缝合修补。当破口难以在内镜下修补时，可用背侧的手臂抓钳抓住纱布准确压住破口，术者眼睛离开目镜后机械臂将自动锁定，助手迅速撤除腹侧手臂并延长切口，控制出血并修补血管后可撤除机器人床旁机械臂系统，开放下完成手术，或者继续使用机器人手术系统完成后续手术。为避免助手使用切割闭合器不当引起的大出血，分离时应将肺动、静脉游离出足够的长度，放置切割闭合器时，可以使用有弹性的牵拉带牵拉，使切割闭合器有足够的角度进行切割，以避免损伤血管。

（三）主动脉及分支损伤

机器人辅助肺叶手术中主动脉干损伤未见报道，但其分支损伤导致的出血并不少见。主要原因如下：①肺隔离症：由来自主动脉的异常动脉供血，但该异常动脉的起始位置和走行不固定，若术中误断误伤，会引起迅猛的出血。对于下叶近纵隔肺占位，尤其是伴有慢性感染症状者，应考虑肺隔离症可能。手术中仔细逐束分离，不宜盲目离断，较细的动脉可以双重结扎，较粗的动脉则应使用切割闭合器确切闭合离断甚至加断端缝合或缝扎。②支气管动脉出血：炎性病变及巨大肿瘤多伴有支气管动脉增生、增粗，分离支气管、清扫淋巴结时，尤其是清扫隆突下淋巴结时容易造成支气管动脉出血，所以分离时应仔细操作，遇到含血管的条索，可先用双极电凝抓钳在近端凝固处理后再离断，一些小的支气管动脉在拉断后会回缩以至于难以寻找，应压迫止血后仔细观察有无血肿形成，必要时应充分游离暴露后进行电凝或缝合处理。③肿瘤侵犯或粘连紧密：炎性病变或者肿瘤经过术前新辅助放化疗或靶向治疗后引起胸膜尤其是肺门周围胸膜致密粘连，可能累及主动脉外膜，分离粘连时，因为视野不佳可能造成损伤。主动脉若因粘连显露不佳，分离时切忌暴力拉扯或者盲目锐性分离，应遵循先易后难的顺序，粘连最严重的位置最后处理，必要时只能残留粘连组织甚至肿瘤组织。一旦发生主动脉壁损伤出血，内镜下多难以修补，应迅速压迫止血后中转开胸修补，出现大的破损时应及时备血并请血管外科会诊。④操作不当：术者或助手对机械臂操作失误，或者放置切割闭合器不当可能造成主动脉损伤。术者和助手应该密切配合，充分显露，轻柔操作，避免误伤主动脉。

(四)气管损伤

气管、支气管损伤的原因如下：①误断：因为解剖变异或解剖不充分，分辨不清楚而造成误断。使用切割闭合器误断后多无机会重新吻合，需要扩大切除范围包括可能需要行肺叶切除术。预防方法：切除前可重建支气管及血管，确定需要离断的支气管结构；分离时谨记目标支气管与目标动脉伴行，仔细解剖分离并与重建结果相印证，可以避免误断。离断支气管前可试鼓肺进一步确认。②误伤：常发生在胸膜粘连、肿瘤较大，暴露不佳时，盲目用电凝钩分离造成误伤；隆突下淋巴结粘连紧密时，用电凝钩分离可能造成左、右主支气管损伤。误伤后若见支气管内腔或有大的漏气可确认。当术中发现气管损伤时，在视野暴露较好的情况下，根据破损大小和气管结构，选择 3-0 或 4-0 普理灵线连续缝合修补，修补后试鼓肺，必要时加针补缝。预防方法：术中应适当调整视野大小，正确分辨组织结构，避免误伤。

(五)胸导管及淋巴管损伤

李博等报道，在早期行机器人辅助肺切除术的 219 例肺癌患者中，术后并发乳糜胸者 5 例，可见机器人辅助肺叶切除术后乳糜胸发生率并不低，而因为淋巴管损伤造成的渗出增多，延迟拔管的发生率更高。术中胸导管主干损伤可发生在右后纵隔附近有巨大肿瘤或致密粘连的情况下，也偶见于左肺上叶肿瘤侵及上纵隔时。胸导管损伤后术区不难发现有较多水样或乳白色渗出液。明确胸导管损伤后，可于低位结扎胸导管主干预防乳糜胸的发生。

淋巴管损伤是肺切除术后发生乳糜胸的主要原因，多见于隆突下粘连的大淋巴结清扫术后，左、右侧乳糜胸的发生率相当。机器人辅助手术中应用电凝钩分离淋巴结时对淋巴管的凝闭效果多不满意，若淋巴结清扫后发现创面有水样渗出，可使用双极电凝抓钳更好地凝闭淋巴管。对于术前较难判断是否需要行隆突下淋巴结清扫的患者，笔者有时会建议患者术前口服橄榄油，以便术中能及时发现胸导管或淋巴管损伤。

(六)肋骨骨折

肋骨骨折常见于机器人镜头臂切口位置上下的肋骨，多见于老年女性，肋间隙短、胸膜粘连而镜头臂活动角度较大等患者。为避免肋骨损伤和骨折，应合理设计切口，正确连接床旁机械臂，当遇胸膜广泛粘连需大角度活动机械臂时，助手应及时提醒术者肋骨可能受压并通过按压机械臂上的按钮减轻压迫。肋骨骨折常于术后复查时偶然发现，多不需要特殊处理。

(七)膈肌损伤

笔者发现，早期病例中出现了数例膈肌损伤病例，常见原因如下：①切口设计不当：肥胖患者膈肌位置高，切口位置过低时可能会直接刺穿膈肌使镜头或器械误入膈下，并可能损伤肝等腹腔脏器。②胸膜致密粘连：若膈面致密粘连，在使用机器人手术系统分离时会因视野角度不佳，器械操作困难，而误伤膈肌；粘连造成肋膈角消失，做低位辅助切口时若分离不仔细，可能直接误入膈下间隙。膈肌的损伤可直接缝合修补，但应在直视或内镜下明确是否已造成膈下脏器损伤，小的肝损伤可使用电凝止血并辅以止血纱布等止血材料覆盖等措施，多不需要开放缝合处理。预防措施：①合理设计切口，避免切口位置过低而损伤膈肌；②可以先做辅助切口，当有胸膜粘连时，可在胸腔镜下适当分离粘连的胸膜，再做其他切口如套管口等，连接床旁机械臂系统，然后使用机器人手术系统继续分离。

(八)套管口出血

套管口出血是机器人手术中经常出现的并发症之一。2020 年,徐惟等报道了 2018 年后收治的 306 例机器人辅助肺切除术患者,无围手术期死亡患者,无中转开胸手术患者,无术中大血管损伤患者。术中机器人机械臂套管口出血者 54 例,占 17.6%,套管口出血成为最常见的术中并发症。套管口出血不会影响术后带管时间,但会影响手术流畅度,延长手术时间,并可能对术后疼痛带来不良影响。

套管口出血多发生在背侧操作孔,常见原因包括:①胸膜粘连封闭、肋间隙窄,切口距离操作平面过近,肺气肿或单肺通气不良等,使得机械臂摆动角度过大,容易造成肋间肌肉、血管损伤而出血,甚至肋骨骨折断端出血;②套管置入深度不当,其轴心点未在肋间肌层面或两肋中间,或者患者较为肥胖、肋间组织过厚,套管摆动对肋间肌及肋骨的切割力过大造成损伤出血。

为避免套管口出血,应在内镜直视下置入套管并在对接后于内镜下确认深度合适,然后通过机械臂上的按钮调整张力。术中根据手术目标区调整套管置入角度和张力可有限地降低套管口出血发生率,但无法彻底避免。术毕撤除机械臂后应在内镜下观察套管口,若有肋间肌或胸膜下出血,最快捷和确切的方式是使用双极电凝抓钳钳夹凝固止血,而外层肌肉出血则可缝合止血。

(许世广)

九、技术现状及展望

解剖性肺叶切除术联合系统性淋巴结清扫已被认定为早期非小细胞肺癌(NSCLC)治疗的标准程序。自从 2002 年 Melfi 等报道了世界上首例使用达芬奇机器人手术系统进行肺手术以来,机器人辅助胸外科手术(RATS)的发展迅速。2009 年,赵晓菁等在我国开展了首例 RATS 肺叶切除术。2018 年,上海交通大学医学院附属瑞金医院张亚杰等进行的一项机器人与单孔胸腔镜辅助肺叶切除术短期疗效比较的回顾性研究,通过倾向得分匹配(PSM)分析了 69 对患者,发现机器人辅助肺叶切除术在减少术中出血($p=0.037$)和淋巴结清扫($p=0.014$)方面具有明显优势。谭黎杰等回顾性分析了 1075 例接受肺叶切除的Ⅰ期 NSCLC 患者,发现与胸腔镜辅助手术相比,三个机械臂的机器人辅助肺叶切除术在淋巴结清扫、术后引流及胸腔引流管置管时间方面表现更佳,而两者中转开胸手术率和术后住院时间没有显著差异。

2022 年,上海交通大学医学院附属瑞金医院发表了国际上第一例机器人辅助肺叶切除术的前瞻性临床研究,研究共纳入 320 例患者,短期结果表明机器人辅助手术组和胸腔镜辅助手术组在围手术期并发症发生率($p=0.45$)、术后住院天数($p=0.76$)等短期疗效指标上没有差异。机器人辅助手术在淋巴结清扫总数、N1 淋巴结清扫数目和淋巴结清扫站数方面显示出优势,但在术后引流量和住院费用方面表现不佳。该研究的健康生活质量分析则提示机器人辅助手术和胸腔镜辅助手术均能在术后 48 周内使患者拥有令人满意且相当的生活质量。

综上,机器人辅助手术较传统胸腔镜辅助手术有其独特的优势,机器人手术技术的发展包含了多方面,机器人手术系统的不断升级带来的是系统功能的增强以及操作体验的改善,不久的将来单孔机器人手术系统的全面引入则可能为机器人辅助手术带来一次新的变革。术中超声定位、术中荧光显影技术等能帮助术者精准地切除解剖性肺段,也能提高机器人辅助肺叶切除术的精准度。现阶段限制机器人辅助手术推广的主要因素是昂贵的购置及机器保养费用，所以对大多数医院来讲机器人辅助手术尚不能作为常规手术开展。但随着技术的不断进步及国产化机器人的逐步上市，RATS 费用有望减少，可及性有望提高，RATS 可能与 VATS 及开放手术共同成为肺癌治疗的常规术式。

（张亚杰　李鹤成）

参考文献

[1] TONG L P, ZHENG X Q, DUAN H T, et al. The feasibility and efficacy of two micro-portal video-assisted thoracic surgery in pulmonary lobectomy for lung cancer [J]. J Thorac Dis, 2018, 10(10): 5898-5903.

[2] WEI S Y, CHEN M H, CHEN N, et al. Feasibility and safety of robot-assisted thoracic surgery for lung lobectomy in patients with non-small cell lung cancer: a systematic review and meta-analysis[J]. World J Surg Oncol, 2017, 15(1):98.

[3] REDDY R M, GORREPATI M L, OH D S, et al. Robotic-assisted versus thoracoscopic lobectomy outcomes from high-volume thoracic surgeons[J]. Ann Thorac Surg, 2018, 106: 902-908.

[4] 同李平，郑晓庆，段鸿涛，等. 达芬奇机器人左肺上叶切除术治疗肺癌的近期临床效果分析[J]. 中国胸心血管外科临床杂志，2020，27(2)：183-189.

[5] 段函宇，刘子嘉，许广艳，等. 胸腔镜肺叶切除术的快速康复外科多模式镇痛管理[J]. 中国医学科学院学报，2021，43(1)：136-143.

[6] 张梅，陈淑娜，田道静，等. 系统性呼吸训练在行胸腔镜下肺叶切除术患者围术期中的应用效果[J]. 实用临床医药杂志，2018，22(23)：29-32.

[7] 许世广，刘星池，王希龙，等. 应用达芬奇机器人手术系统肺切除的 5 年技术总结[J]. 中华胸部外科电子杂志，2016，3(2)：77-82.

[8] VERONESI G, PARK B, CERFOLIO R, et al. Robotic resection of stage Ⅲ lung cancer: an international retrospective study[J]. Eur J Cardio Thorac Surg, 2018, 54(5): 912-919.

[9] 李重武，黄佳，李剑涛，等. 连续 1000 例机器人辅助胸腔镜肺部手术回顾性分析[J]. 中国胸心血管外科临床杂志，2019，26(1)：42-47.

[10] 李博，刘星池，徐惟，等. 达芬奇机器人肺癌根治术后并发乳糜胸分析：附 5 例临床报告[J]. 临床军医杂志，2016，44(6)：563-565.

[11] 徐惟，许世广，李博，等. 机器人肺癌根治术围手术期并发症及预防策略分析[J]. 中华胸心血管外科杂志，2020，36(9)：539-542.

[12] 陈香，韩宇，张亚杰，等. 机器人手术系统在不同分期肺癌根治术中的应用[J]. 机器人外科学杂志(中英文)，2021，2(1)：10-16.

[13] MELFI F M, MENCONI G F, MARIANI A M, et al. Early experience with robotic technology for thoracoscopic surgery[J]. Eur J Cardiothorac Surg, 2002, 21(5): 864-868.

[14] ZHAO X J, QIAN L Q, LIN H, et al. Robot-assisted lobectomy for non-small cell lung cancer in China: initial experience and techniques[J]. J Thorac Dis, 2010, 2(1): 26-28.

[15] YANG S, GUO W, CHEN X S, et al. Early outcomes of robotic versus uniportal video-assisted thoracic surgery for lung cancer: a propensity score-matched study [J]. Eur J Cardiothorac Surg, 2018, 53(2): 348-352.

[16] LI J T, LIU P Y, HUANG J, et al. Perioperative outcomes of radical lobectomies using robotic-assisted thoracoscopic technique vs. video-assisted thoracoscopic technique: retrospective study of 1,075 consecutive p-stage Ⅰ non-small cell lung cancer cases[J]. J Thorac Dis, 2019, 11(3): 882-891.

[17] JIN R, ZHENG Y, YUAN Y, et al. Robotic-assisted versus video-assisted thoracoscopic lobectomy: short-term results of a randomized clinical trial (RVlob trial) [J]. Ann Surg,2022,275(2):295-302.

[18] JIN R, ZHANG Z Y, ZHENG Y Y, et al. Health-related quality of life following robotic-assisted or video-assisted lobectomy in patients with non-small cell lung cancer:results from the RVlob randomized clinical trial[J]. Chest,2023,163(6): 1576-1588.

[19] ZHOU Z Y,WANG Z T, ZHENG Z L, et al. An "Alternative Finger" in robotic-assisted thoracic surgery: intraoperative ultrasound localization of pulmonary nodules[J]. Med Ultrason, 2017, 19(4): 374-379.

第二节 机器人辅助肺段手术

一、概况

1939 年,Churchill 和 Belsey 最早采用左肺上叶舌段切除术治疗结核性肺不张。随后 Churchill、Jensik 和 Read 等陆续报道行肺段切除术治疗早期肺癌。近 20 年来,随着 CT 早期筛查的普及,人们发现了大量以磨玻璃样改变为主要表现的早期肺癌。证据表明:对于这样的早期肺癌,肺段切除治疗效果与肺叶切除相当,患者总生存时间和无复发生存率均无明显差异。与肺楔形切除术相比,肺段切除术可以解剖性分离肺段静脉、动脉、支气管,可以获得足够的肿瘤切缘,特别是对于肺野中 1/3 位置的病灶,肺段切除术更加适合。随着机器人手术的开展和应用,越来越多的胸外科医生开始应用机器人辅助肺段切除术。

二、适应证和禁忌证

1. 适应证

(1)肿瘤直径≤2 cm,其中实性成分比例≤25%,肺段切除可以保证切缘。

(2)姑息性手术:患者的肺功能比较差或有其他严重合并症,不能够耐受肺叶切除术。

(3)肺部的良性病灶。

(4)肺部转移性肿瘤。

2. 禁忌证

(1)病灶靠近肺门的肿瘤,无法保证足够的切缘。

(2)实性的肺部原发性恶性肿瘤。

(3)基于目前证据,肿瘤直径>2 cm。

三、术前准备

患者需进行心电图、心脏超声、肺功能、血常规、血生化、凝血功能等常规外科术前检查，以评估患者能否耐受手术。同时完成肺手术的相关检查，即脑磁共振成像、骨扫描、腹部B超(肝、胆、胰、脾、肾上腺)，以上三项检查，纯磨玻璃样病灶患者可以先做。胸部的薄层CT，推荐做增强扫描，以利于三维重建，方便进行肺段切除术。

四、体位和麻醉

麻醉方法：患者行静脉复合麻醉，双腔支气管插管。

体位：采用健侧卧位，双手抱头置于胸前。

五、机器人定泊和套管定位

常规消毒铺巾，机器人从患者头部平行于身体长轴推入，多选择在第8肋间腋中线与腋后线之间做观察孔，以所在径线为中线，两侧分别于开4指(8～9 cm，胸侧多在第7肋间，背侧多在第9肋间，也可以在同一肋间)处做操作孔，三孔之间近似呈一直线，两操作孔角度与镜头成45°角，另于第4肋间锁骨中线与腋前线间做3～5 cm辅助孔(用于辅助器械进入及取出肺叶)，右肺中叶切除术往往选择第3肋间做辅助孔。镜头采用30°镜，左手采用双极电凝抓钳，右手采用单极电凝钩。助手持长单关节有齿卵圆钳及吸引器，辅助牵拉暴露术野，并使用切割闭合器完成血管及支气管的离断。

六、手术步骤

(一)机器人辅助右肺上叶 S^1 切除术

机器人辅助右肺上叶 S^1 切除术步骤见图2-2-1至图2-2-10。

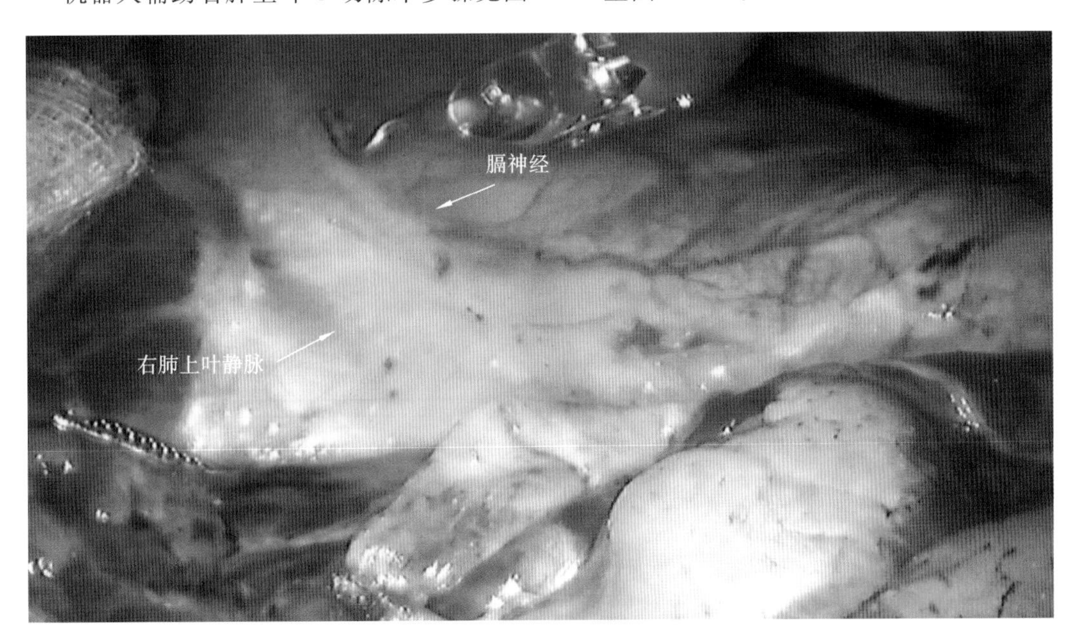

图2-2-1　分离肺韧带后，沿肺门向头侧分离纵隔胸膜，暴露右肺上叶血管，注意保护膈神经

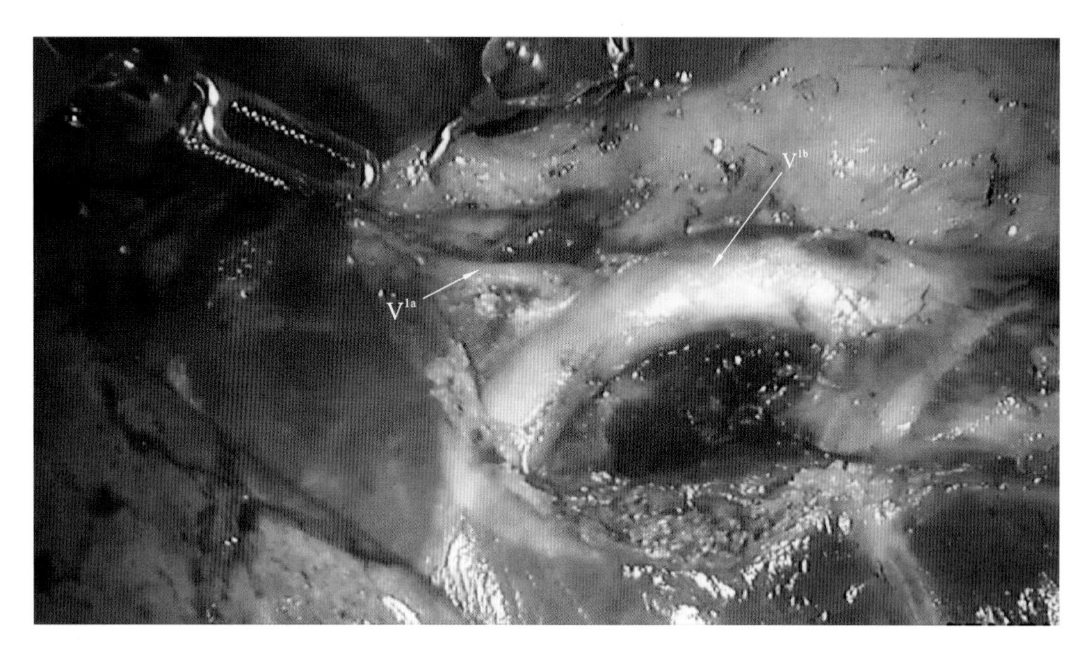

图 2-2-2　自右肺上叶静脉主干向远端分离，暴露右肺上叶静脉分支，并清扫附近淋巴结，辨认尖段静脉后再向远端分离，充分暴露尖段静脉 V^{1a} 和 V^{1b}

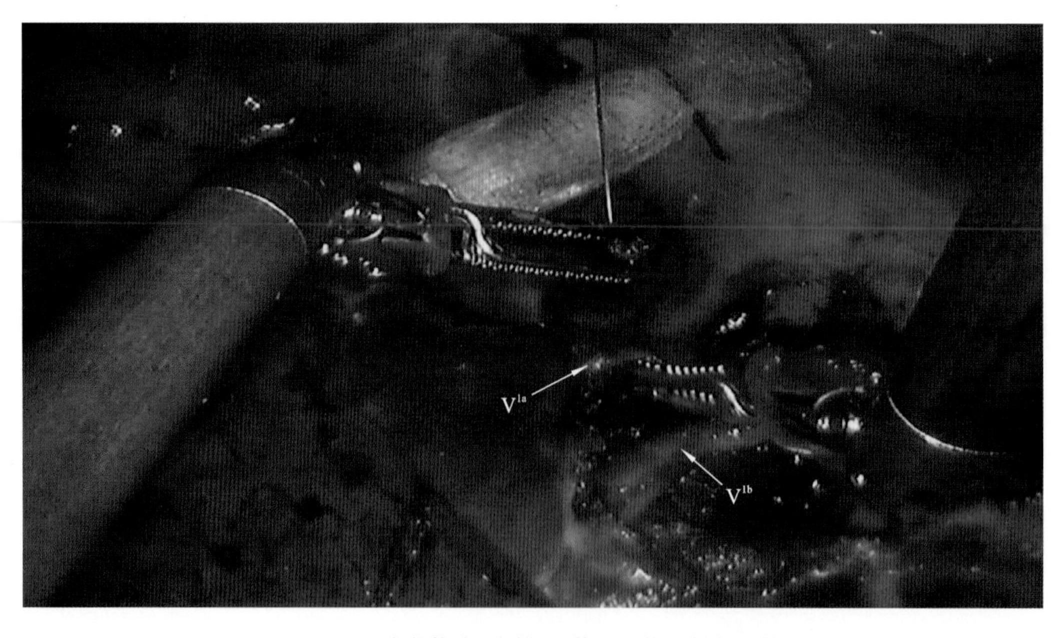

图 2-2-3　尖段静脉 V^{1a} 较细，故用丝线于根部结扎

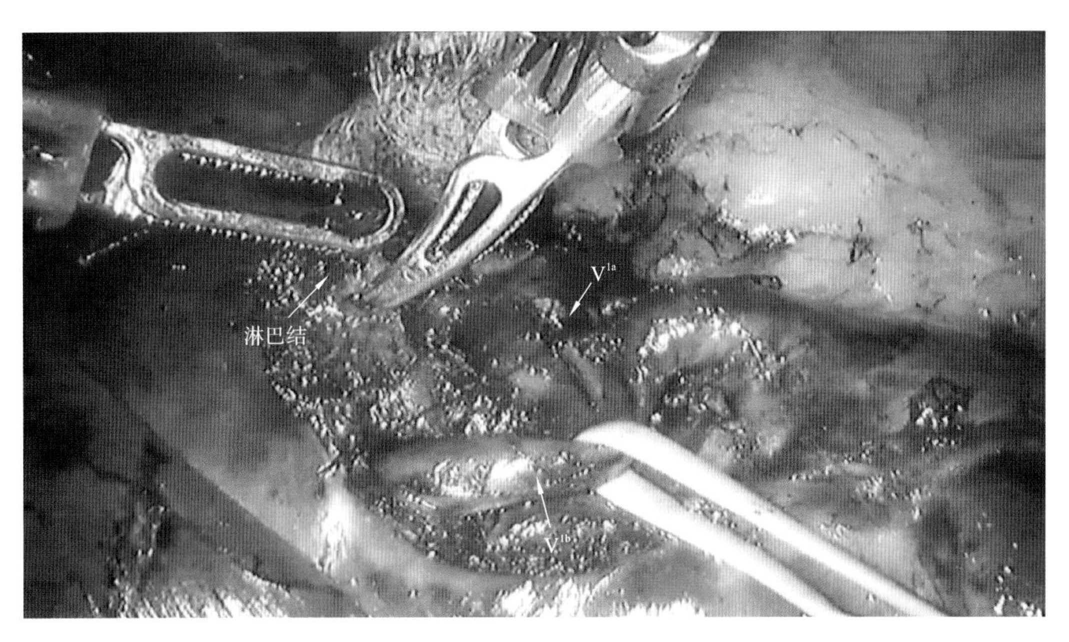

图 2-2-4 结扎并离断尖段静脉 V^{1a}，用皮筋牵开尖段静脉 V^{1b}，清扫叶间淋巴结，注意保护后方的右肺上叶动脉分支

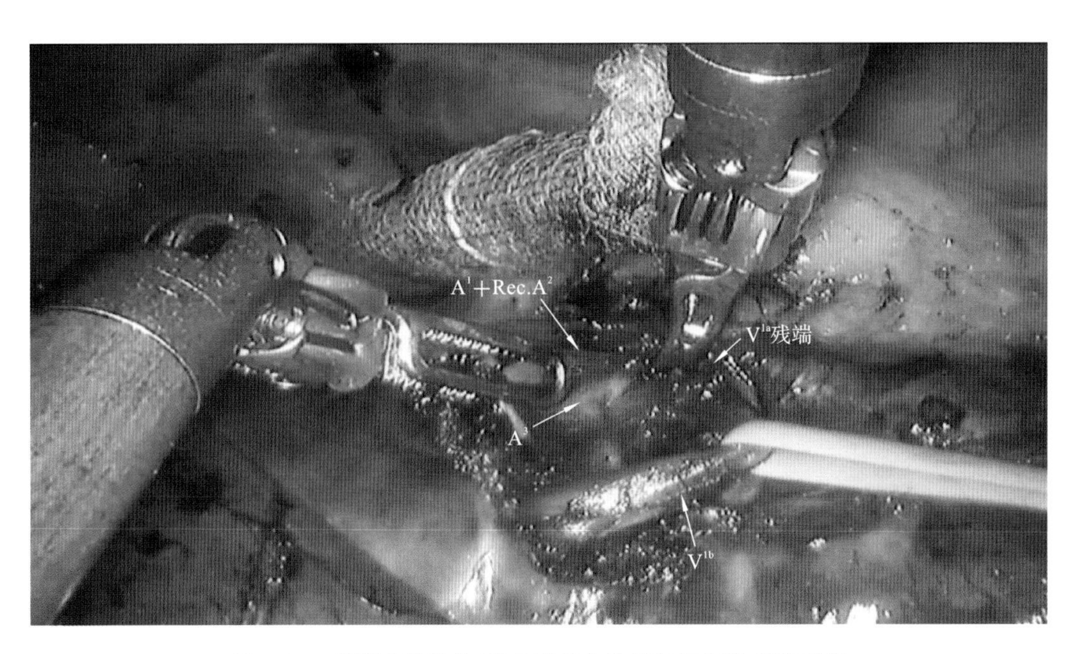

图 2-2-5 离断尖段静脉 V^{1a} 后继续向头侧仔细分离，清扫叶间淋巴结后暴露右肺上叶动脉前干

前干分为尖段动脉（A^1）、后段动脉返支（Rec. A^2）和前段动脉（A^3）

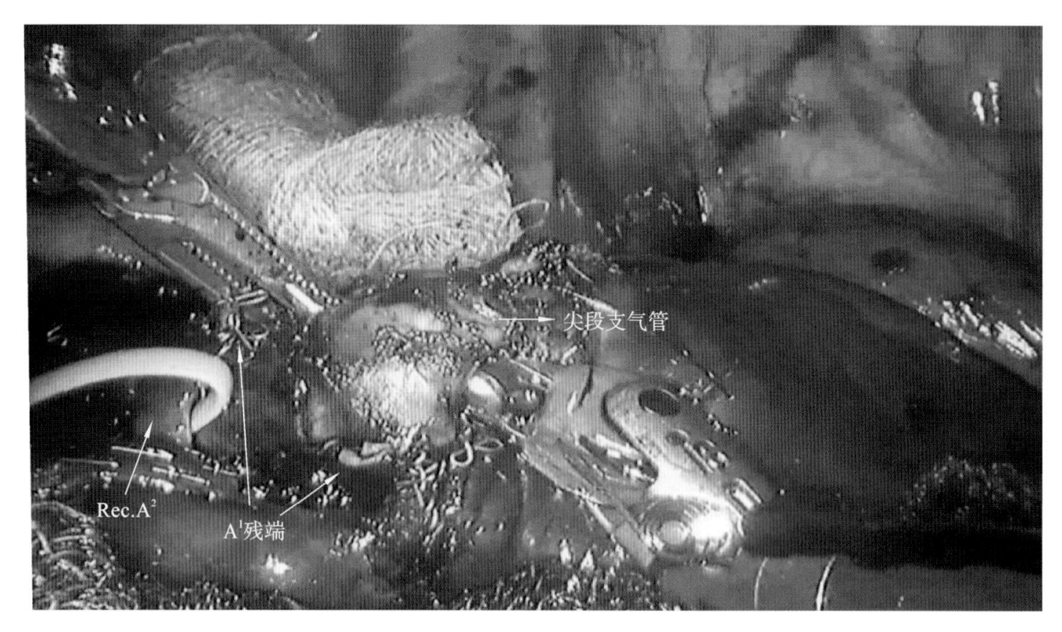

图 2-2-6 用切割闭合器离断尖段动脉(A[1])后,用皮筋牵开前段动脉(A[3])和后段动脉返支(Rec. A[2]),清扫附近淋巴结后,暴露、游离尖段支气管

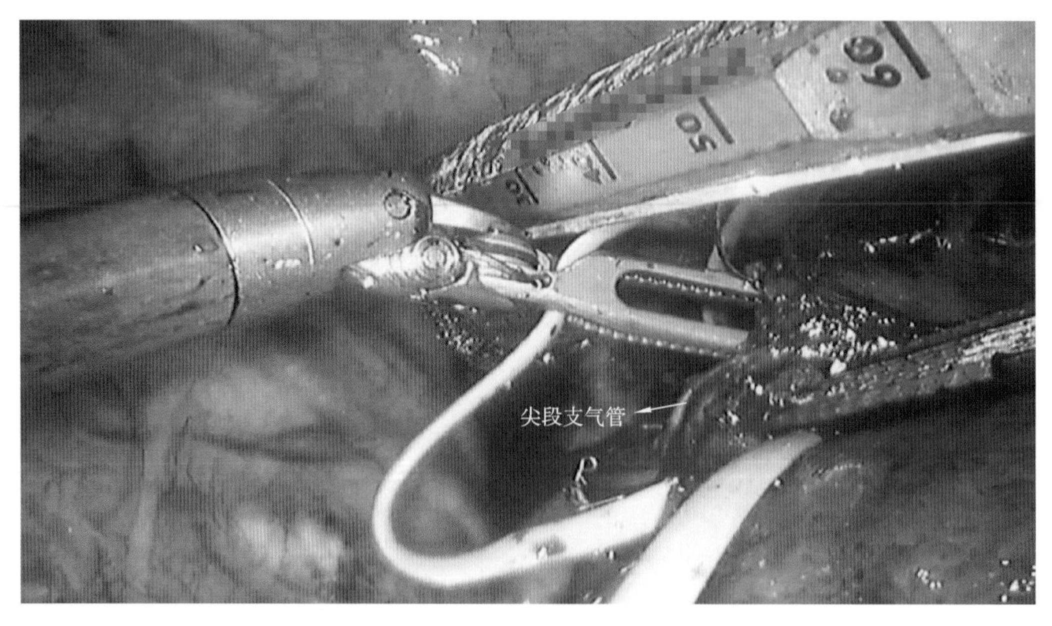

图 2-2-7 暴露并游离尖段支气管后,用血管钳夹闭后鼓肺确定切除范围,再用皮筋向侧方牵拉,便于切割闭合器穿过离断的尖段支气管

可用电凝钩于肺表面做记号标记出切除范围

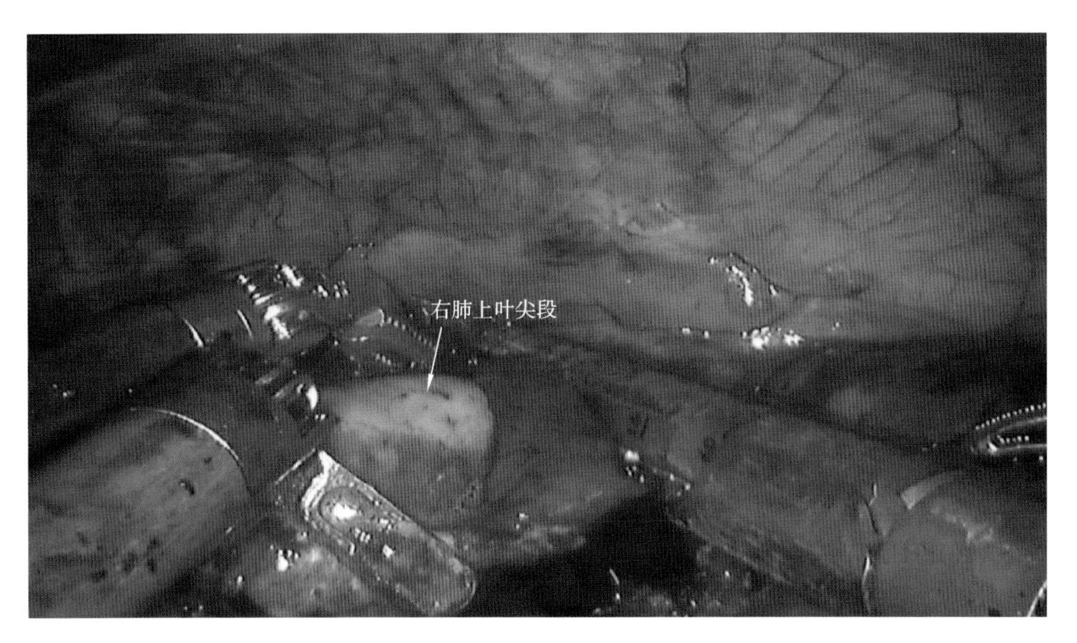

图 2-2-8　用切割闭合器沿记号将右肺上叶尖段切除

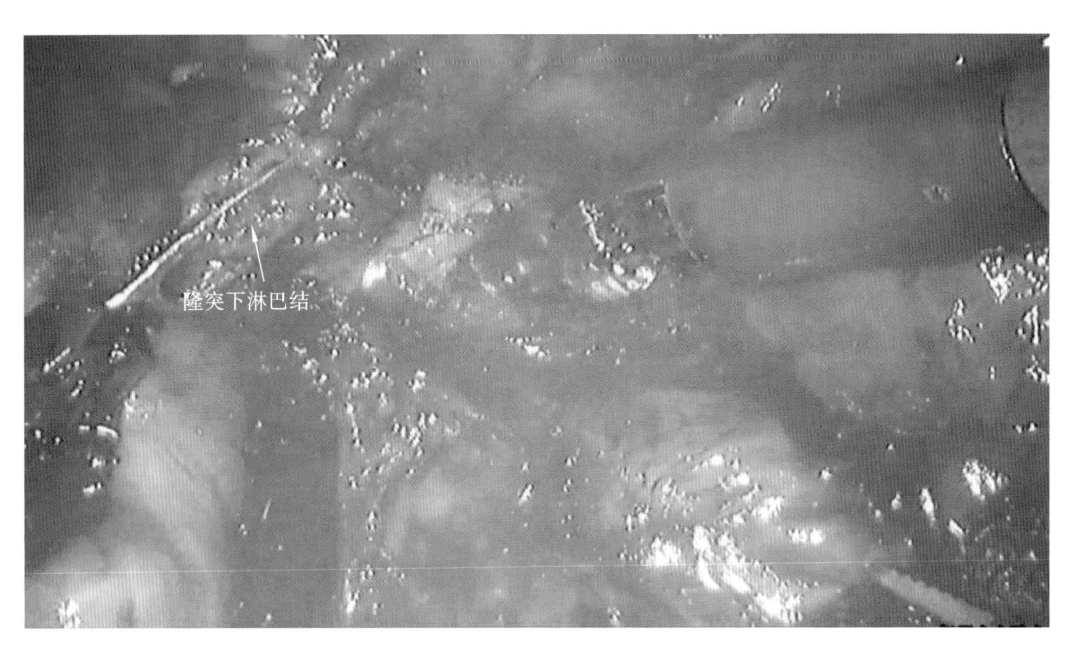

图 2-2-9　分离背侧纵隔胸膜，暴露隆突，清扫隆突下淋巴结

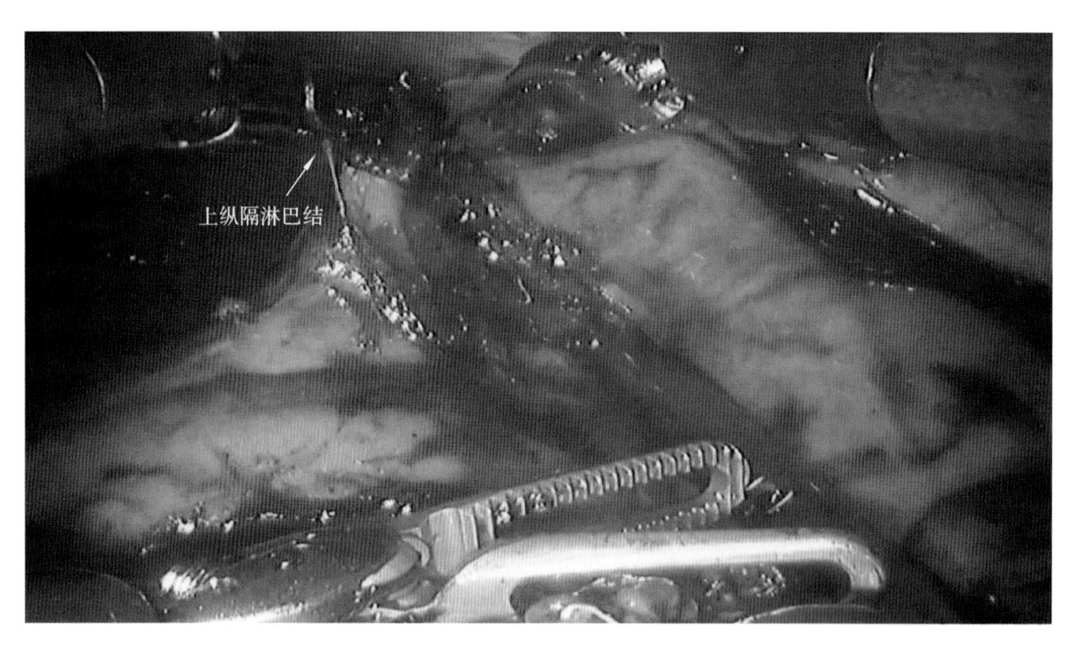

图 2-2-10 最后分离上纵隔胸膜，于气管前方、上腔静脉后方、奇静脉弓上方清扫上纵隔淋巴结

（项 捷 李鹤成）

（二）机器人辅助右肺上叶 S^2 切除术

（1）显露斜裂，在斜裂中部进行游离解剖，暴露叶间肺动脉干、后段动脉（A^2）及中心静脉（CV）。

注意：如果斜裂发育不好，可离断斜裂的后部，释放更大的操作空间，先游离后段支气管（B^2）并予以切断，继续向前、上方游离，显露 A^2 及后段静脉（V^2）的分支并予以离断。

（2）游离、显露 A^2 至足够长度后，予以切断。

注意：如果存在和 A^2 共干、向前段方向走行的前段动脉（A^3），需要辨认和保留。清扫第 12 组淋巴结。

（3）在肺门后上方切开纵隔胸膜，解剖、暴露右肺上叶支气管根部。

注意：清扫第 11 组淋巴结。

（4）自右肺上叶支气管根部向远端分离，显露 B^2、尖段支气管（B^1）及前段支气管（B^3），游离 B^2 至足够长度，予以切断（图 2-2-11）。

注意：勿损伤其前方的 CV。

（5）提起 B^2 远侧残端，游离并显露后段动脉返支（Rec. A^2），并沿 CV 向远端分离，显露 V^2 分支段间静脉 V^{2a}、亚段间静脉 V^{2b}、段间静脉 V^{2c}、亚段间静脉 V^{3a}，分别切断 Rec. A^2、V^{2b}，注意保留 V^{2a}、V^{3a}（图 2-2-12）。

注意：V^{2c} 理论上为走行于后段（S^2）、前段（S^3）之间的段间静脉，应该保留。清扫第 13 组淋巴结。

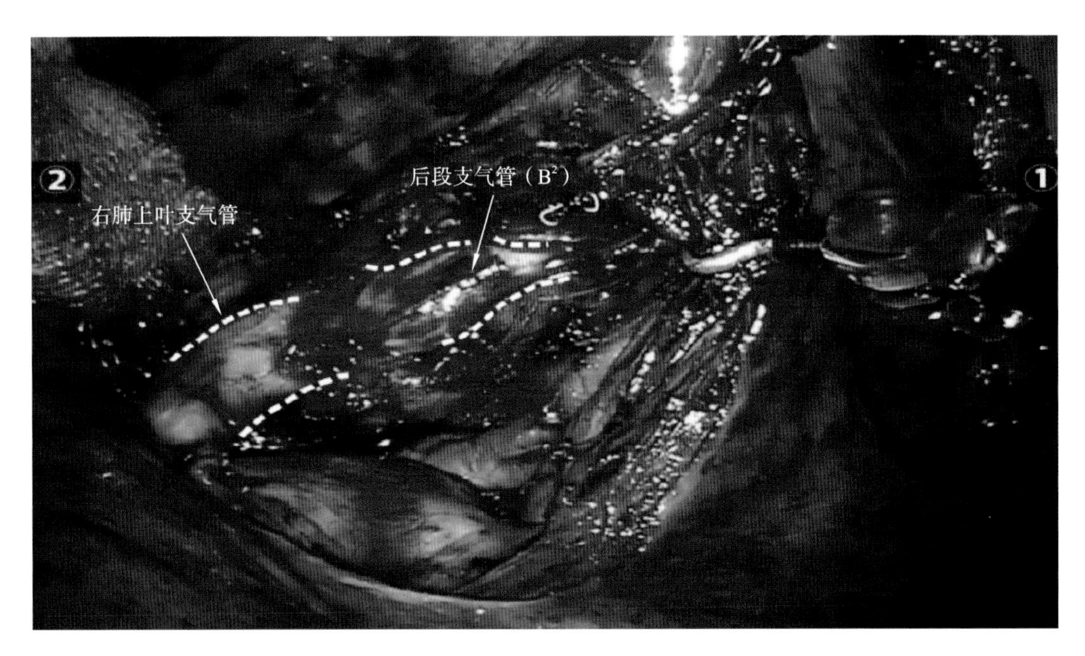

图 2-2-11　显露后段支气管（B^2）

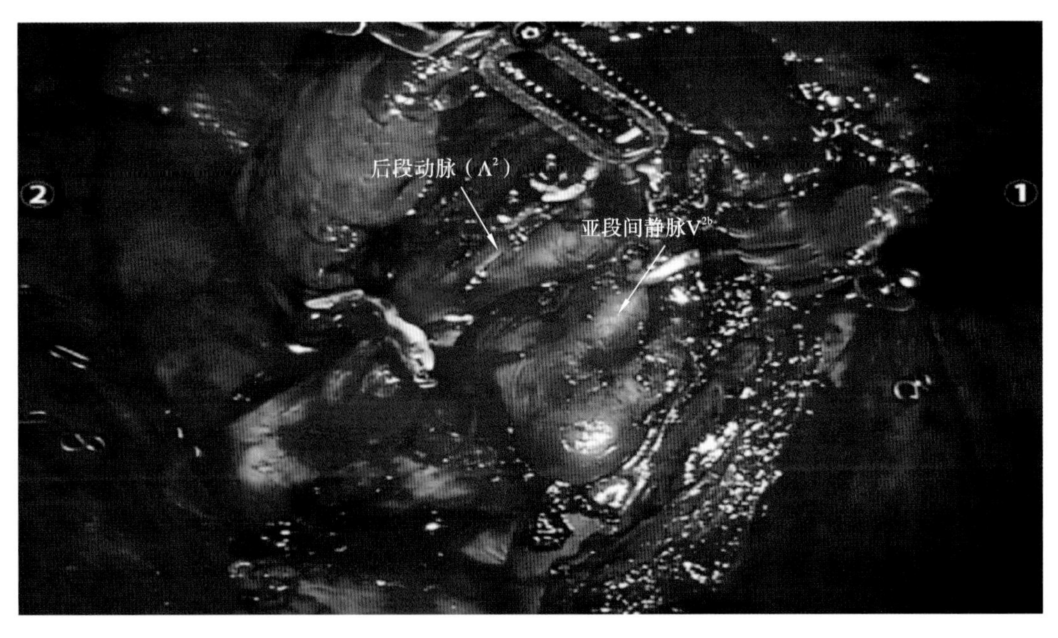

图 2-2-12　显露亚段间静脉 V^{2b}

（6）使用膨胀-萎陷法显示肺段边界：鼓肺至右上肺完全复张后单肺通气，待尖段（S^1）、S^3 塌陷，与膨胀的 S^2 之间形成的界限即为 S^2 与 S^1、S^3 的分界线（图 2-2-13）。使用切割闭合器沿 S^2 与 S^1、S^3 的分界线切开，切除 S^2 并移除标本。

（7）胸腔内注水，鼓肺。观察 B^2 残端及段间平面残端有无漏气，右肺上叶 S^1、S^3 是否复张良好。

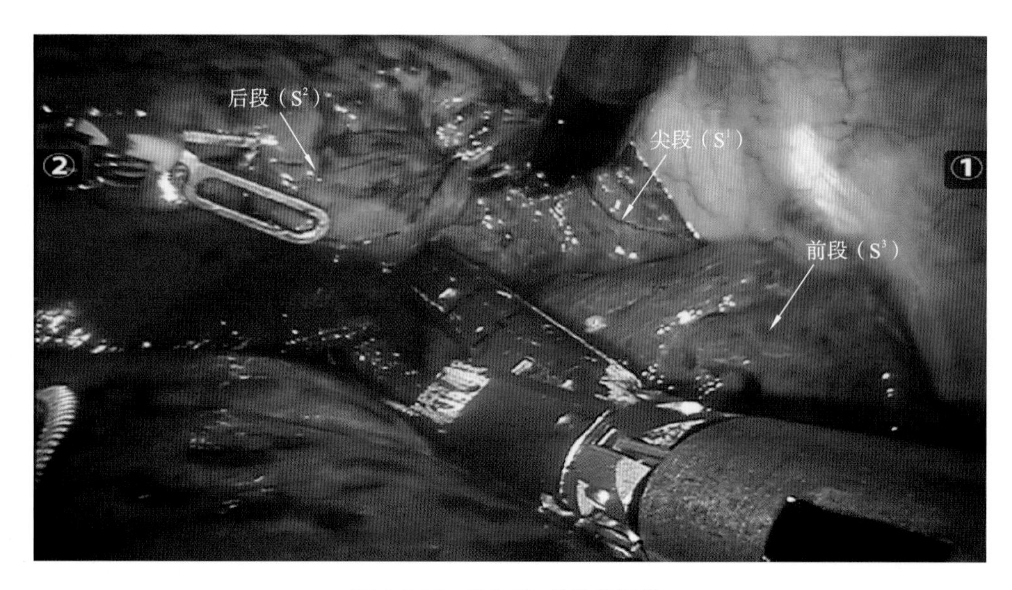

图 2-2-13　S^2与S^1、S^3的分界线

（廖永德）

（三）机器人辅助右肺上叶 S^3 切除术

（1）显露水平裂，切开水平裂处纵隔胸膜，解剖、暴露中心静脉（CV），仔细辨认引流前段（S^3）的静脉（V^3）分支 V^{3a}、V^{3b}、V^{3c}；V^{3a}多垂直汇入 CV，V^{3b}走行在内亚肺段（S^{3b}）下方，V^{3c}则深入前段肺实质（图 2-2-14、图 2-2-15）。继续向远端分离至足够长度，将 V^{3a}、V^{3b}、V^{3c}予以切断。

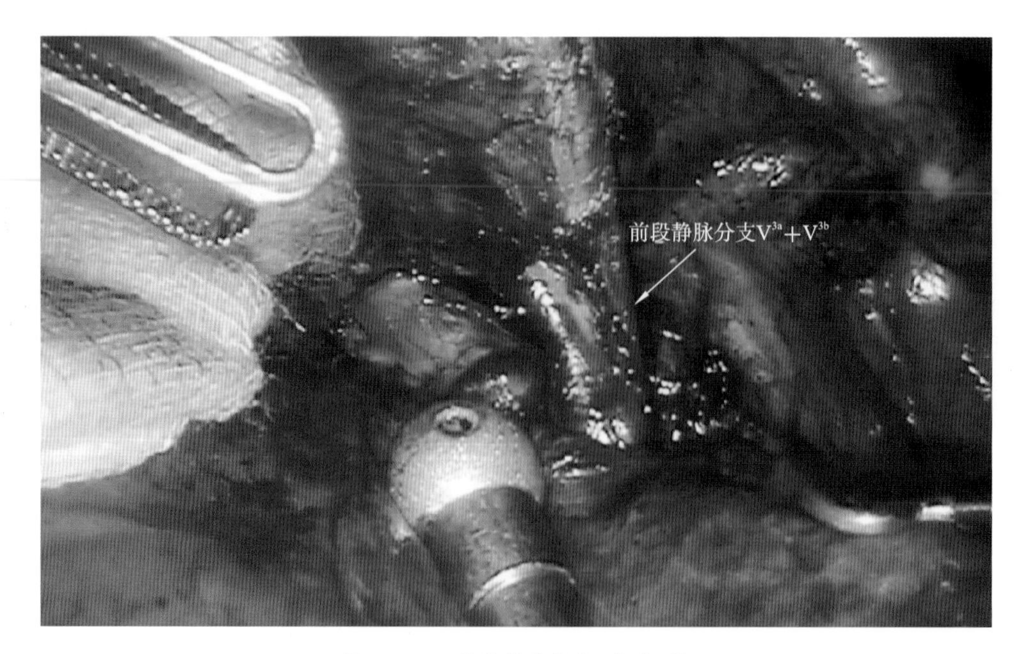

图 2-2-14　前段静脉分支 $V^{3a}+V^{3b}$

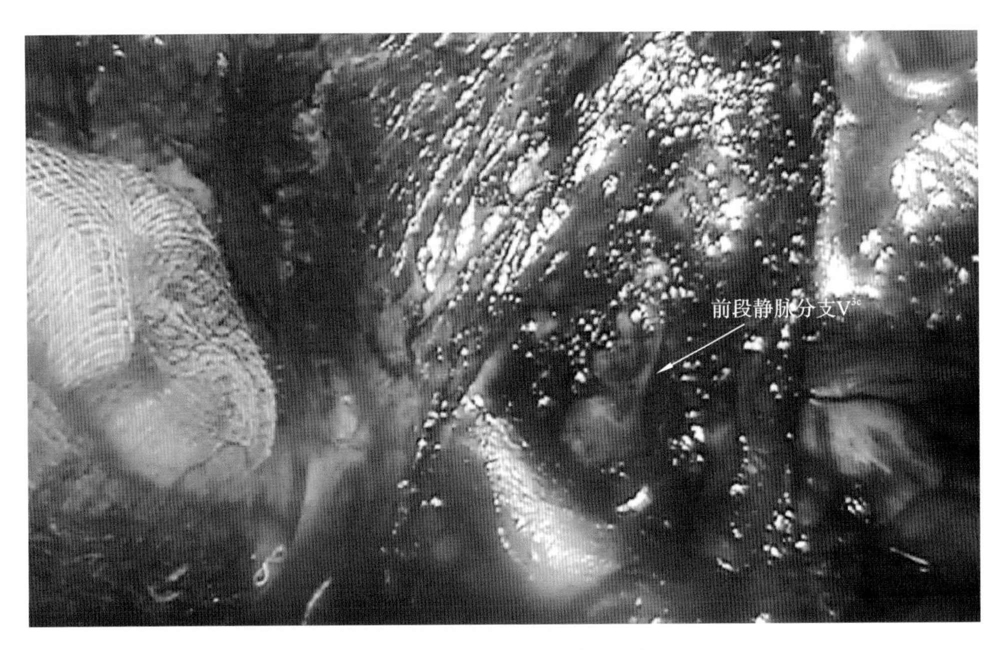

图 2-2-15　前段静脉分支 V^{3c}

(2)继续游离、暴露前段动脉(A^3)。A^3 通常与尖段静脉(V^1)形成交叉重叠,位于 V^1 后方。适当牵开 V^1,解剖、暴露尖前动脉干,继续向远端分离,显露 A^3 及尖段动脉(A^1)。分离 A^3 至足够长度,予以切断(图 2-2-16)。

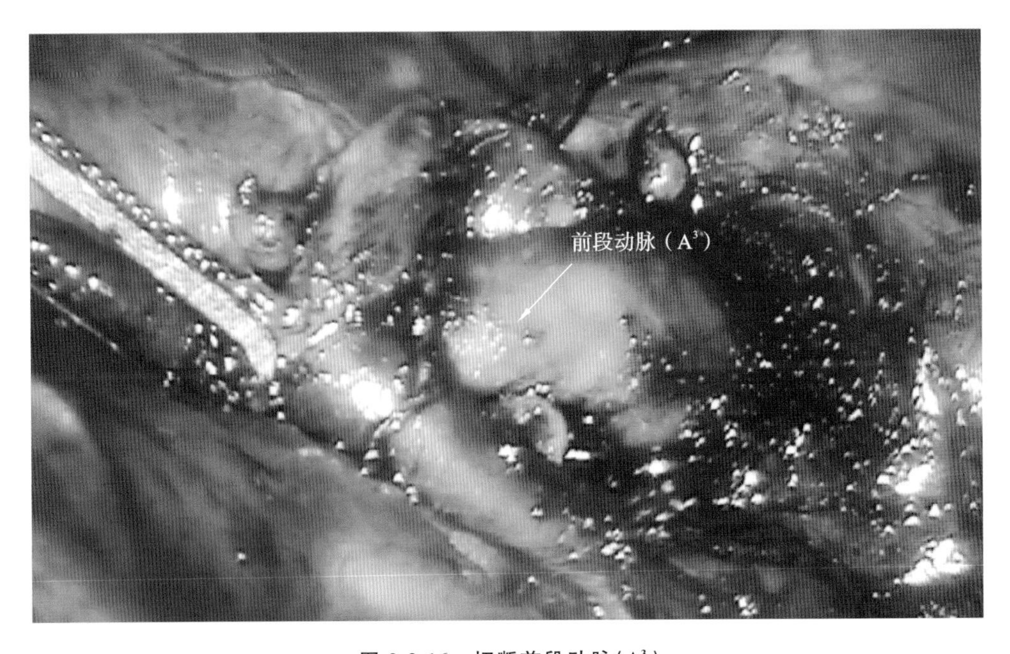

图 2-2-16　切断前段动脉(A^3)

(3)牵开 V^1,提起 V^3、A^3 远侧残端,解剖、暴露其后方的前段支气管(B^3)(图 2-2-17),并显露尖段支气管(B^1)。清扫第 12 组、第 13 组淋巴结。

(4)游离 B^3 至足够长度,予以切断。注意勿损伤其后下方的 CV 及其分支。

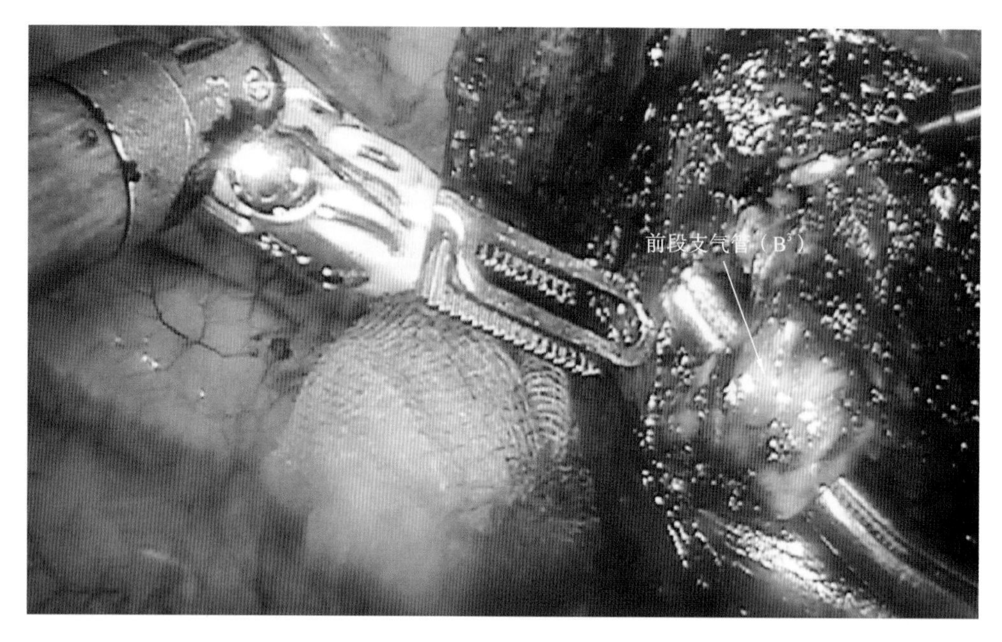

图 2-2-17 暴露前段支气管(B^3)

(5)使用膨胀-萎陷法显示肺段边界:鼓肺至右上肺完全复张后单肺通气,待 S^1、S^2 塌陷,与膨胀的 S^3 之间形成的界限即为 S^3 与 S^1、S^2 的分界线。使用切割闭合器沿着 S^3 与 S^1、S^2 的分界线切开,切除 S^3(图 2-2-18)。移除标本。胸腔内注水,鼓肺,观察 B^3 残端及段间平面残端有无漏气,右肺上叶 S^1、S^2 是否复张良好。

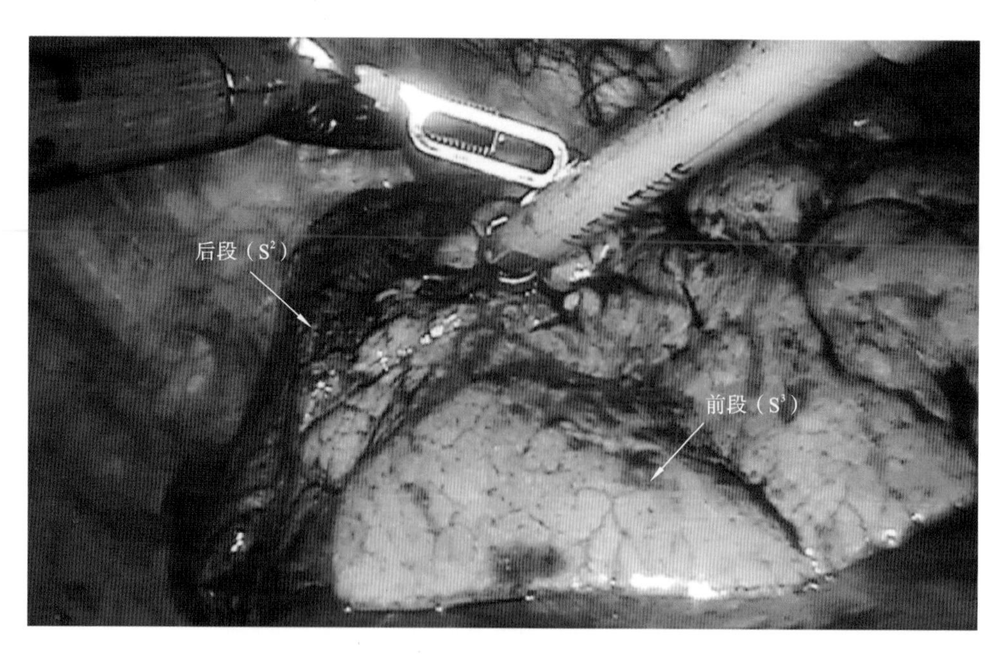

图 2-2-18 使用切割闭合器沿着 S^3 与 S^1、S^2 的分界线切开

（廖永德）

(四)机器人辅助右肺上叶 S^{2b+3a} 切除术

(1)打开纵隔胸膜：分离肺韧带后，沿肺门向头侧分离纵隔胸膜，暴露右肺上叶血管，注意保护膈神经(图 2-2-19)。

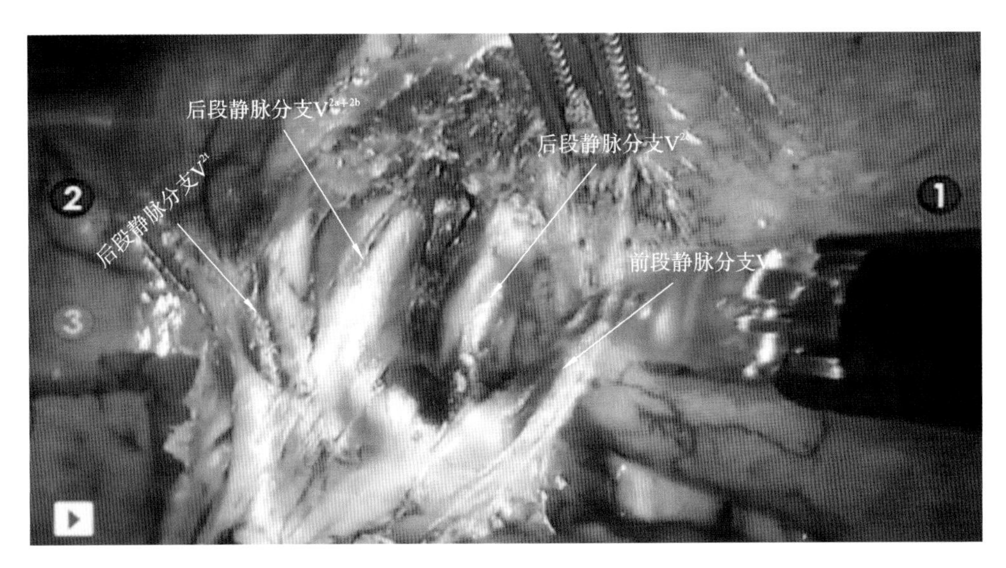

图 2-2-19 打开纵隔胸膜

(2)结扎后段静脉分支 V^{2c}：后段静脉分支 V^{2c} 较粗，用钛夹夹闭后切断(图 2-2-20)。

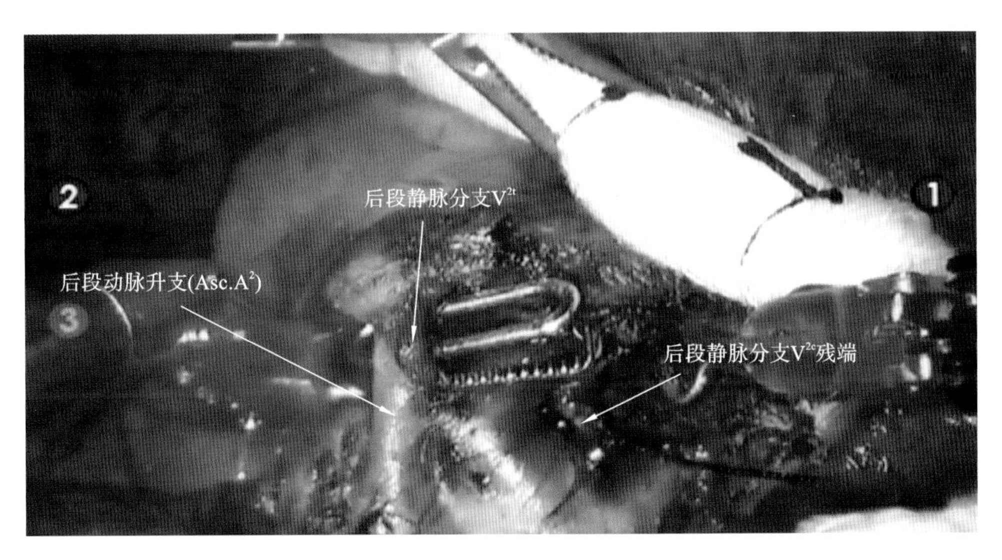

图 2-2-20 结扎后段静脉分支 V^{2c}

(3)分离、暴露右肺上叶前段支气管(B^{3})：切断后段静脉分支 V^{2c}，并清扫附近淋巴结，尤其是周围组织，充分暴露前段支气管分支 B^{3a} 和 B^{3b}，采样第 2 组、第 4 组、第 7 组、第 8 组、第 9 组、第 10 组、第 11 组、第 12 组淋巴结(图 2-2-21)。

(4)初步暴露右肺上叶支气管：翻转右肺上叶，充分暴露右肺上叶支气管，明确亚段支气管解剖结构 B^{1}、B^{2}、B^{3}(图 2-2-22)。

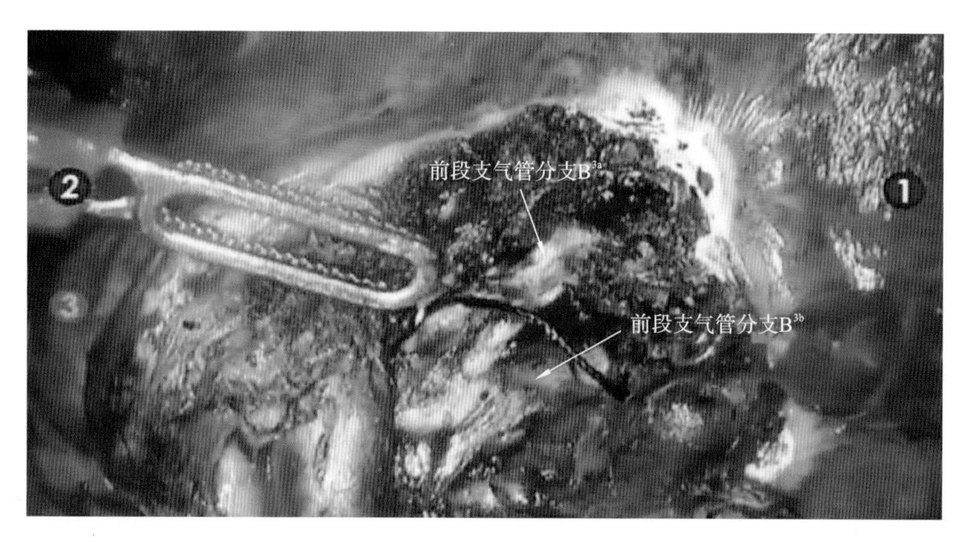

图 2-2-21 分离、暴露右肺上叶前段支气管(B^3)

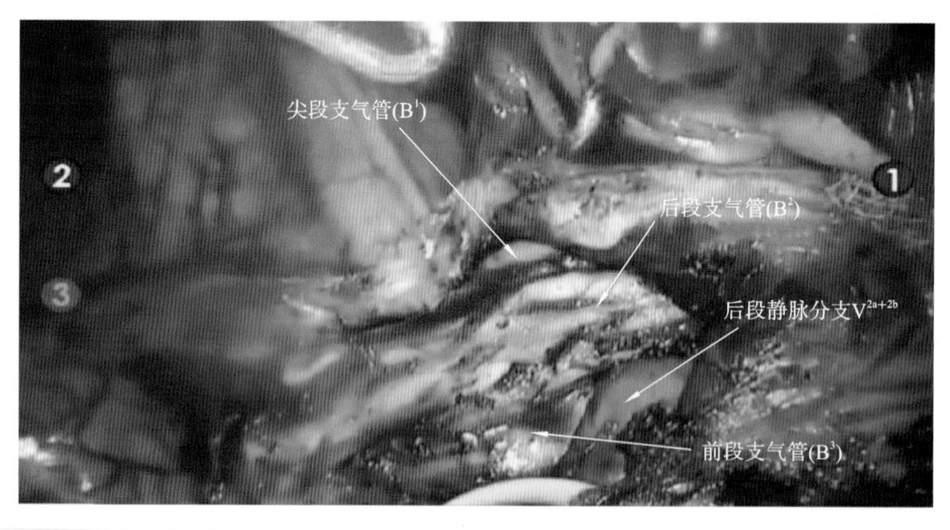

图 2-2-22 初步暴露右肺上叶支气管

(5)暴露右肺上叶血管及进一步暴露支气管：充分暴露右肺上叶血管，清扫叶间淋巴结后，暴露右肺上叶后段动脉返支(Rec. A^2)，后段静脉分支 V^{2a+2b}，后段支气管(B^2)和前段支气管(B^3)(图 2-2-23)。

(6)充分暴露右肺上叶后段支气管：用纱布隔离后段静脉分支 V^{2a+2b}，充分暴露右肺上叶后段支气管(B^2)(图 2-2-24)。

(7)暴露右肺上叶后段支气管及后段动脉分支：剥离右肺上叶后段支气管周围组织，充分暴露右肺上叶后段支气管分支 B^{2b} 及后段动脉分支 A^{2b}(图 2-2-25)。

(8)切断右肺上叶后段支气管分支 B^{2b}：剥离右肺上叶后段支气管周围组织，用强生35 mm血管电动枪切断后段支气管分支 B^{2b} 及后段动脉分支 A^{2b}(图 2-2-26)。

(9)暴露右肺上叶前段支气管分支 B^{3a}：用双钳隔离后段静脉分支 V^{2a+2b}，充分暴露并游离右肺上叶前段支气管分支 B^{3a}(图 2-2-27)。

(10)切断右肺上叶前段支气管分支 B^{3a}：剥离右肺上叶前段支气管分支 B^{3a} 周围组织，用强生35 mm血管电动枪切断前段支气管分支 B^{3a} 及后段动脉分支 A^{3a}(图 2-2-28)。

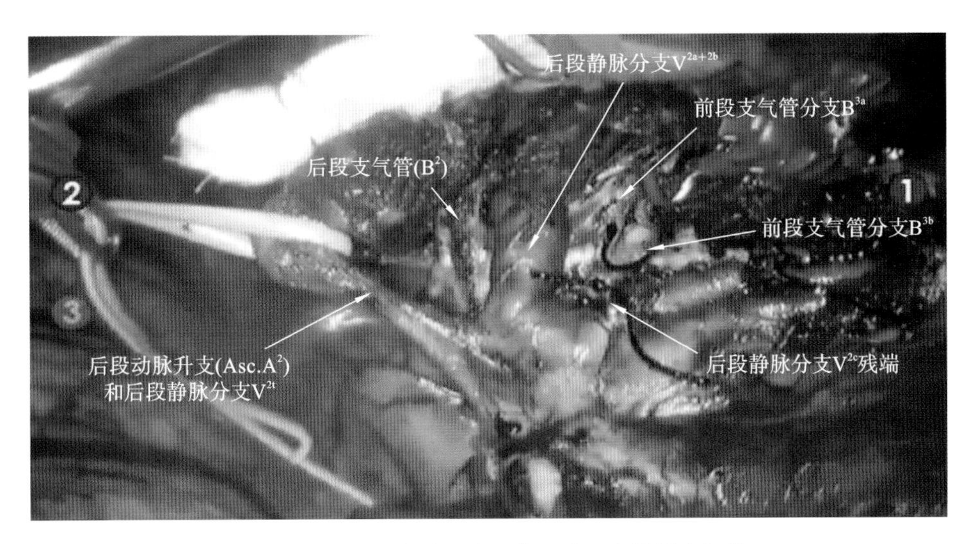

图 2-2-23　暴露右肺上叶血管及进一步暴露支气管

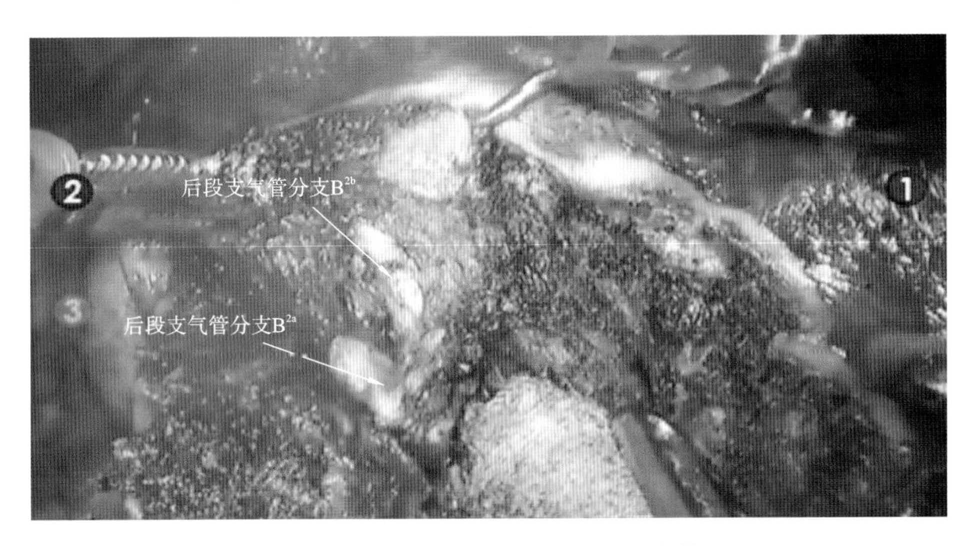

图 2-2-24　充分暴露右肺上叶后段支气管

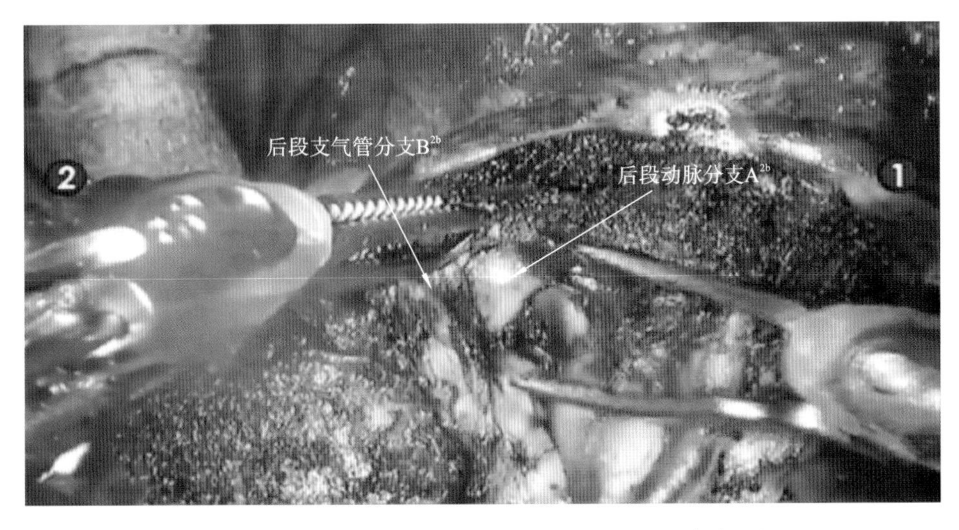

图 2-2-25　暴露右肺上叶后段支气管分支及后段动脉分支

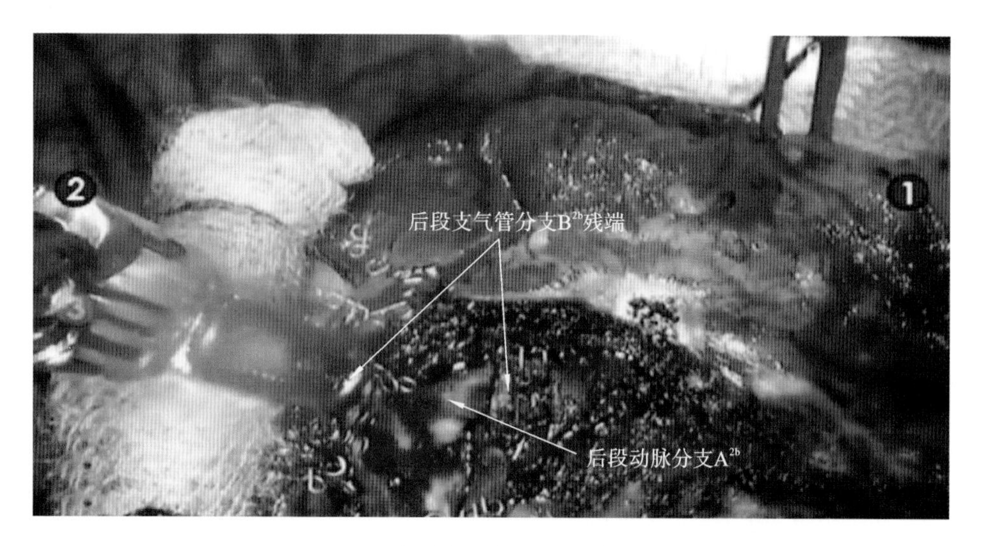

图 2-2-26 切断右肺上叶后段支气管分支 B^{2b} 后

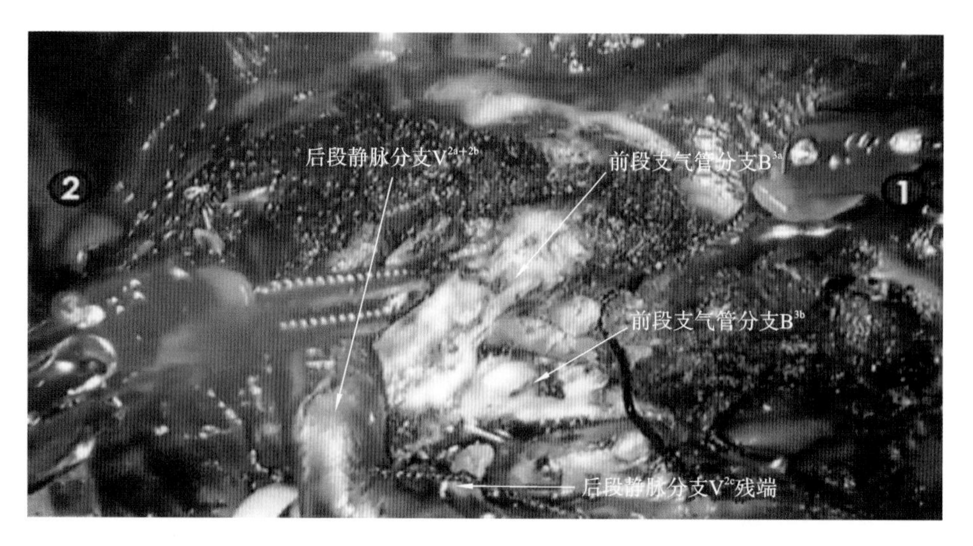

图 2-2-27 暴露右肺上叶前段支气管分支 B^{3a}

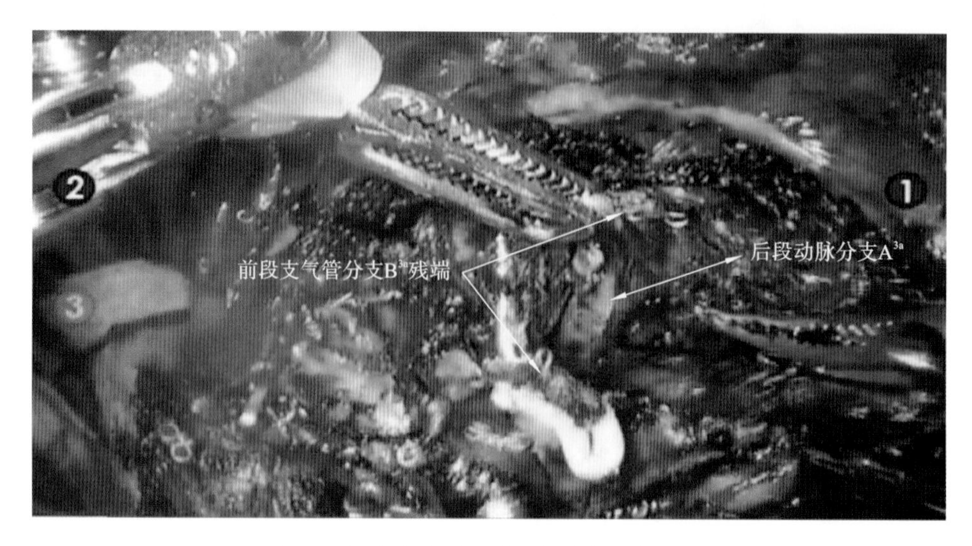

图 2-2-28 切断右肺上叶前段支气管分支 B^{3a}

(11)确定切除边缘:鼓肺至右肺完全复张,待复张及萎陷肺组织边界产生后,电凝标记边界并用切割闭合器切断(图 2-2-29)。

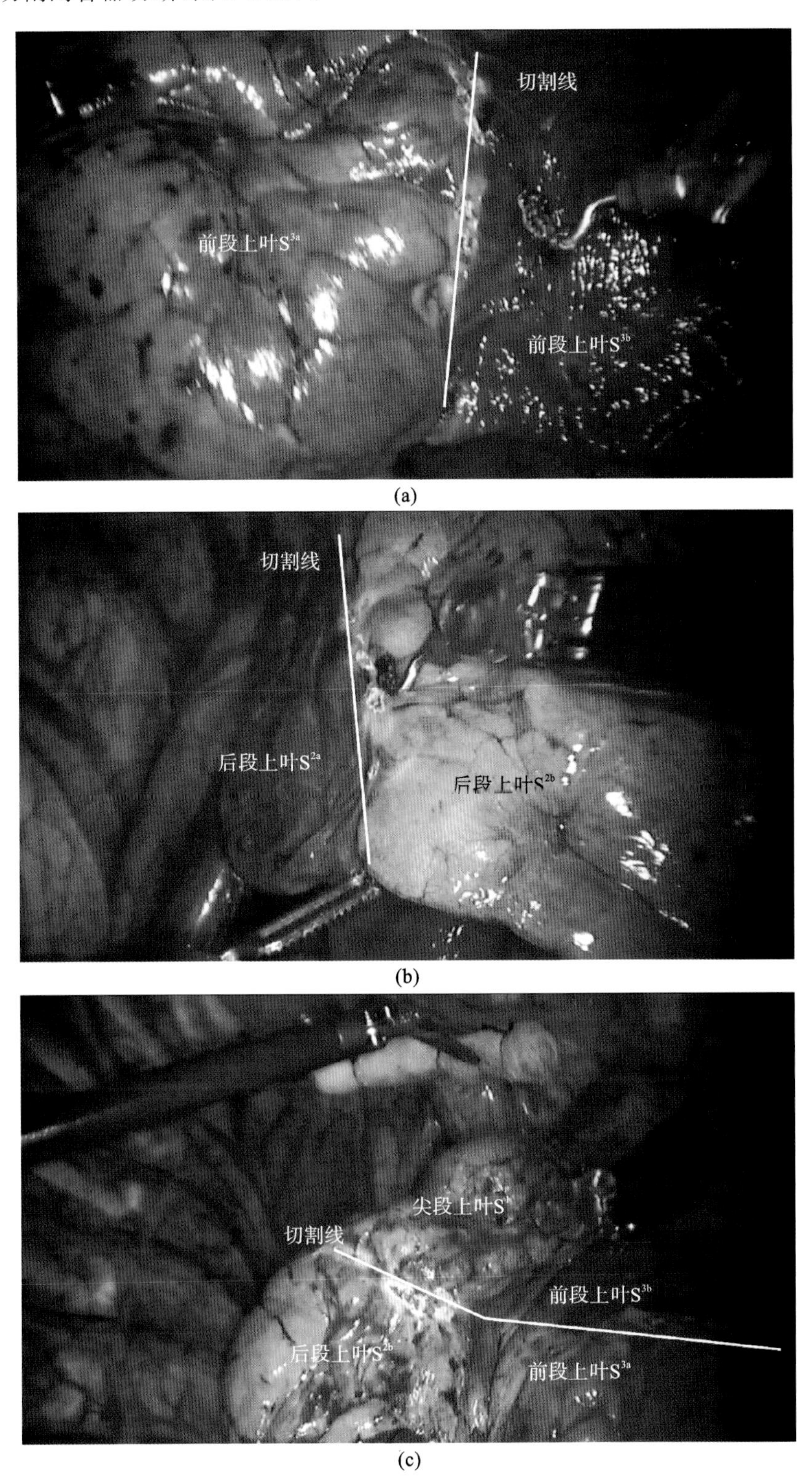

(a)

(b)

(c)

图 2-2-29　确定切除边缘

(12)观察创面:切除肺组织后,观察创面,各血管残端及支气管残端清晰,段间静脉保存完好,段间平面舒展,则手术达到满意效果(图 2-2-30)。

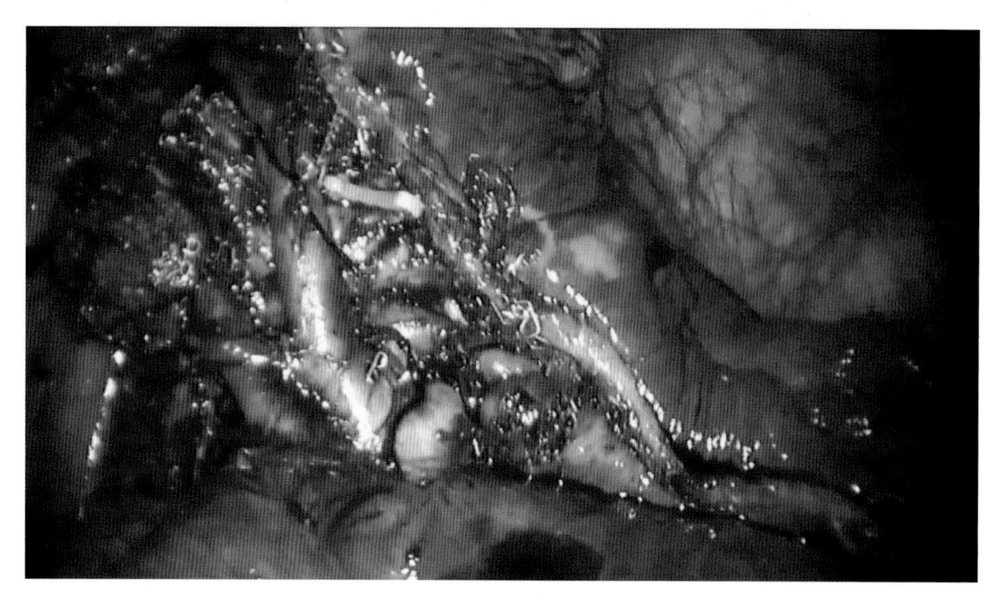

图 2-2-30　观察创面

(13)注水鼓肺未见漏气,关胸,放置引流管(图 2-2-31)。

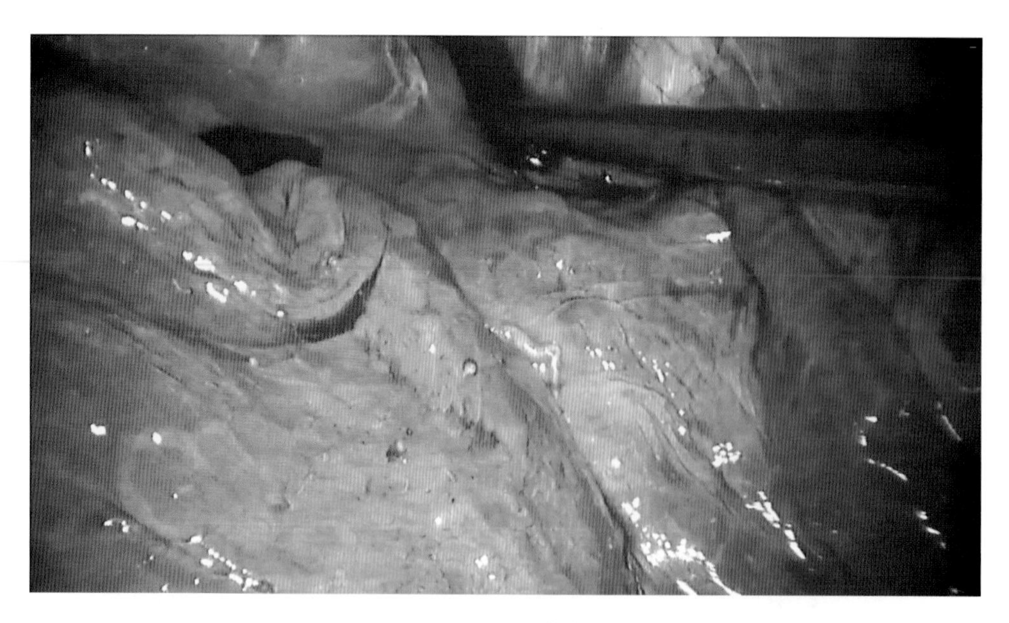

图 2-2-31　关胸

(韩丁培)

（五）机器人辅助右肺上叶 S^{2+1a} 手术

1. 打开叶间裂　游离叶间裂，打开后斜裂及后纵隔胸膜，清扫叶间第 11 组淋巴结，用切割闭合器离断后斜裂，暴露右上肺后段动脉升支（Asc. A^2）、右上肺中心静脉及右上肺支气管（图 2-2-32）。

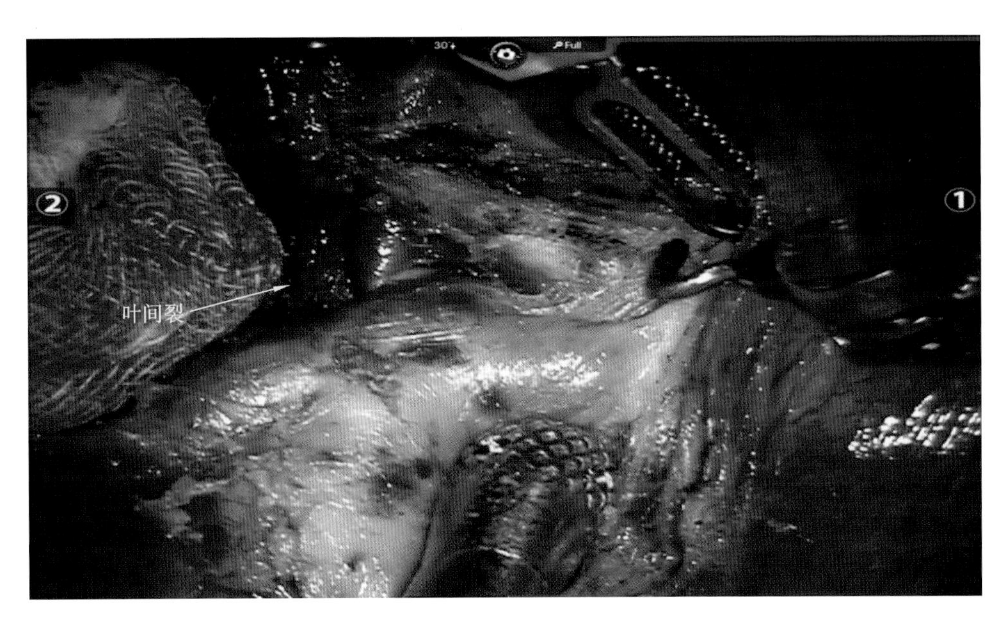

图 2-2-32　打开叶间裂

2. 处理右上肺后段静脉分支 V^{2t}、Asc. A^2　充分游离右上肺中心静脉，识别、游离、结扎 V^{2t} 并以 Hem-o-lok 夹夹闭后离断，清扫后方肺门淋巴结，进一步显露右上肺 Asc. A^2，识别、游离 Asc. A^2，结扎并以 Hem-o-lok 夹夹闭后离断（图 2-2-33）。

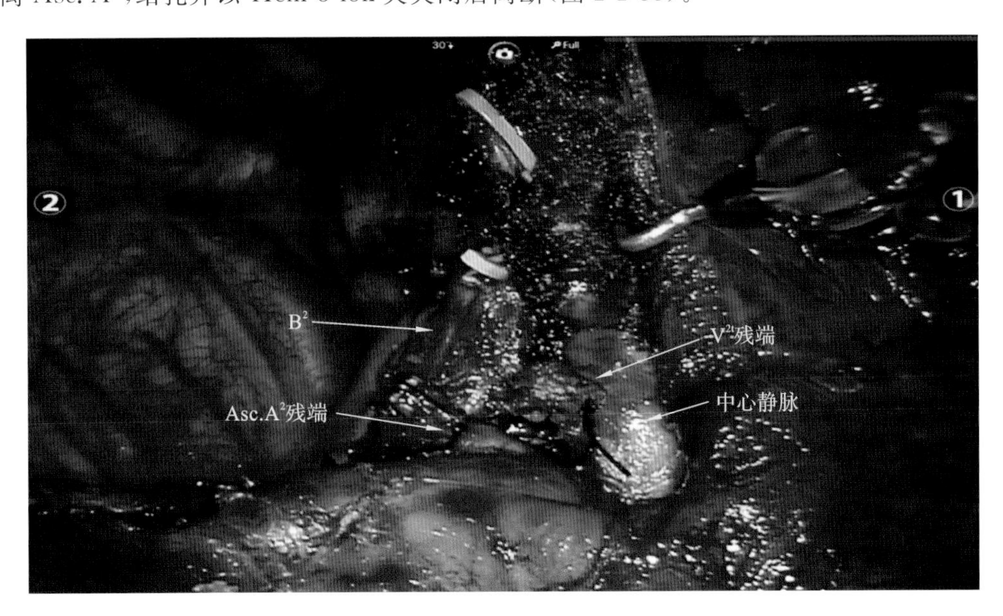

图 2-2-33　处理右上肺 V^{2t}、Asc. A^2

3. 处理右上肺后段支气管(B^2)、后段静脉分支 V^{2a+2b}、Rec. A^2 上提段门，充分游离右上肺 B^2，予以切割闭合器闭合离断；游离上提 B^2 远端，充分暴露 B^2 右侧的右上肺 V^{2a+2b}，游离、结扎并予以 Hem-o-lok 夹夹闭后离断；适当游离上提段门，暴露 B^2 后方的右上肺 Rec. A^2，游离、结扎并用 Hem-o-lok 夹夹闭后离断(图 2-2-34)。

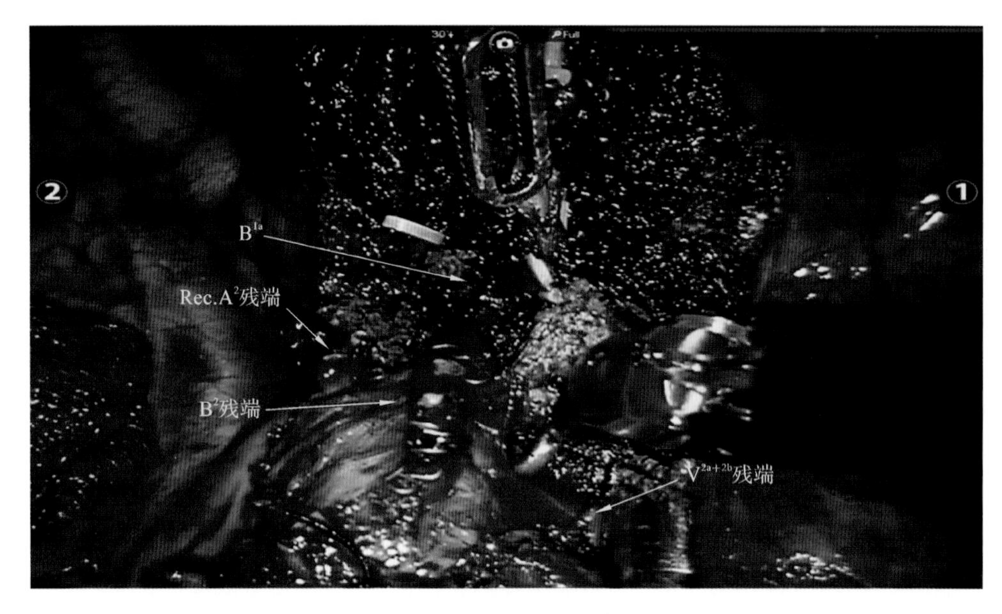

图 2-2-34 处理右上肺 B^2、V^{2a+2b}、Rec. A^2

4. 处理右上肺后段支气管分支 B^{1a}、尖段动脉分支 A^{1a} 游离上提 S^2 段门，充分游离、暴露位于 Rec. A^2 右上方的右上肺 B^{1a}，予以切割闭合器闭合离断，游离上提右上肺 B^{1a} 远端，充分暴露 B^{1a} 后方伴行的 A^{1a}，游离、结扎并予以 Hem-o-lok 夹夹闭后离断(图 2-2-35)。

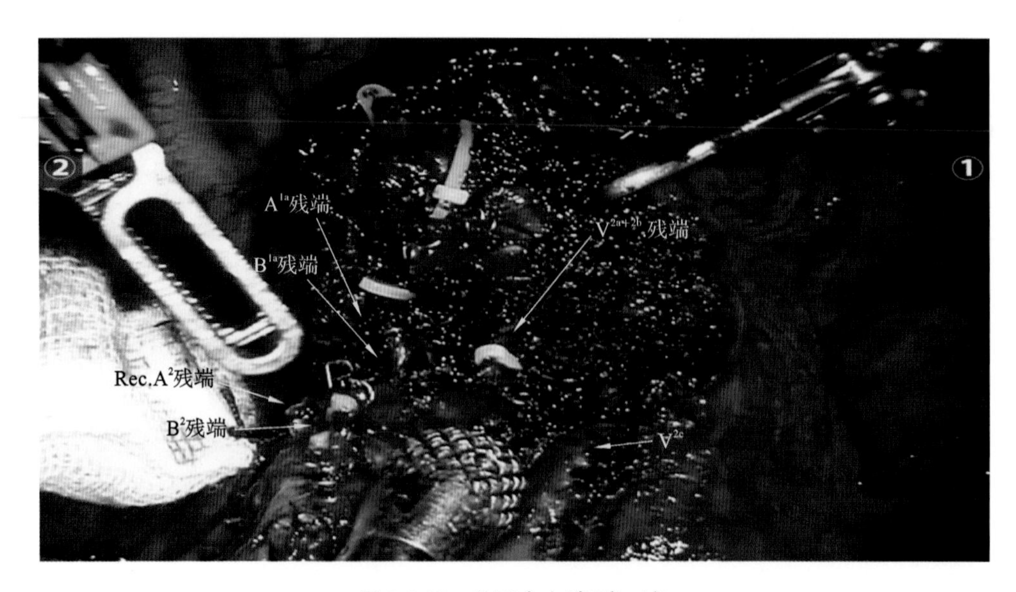

图 2-2-35 处理右上肺 B^{1a}、A^{1a}

5. 切除右上肺 S^{2+1a} 联合亚段　使用纯氧膨胀-萎陷法，确定右上肺 S^{2+1a} 联合亚段段间平面，用电凝钩做好标记（图 2-2-36）。上提联合亚段段门，用电凝钩沿着靶段支气管、血管远端充分松解、舒展段门，使用切割闭合器沿着松解后的段门及标记线，前后开段门，完整切除右上肺 S^{2+1a} 联合亚段（图 2-2-37），用温水冲洗胸腔并鼓肺试漏，创面覆盖生物补片及生物蛋白胶，留置胸腔引流管，逐层关胸。

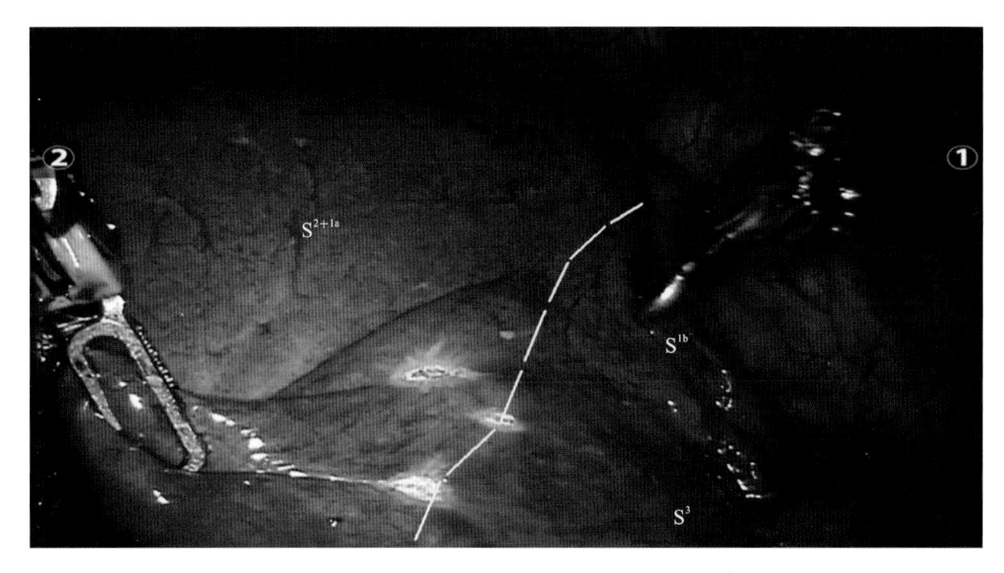

图 2-2-36　确定右上肺 S^{2+1a} 联合亚段段间平面

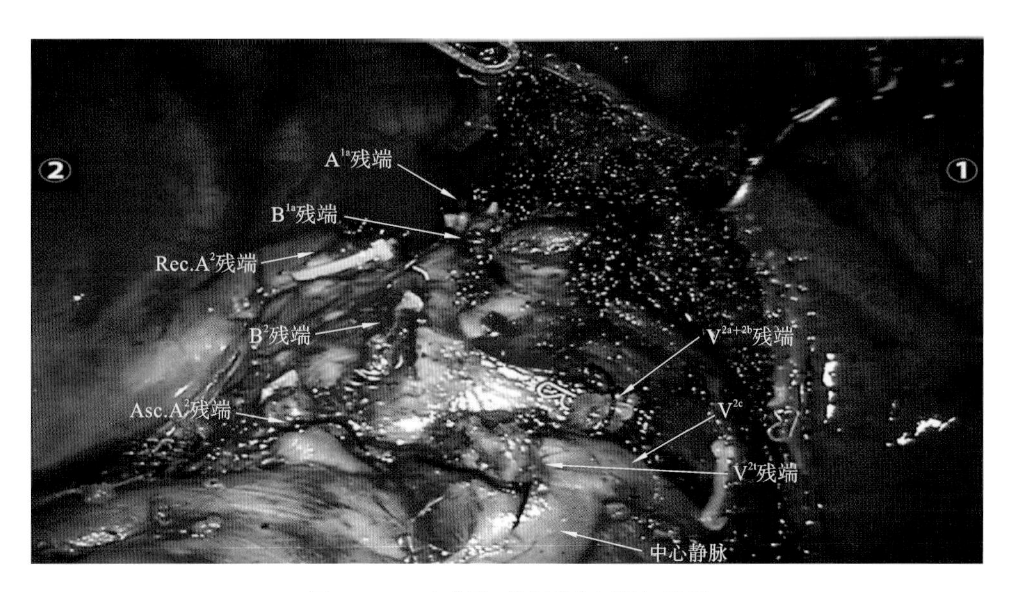

图 2-2-37　右上肺 S^{2+1a} 联合亚段切除后

（康明强）

（六）机器人辅助右肺下叶 S^6 切除术

1. 游离处理背段静脉（V^6）

（1）用 2 号臂双极抓钳向上分离右肺下叶静脉表面结缔组织，用 1 号臂电凝钩打开右肺下叶静脉周围血管鞘膜，清扫静脉分支之间的小淋巴结，逐步暴露其属支，随后充分游离暴露出背段静脉分支 V^{6a} 和 V^{6b+6c}（图 2-2-38），用 1 号臂电凝钩进行松解分离。

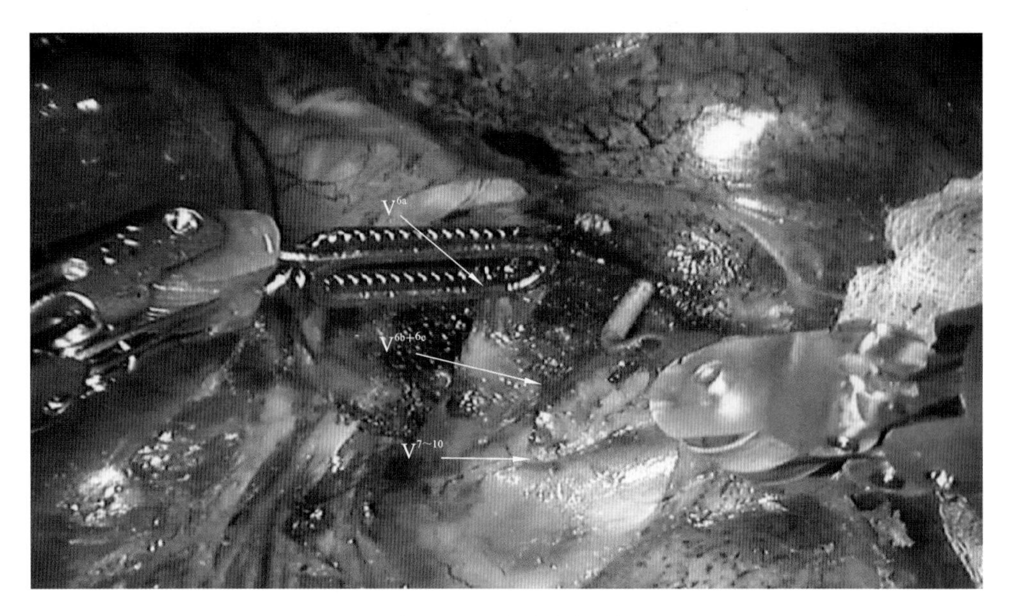

图 2-2-38　分离右肺 V^6

（2）分离出右肺背段静脉分支后，用丝线结扎 V^{6a}，保留 V^{6b+6c} 的属支（图 2-2-39）。

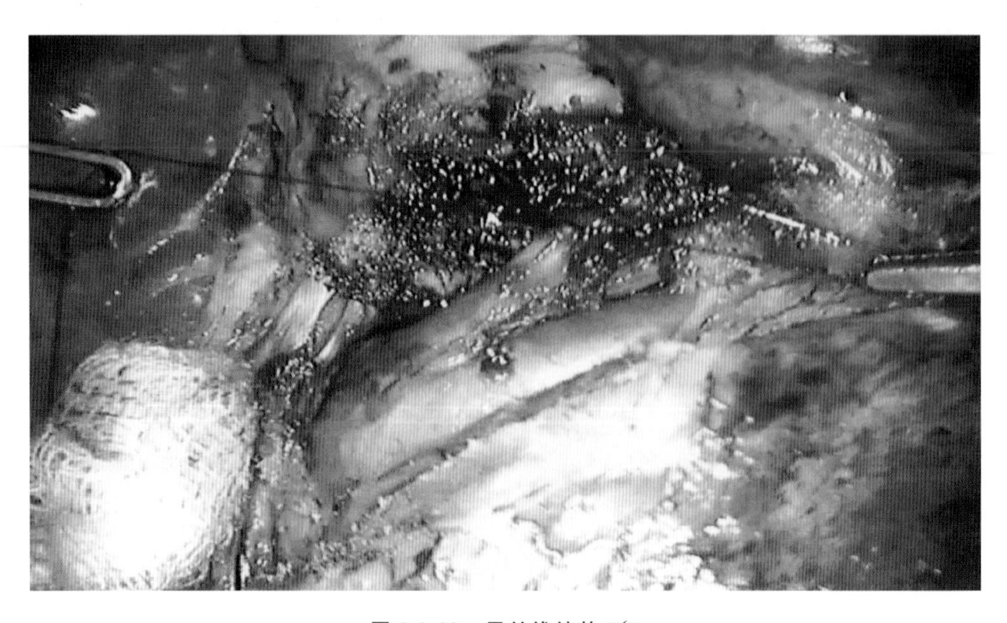

图 2-2-39　用丝线结扎 V^{6a}

(3)结扎 V^{6a} 后,用 2 号臂双极抓钳提起结扎丝线,使 V^{6a} 下空间更充裕,此时助手使用超声刀通过静脉下方,切断 V^{6a},同时保留 V^{6b+6c}(图 2-2-40)。

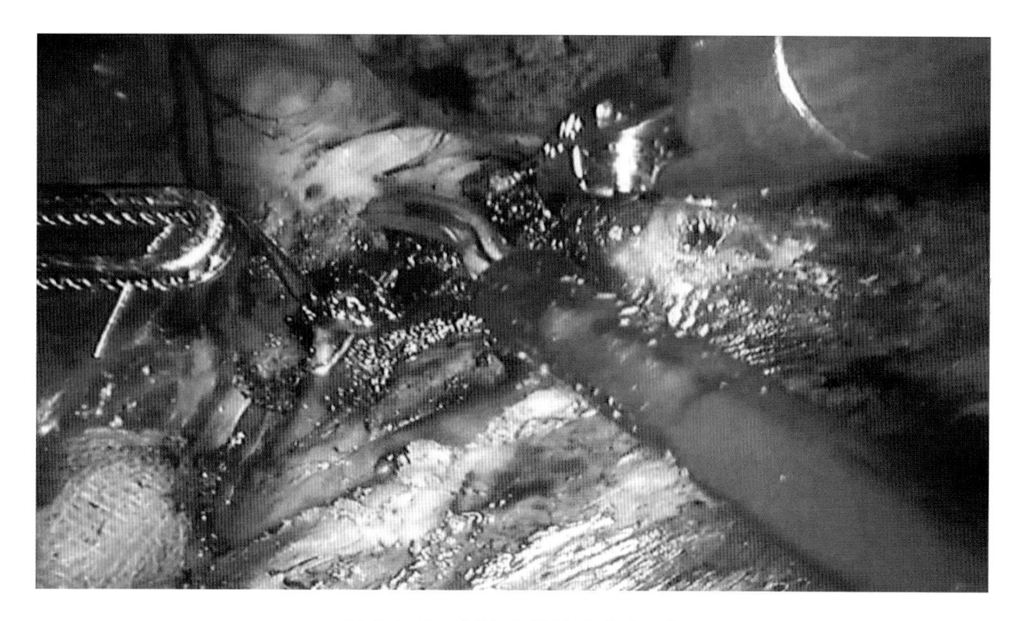

图 2-2-40　切断背段静脉分支 V^{6a}

2. 游离处理背段动脉(A^6)

(1)用 2 号臂双极抓钳与 1 号臂电凝钩同时配合在右肺的三叶交界处,逐层打开斜裂处胸膜,用电凝钩松解分离,打开血管鞘膜,直至充分暴露右肺叶间动脉干(图 2-2-41)。

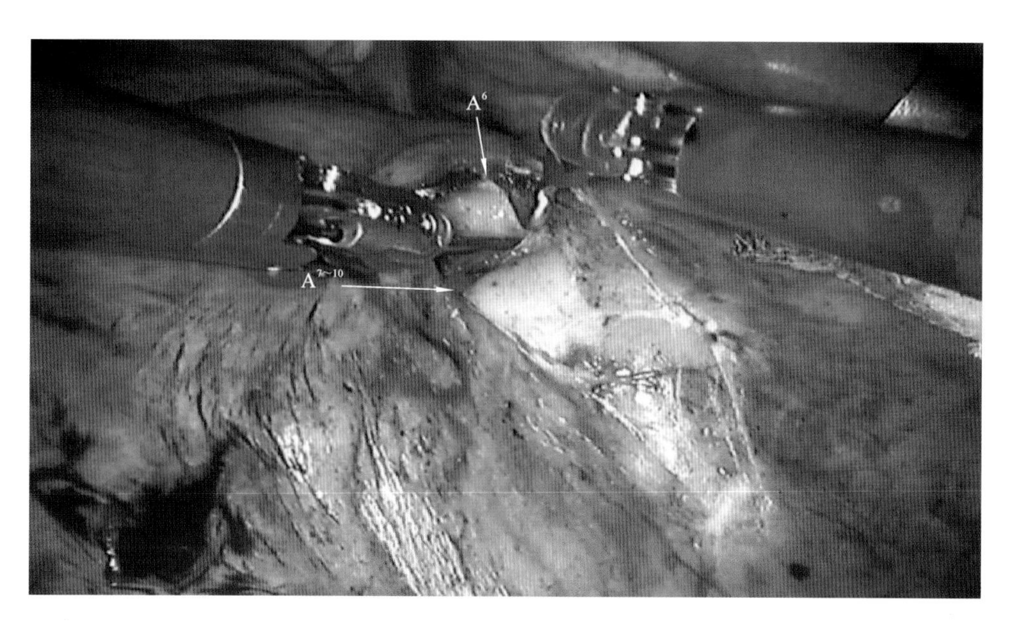

图 2-2-41　打开右肺下叶动脉鞘膜

（2）打开血管鞘膜后，逐层分离。在分离过程中，清扫动脉分支之间的淋巴结，充分暴露目标动脉。分离时，用电凝钩轻柔推移基底干动脉，使血管暴露更加充分。充分游离 A^6，确认无 A^2 发自 A^6 后，将血管套带从 A^6 下穿过，提起 A^6（图 2-2-42）。

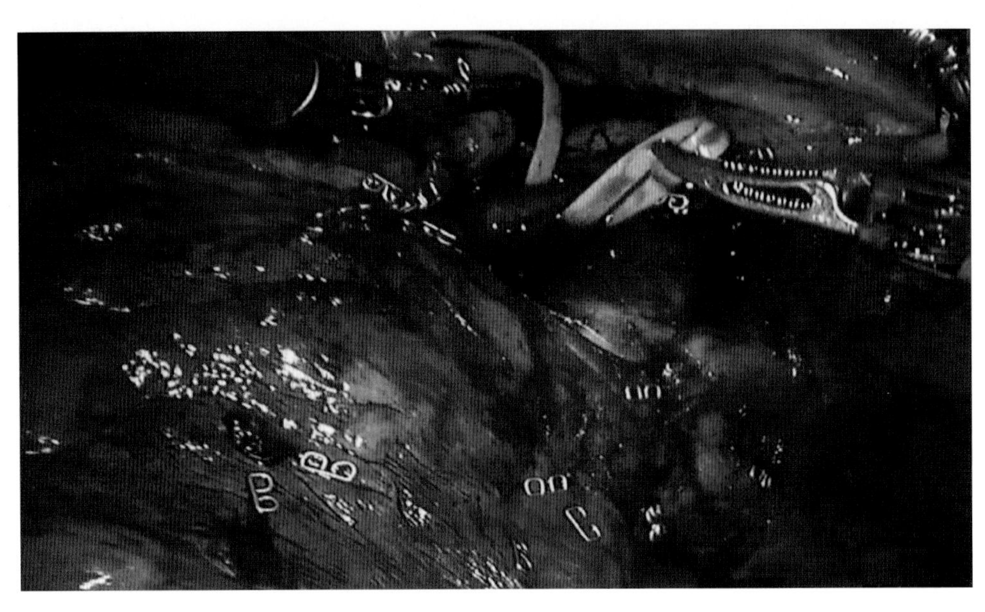

图 2-2-42 游离 A^6

（3）用 2 号臂双极抓钳轻柔提起 A^6 上的血管套带，用 1 号臂电凝钩在其下分离 A^6 周围淋巴结和肺组织，进一步沿 A^6 向肺内游离，使其下空间更充裕，此时助手使用超声刀从 A^6 下方，离断 A^6（图 2-2-43）。

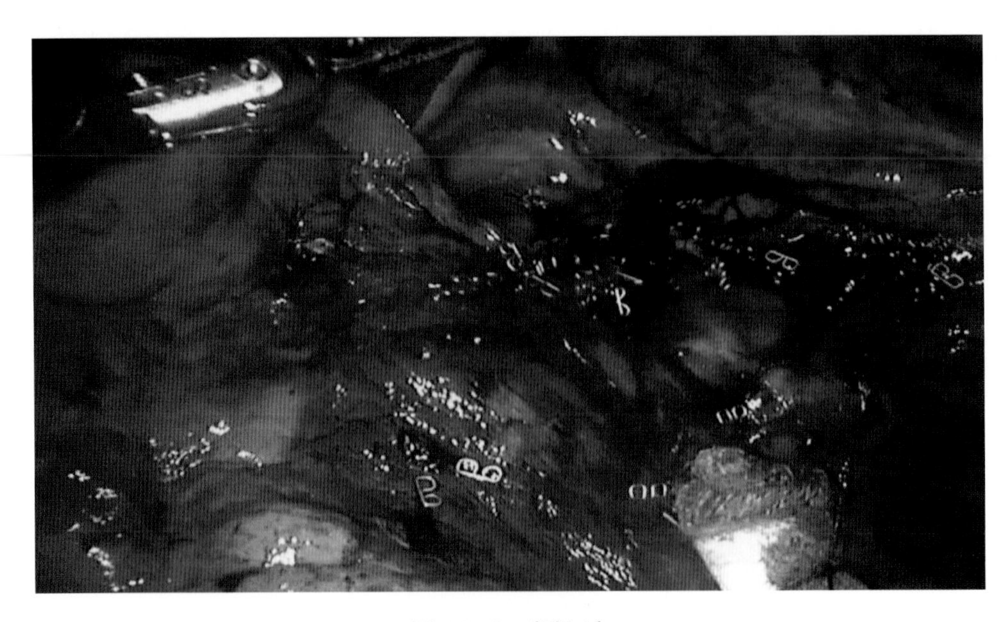

图 2-2-43 离断 A^6

(4)显露第 11 组淋巴结后,用双极抓钳轻轻提起淋巴结旁胸膜组织,用电凝钩清扫淋巴结(图 2-2-44)。

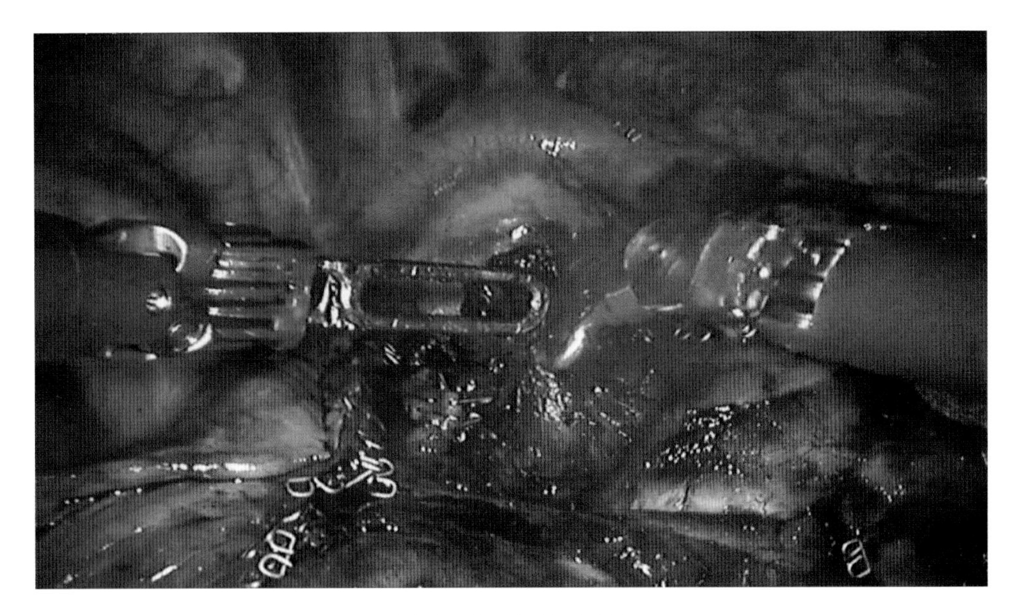

图 2-2-44　清扫淋巴结

3. 处理背段支气管

(1)用 2 号臂双极抓钳提起 A^6 残端,用 1 号臂电凝钩向肺内游离,向深部打开肺组织后即可见支气管,即背段支气管(B^6)。用 2 号臂双极抓钳轻柔提起 B^6,用 1 号臂电凝钩于其下方分离肺组织,充分游离 B^6(图 2-2-45)。

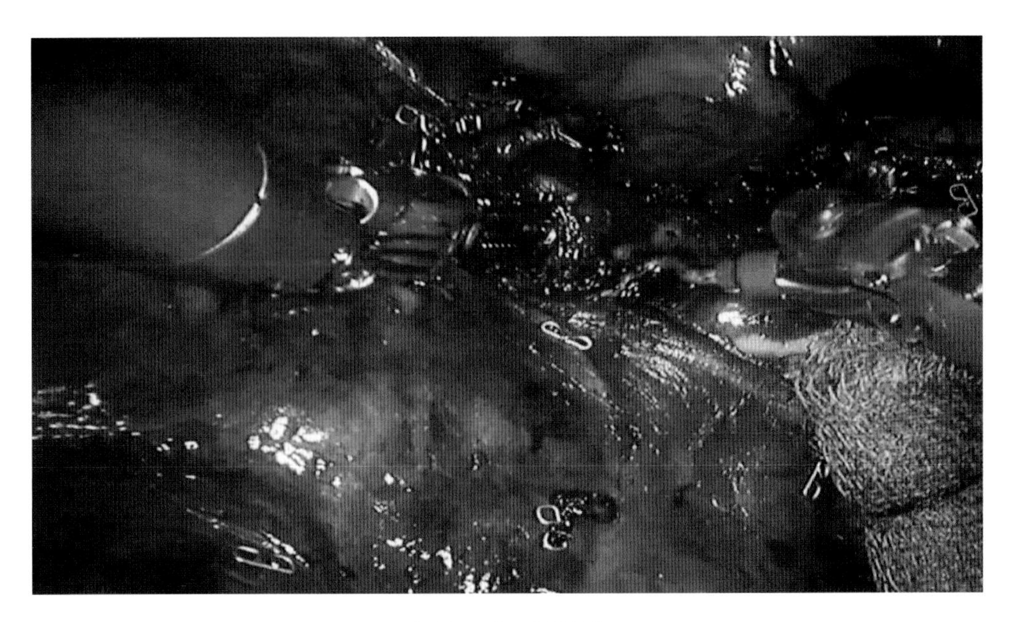

图 2-2-45　游离 B^6

(2)用1号臂电凝钩提起 B^6,使其下空间更充裕。使用切割闭合器顺畅通过支气管下方,之后离断 B^6(图2-2-46)。提起支气管残端,充分向远端游离。

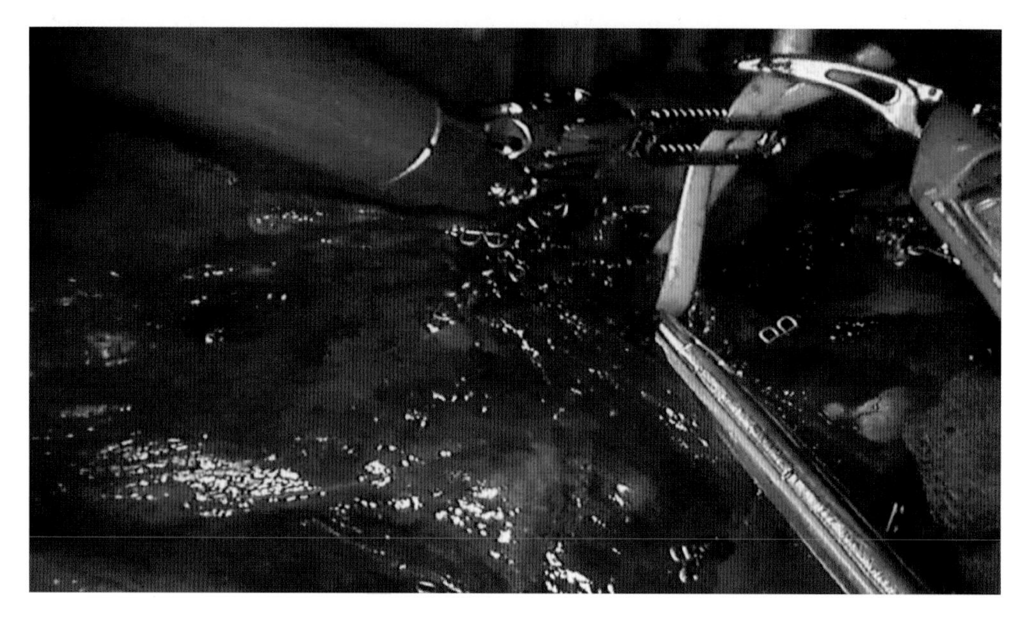

图2-2-46 离断 B^6

(3)采用肺膨胀-萎陷法,首先嘱麻醉医生行双肺纯氧通气,并以高频低潮气量做正压通气使全肺膨胀,然后重新单肺通气,等待10~15 min,可见术侧肺大部分萎陷,只有一部分肺仍处于膨胀状态,不能萎陷,此处即为背段范围(图2-2-47)。

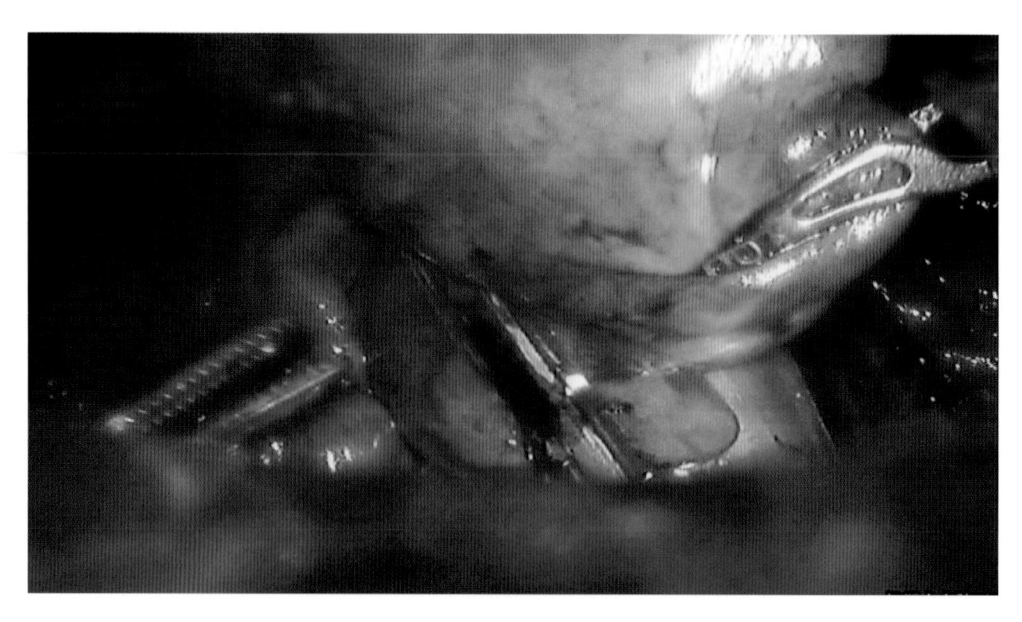

图2-2-47 膨胀-萎陷法显露背段范围

(4)鼓肺后,使用1号臂电凝钩在该肺膨胀-萎陷边界烧灼标记,电凝钩在后基底段与背段之间烧灼打开肺组织,夹持不能萎陷的肺段,之后使用一次性切割闭合器沿标记范围切除右肺下叶背段肺组织(图2-2-48)。切除肺组织后,观察创面,若各血管残端及支气管残端清晰,段间静脉保存完好,段间平面舒展,则手术达到满意效果。

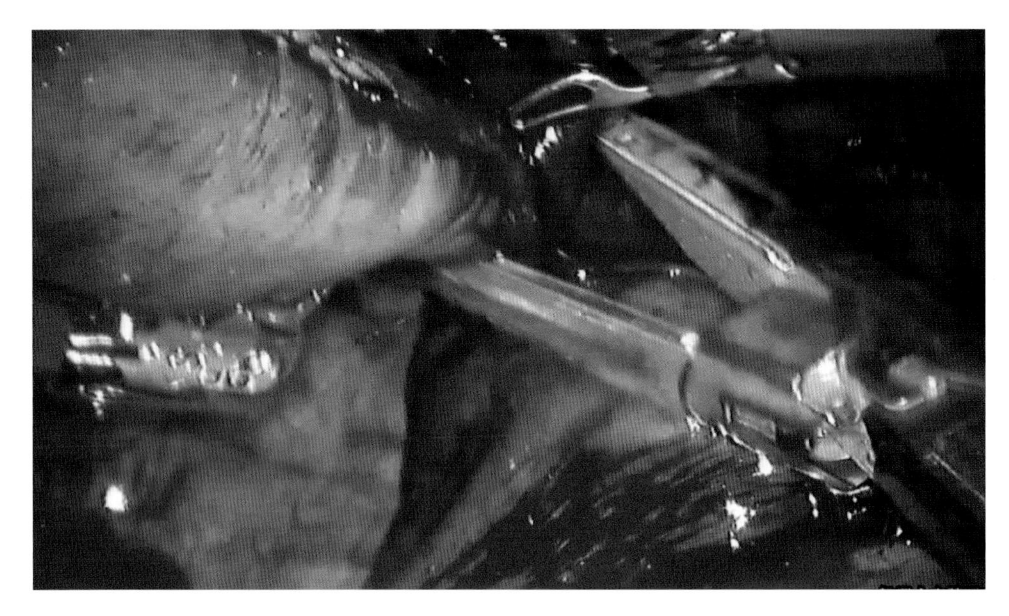

图 2-2-48　切除右肺下叶背段肺组织

(陈　凯　李鹤成)

(七)机器人辅助右肺下叶 S^8 切除术

充分游离前斜裂,解剖暴露肺动脉干(图2-2-49),向远端解剖暴露背段动脉(A^6)、前

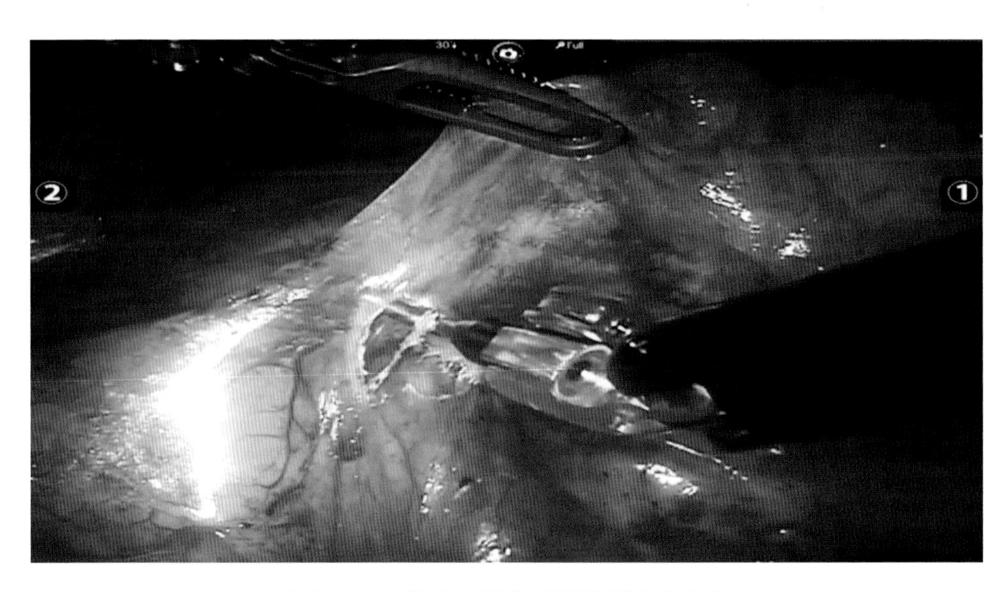

图 2-2-49　游离前斜裂,解剖暴露肺动脉干

基底段动脉（A^8）、外基底段动脉（A^9）、后基底段动脉（A^{10}），以切割闭合器离断 A^8（图 2-2-50），于动脉后方显露出前基底段支气管（B^8），以切割闭合器离断（图 2-2-51）。纯氧鼓肺，待肺完全膨胀后恢复单肺通气 10 min，见前基底段（S^8）与周围组织界限清楚，以超声刀联合切割闭合器处理 S^8 与周围组织界限，提吊 B^8 远侧残端，于气管后方解剖显露出前基底段静脉分支 V^{8a}，用丝线结扎、超声刀离断（图 2-2-52）。完整切除 S^8 组织（图 2-2-53）。取 B^8 残端及 S^8 组织送术中冰冻检查。创面覆盖止血材料并喷洒生物蛋白胶。

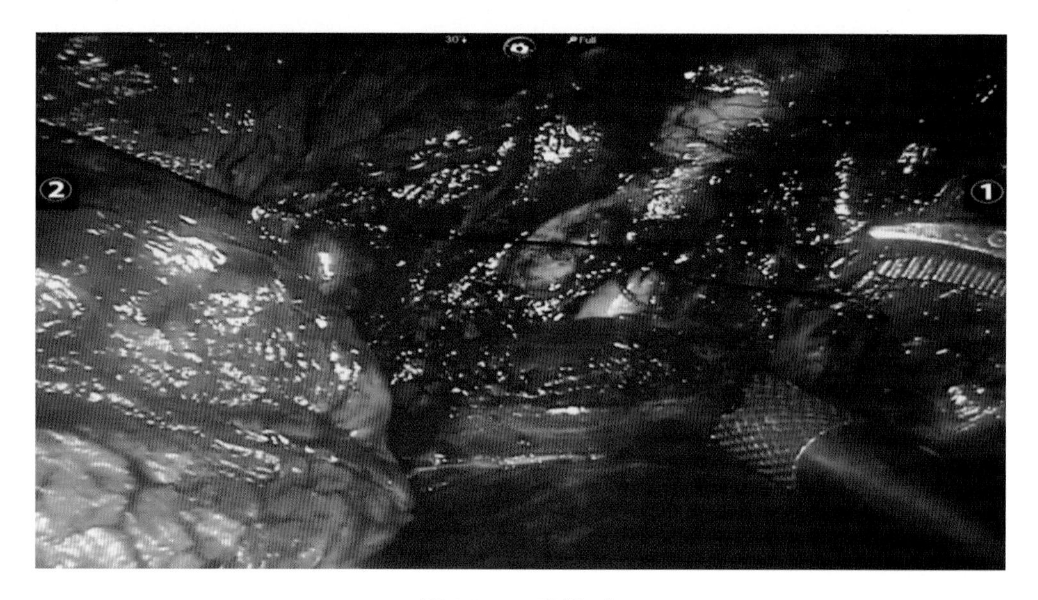

图 2-2-50 离断 A^8

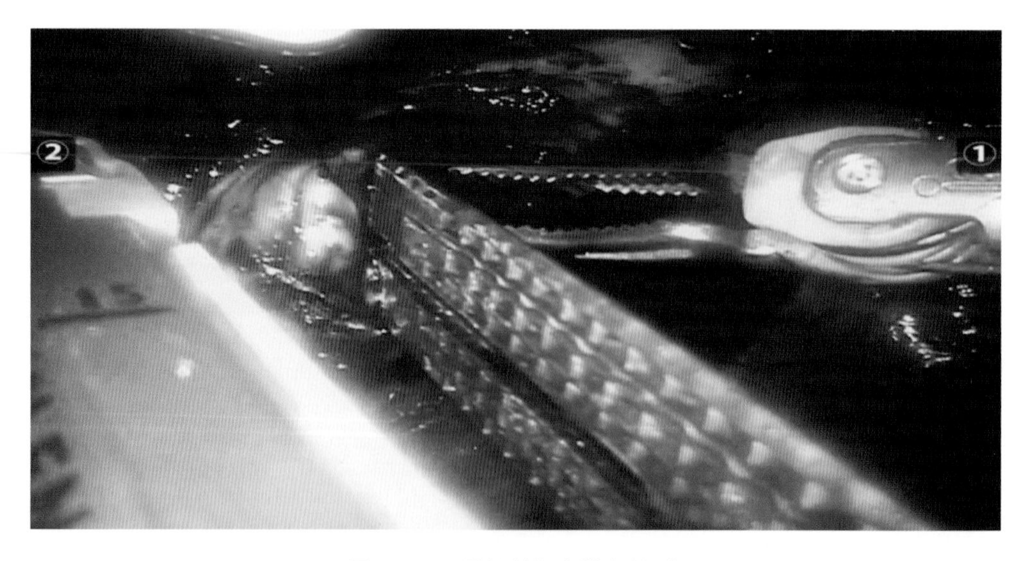

图 2-2-51 用切割闭合器离断 B^8

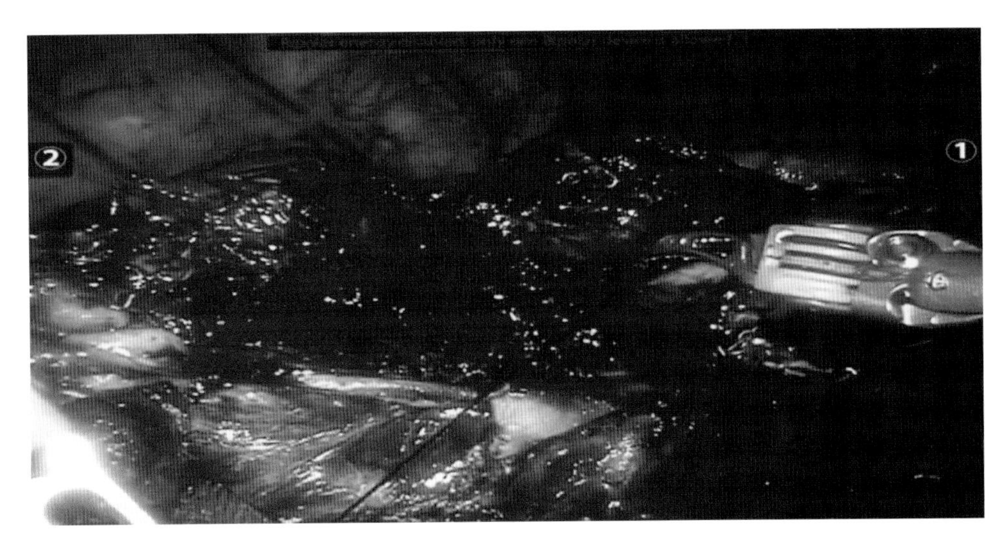

图 2-2-52　离断 V^{8a}

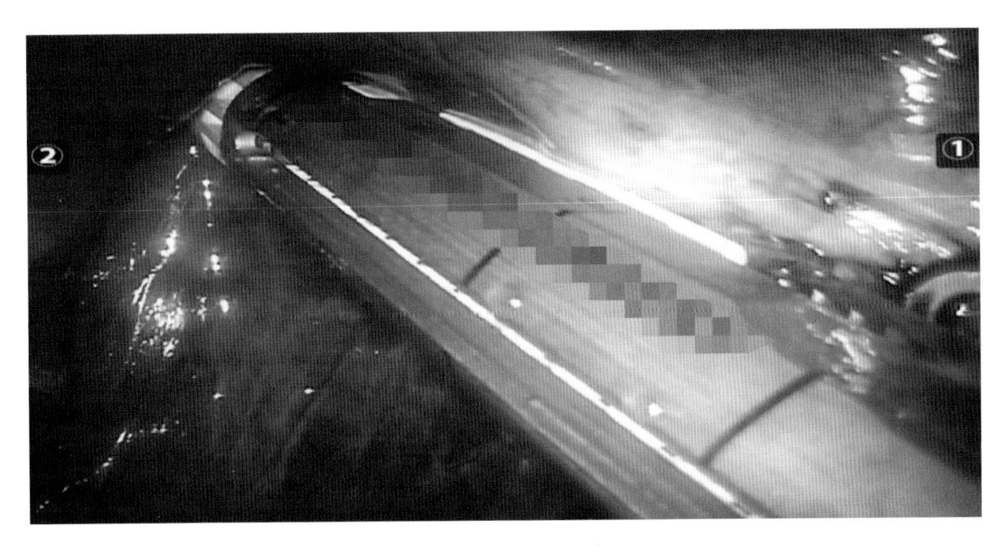

图 2-2-53　用切割闭合器完整切除 S^8 组织

（陈　椿）

（八）机器人辅助右肺下叶 S^9 切除术

松解下肺韧带至下肺静脉水平，充分游离前斜裂，解剖暴露肺动脉干，向远端解剖暴露背段动脉（A^6）、前基底段动脉（A^8）、外基底段动脉（A^9）、后基底段动脉（A^{10}）（图 2-2-54），以切割闭合器离断 A^9，于 A^9 远侧残端深面显露外基底段支气管（B^9），并以切割闭合器离断（图 2-2-55）。提吊 B^9 远侧残端，于深面解剖显露外基底段静脉分支 V^{9a}，用丝线结扎、超声刀离断（图 2-2-56）。

纯氧鼓肺，待肺完全膨胀后恢复单肺通气 15 min，见外基底段（S^9）与周围组织界限清楚，以超声刀联合切割闭合器处理 S^9 与周围组织界限，完整切除 S^9 组织。取 B^9 残端及 S^9 组织送术中冰冻检查。进一步行第 2 组、第 4 组、第 7 组、第 10 组等纵隔淋巴结采样。仔

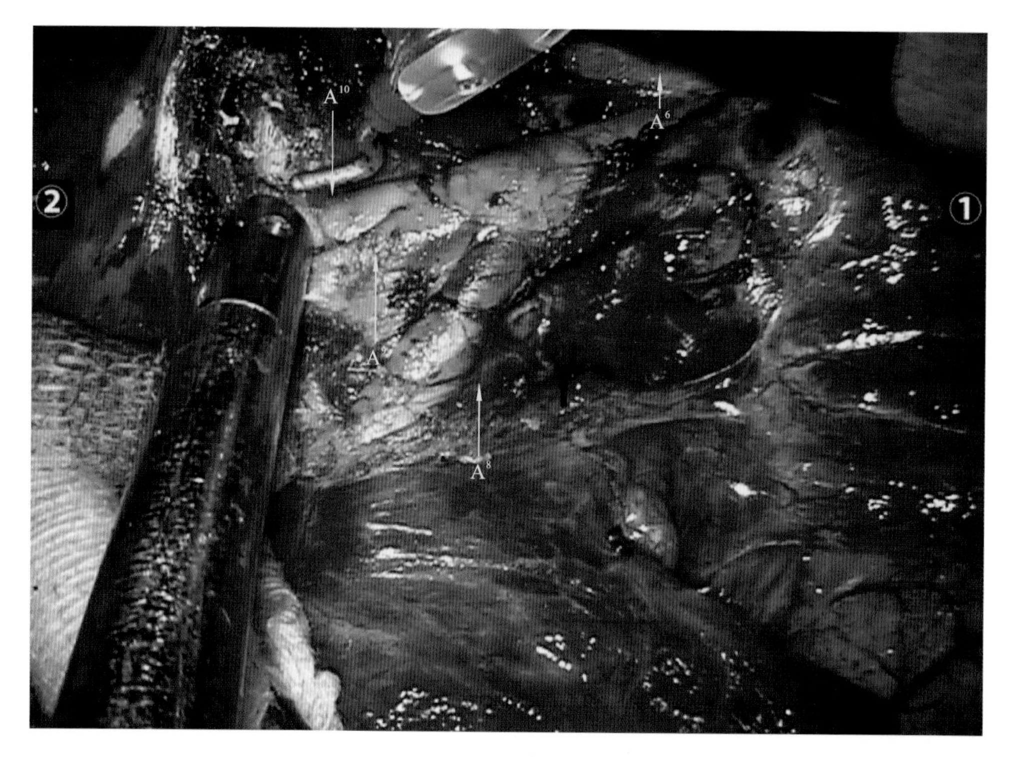

图 2-2-54　解剖暴露各动脉分支

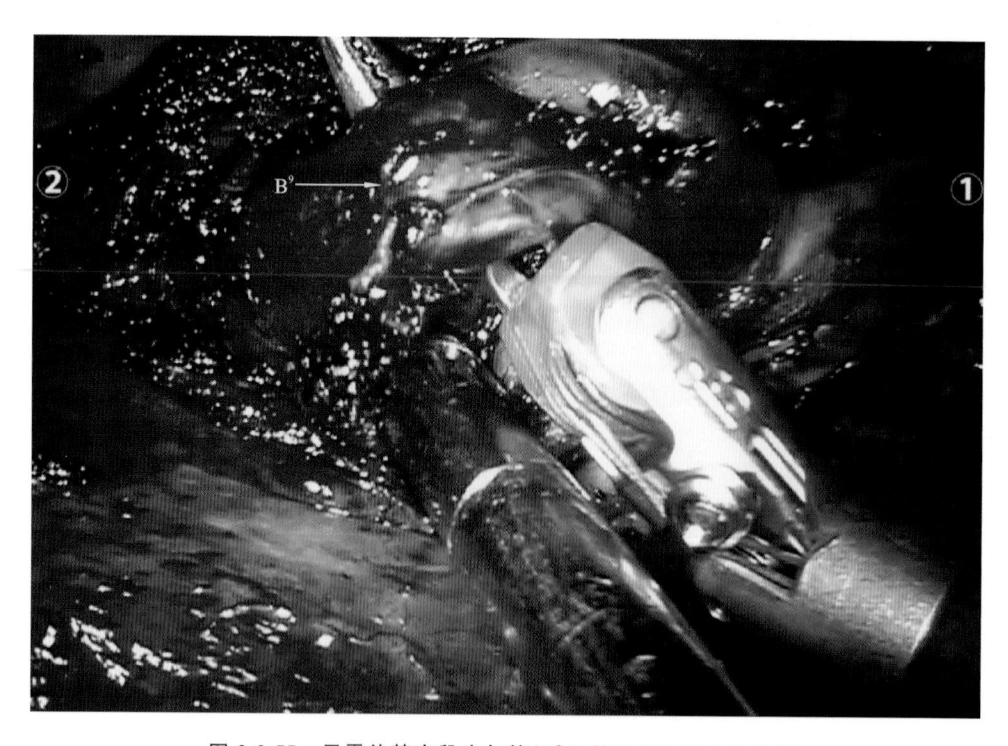

图 2-2-55　显露外基底段支气管(B^9)，并以切割闭合器离断

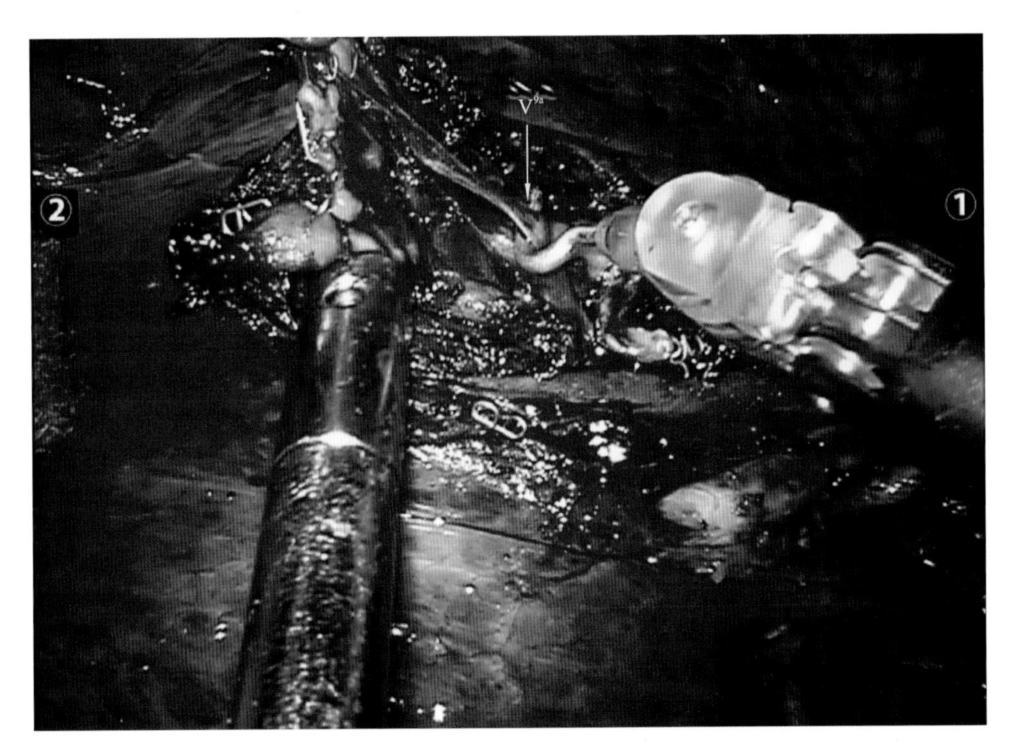

图 2-2-56　显露外基底段静脉分支 V^{9a} 并离断

细止血，冲洗，鼓肺检查支气管残端无漏气及无出血，放置止血材料于手术创面处，于第 6 肋间切口放置胸腔引流管 1 根外接闭式引流瓶，于肩胛下线第 7 肋间放置艾贝尔引流管 1 根。

（陈　椿）

（九）机器人辅助左肺上叶 S^{1+2} 切除术

（1）充分显露并打开肺裂。对于发育不良的肺裂，可沿肺动脉鞘内贴紧肺动脉表面向后纵隔打通隧道，以切割闭合器切开。显露肺动脉，解剖肺动脉各分支，对照重建图像辨认，如有 A^{1c+2c}，可自肺裂处游离并切断。自肺裂处开始解剖可借助背段动脉（A^6）作为参照，有利于准确辨认肺动脉各分支，避免错断（图 2-2-57）。

（2）换至腹侧视角，将左上肺向背侧向下方牵拉，显露肺门前上方，自血管起始部打开前上纵隔胸膜，分开肺动、静脉干之间间隙，解剖上肺静脉各属支，仔细辨认，沿静脉属支向远端游离，解剖出跨越肺动脉上方走行的 V^{1c+2c}，并将其离断（图 2-2-58）。继续沿肺静脉向远端游离，可解剖出 V^{1b+2b} 和 V^{1a+2a}（段间静脉），保留 V^{1a+2a}，离断 V^{1b+2b}。

（3）牵开肺静脉，显露其深面的肺动脉。仔细辨认肺动脉各分支，尤其对于纵隔型舌段动脉，更需准确辨认，避免错断。对照重建图像，解剖出 $A^{(1+2)a+(1+2)b}$，并将其离断（图 2-2-59）。

（4）支气管位于最深面位置，因肺动脉多与支气管为伴行关系，故可借助正确离断的肺动脉远侧残端准确辨认支气管。解剖出 B^{1+2}，为避免损伤背侧的前段静脉分支 A^{3a}，切换至背侧视角，离断 B^{1+2}（图 2-2-60）。

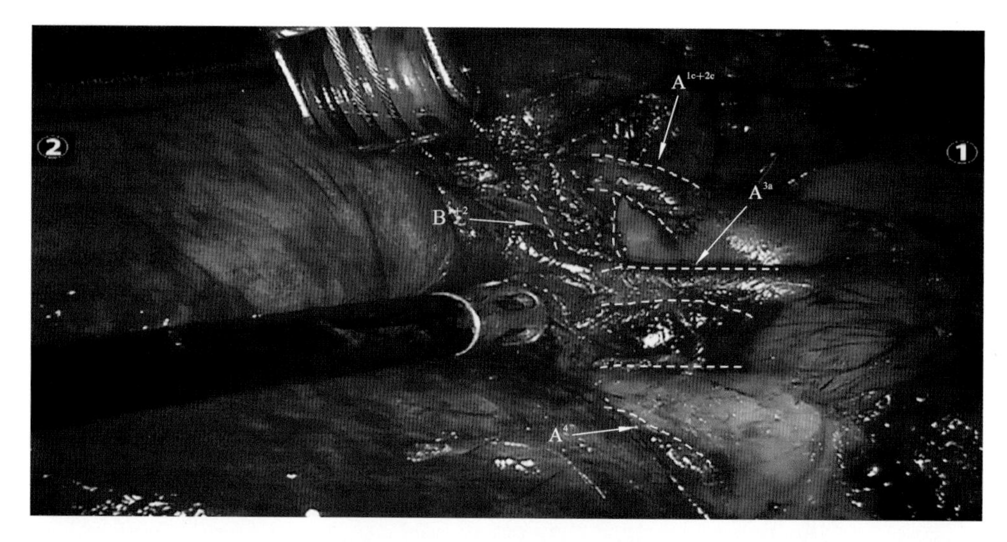

图 2-2-57　解剖肺动脉各分支

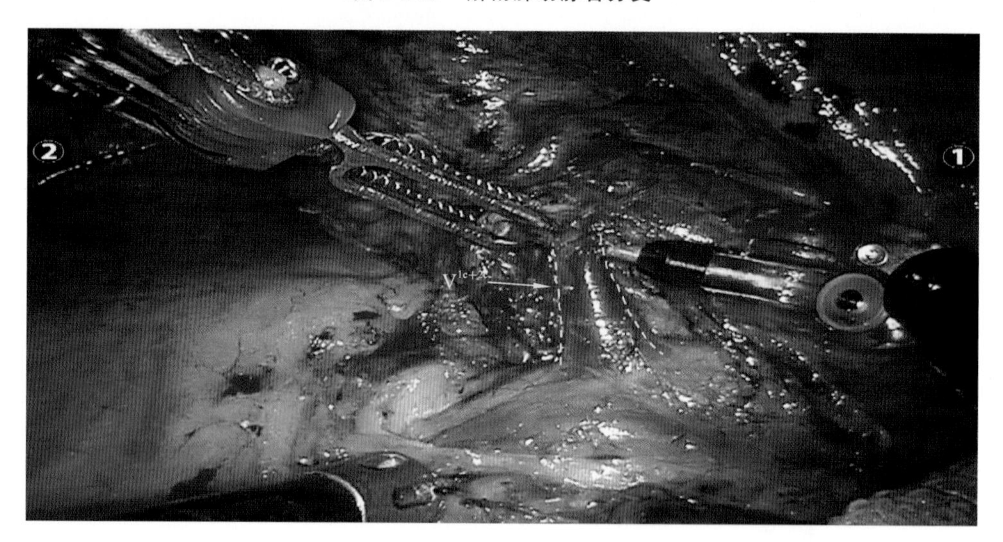

图 2-2-58　解剖出 V^{1c+2c}，并将其离断

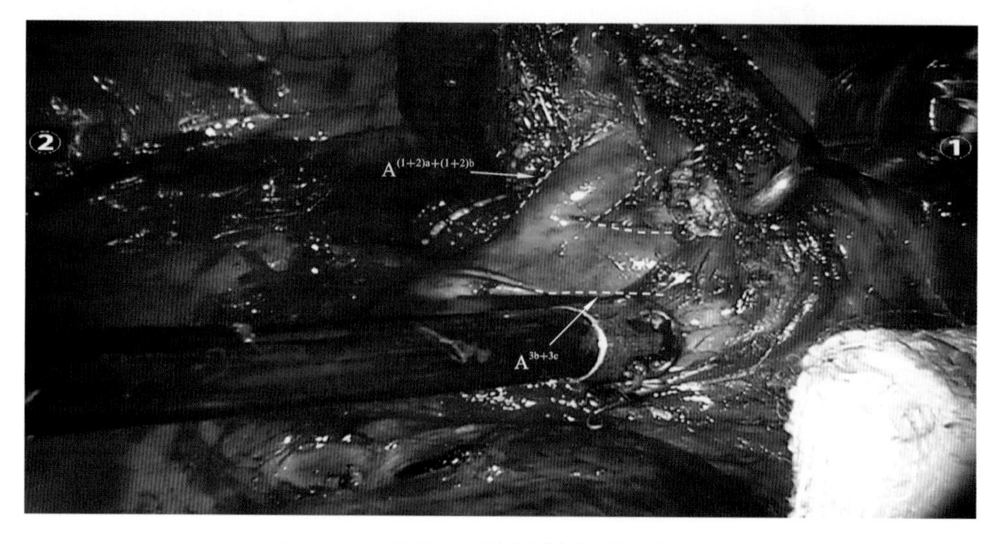

图 2-2-59　解剖出 $A^{(1+2)a+(1+2)b}$，并将其离断

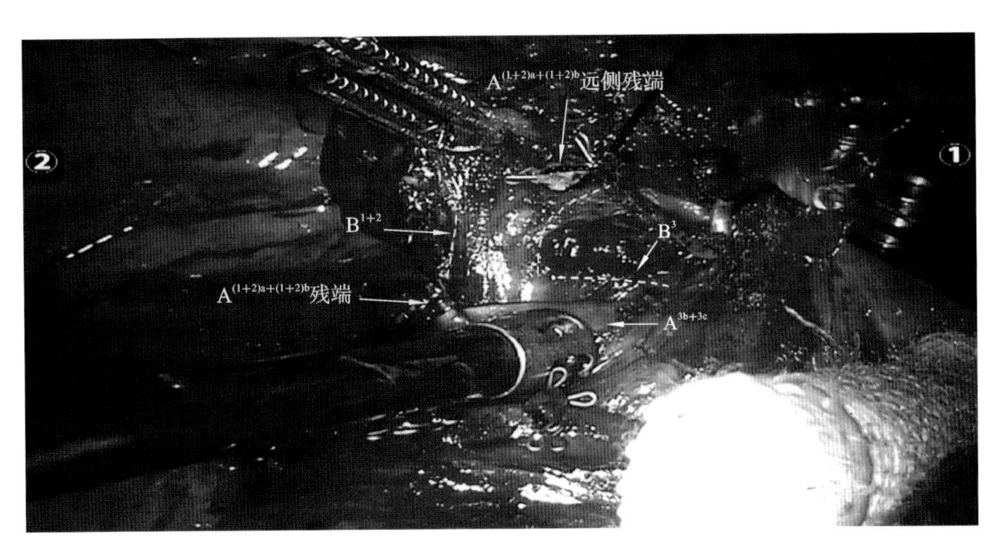

图 2-2-60 解剖出 B^{1+2}，并将其离断

(5)提起 B^{1+2} 远侧残端，用电凝钩将段门结构稍做松解(图 2-2-61)。采用纯氧膨胀-萎陷法显示段间平面(约 15 min)。

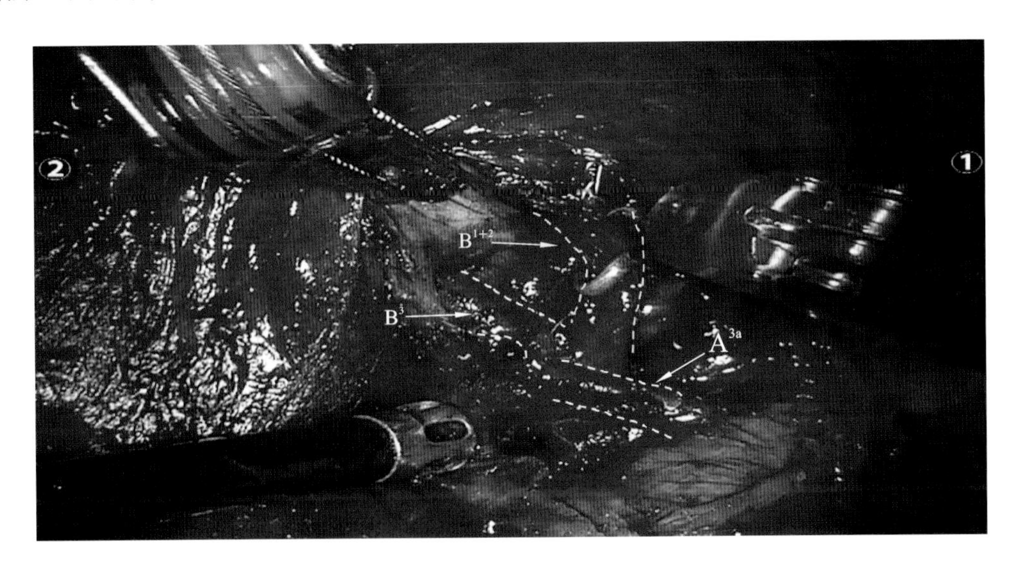

图 2-2-61 提起 B^{1+2} 远侧残端，用电凝钩将段门结构稍做松解

(6)段门处结构需使用电凝钩或直接以切割闭合器充分打开，以减少肺组织褶皱，保障剩余肺组织的充分复张。以切割闭合器沿显示的段间平面切开外周肺组织，切除病肺(图 2-2-62)。

(7)解剖肺门、肺动静脉和支气管过程中，摘除各结构间隙中第 10 组、第 11 组、第 12 组、第 13 组淋巴结送检。对第 5 组、第 7 组纵隔淋巴结采样送检。

(8)试水鼓肺，观察上叶剩余肺组织是否复张良好，观察 B^{1+2} 残端和段间平面创面有无漏气。

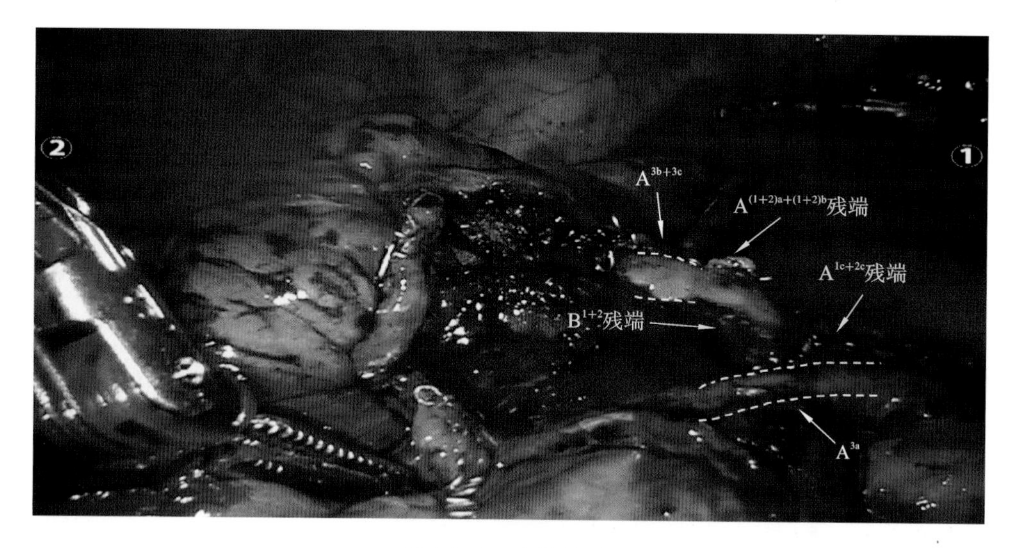

图 2-2-62　切除病肺

（喻本桐）

（十）机器人辅助左肺上叶 S^3 切除术

1. 游离处理左肺上叶前段静脉分支 V^{3c}　打开上肺静脉周围血管鞘膜，用 2 号臂双极抓钳提起上肺静脉鞘膜，1 号臂电凝钩打开血管鞘膜，沿上肺静脉向肺内解剖，充分显露固有段静脉各属支——尖后段静脉、前段静脉。进一步沿前段静脉向肺内解剖，用 2 号臂双极抓钳提起肺组织，1 号臂电凝钩打开血管旁肺组织，逐步暴露前段静脉属支，即可游离出前段静脉分支 V^{3c}（图 2-2-63），用丝线结扎、超声刀离断前段静脉分支 V^{3c}。

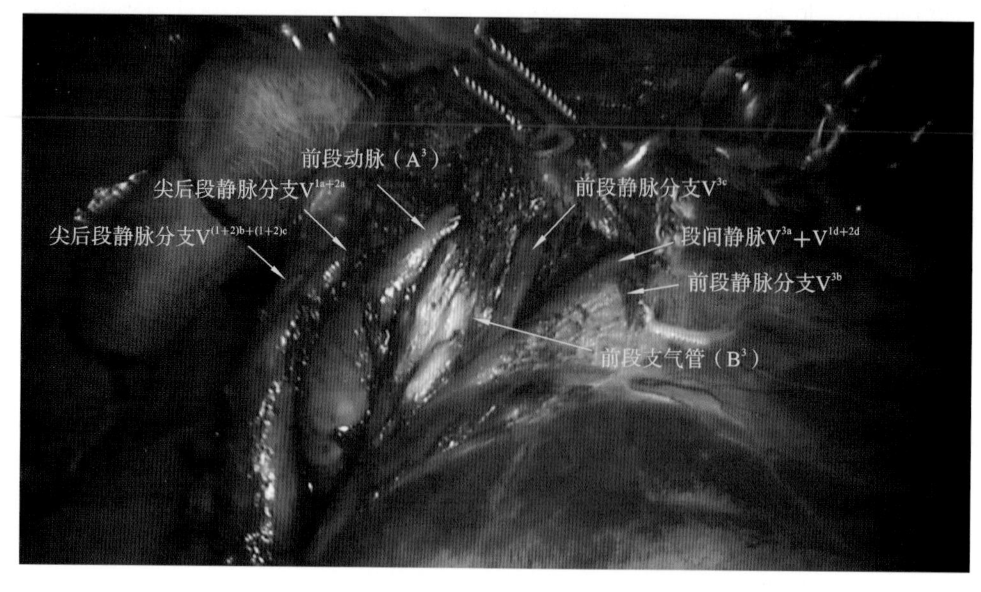

图 2-2-63　暴露左肺上叶固有段静脉各属支

2. 处理左肺上叶前段动脉分支 A^3 将前段静脉分支 V^{3c} 离断后，可暴露前段动脉分支 A^3 走向(图 2-2-64)。用 1 号臂电凝钩打开前段动脉血管鞘膜，3 号臂有孔抓钳夹持前段动脉鞘膜以利于暴露，2 号臂双极抓钳向上牵拉动脉旁肺组织，与 3 号臂对抗，1 号臂电凝钩向纵深游离前段动脉分支 A^3。在分离过程中，清扫动脉分支之间的淋巴结，充分暴露目标动脉。可用 1 号臂电凝钩提起前段动脉分支 A^3，使其下空间更充裕，此时助手使用一次性切割闭合器顺畅通过动脉下方，离断前段动脉分支 A^3。若空间狭小，切割闭合器则难以通过，也可以采用血管夹或者丝线结扎的方式处理前段动脉分支 A^3。

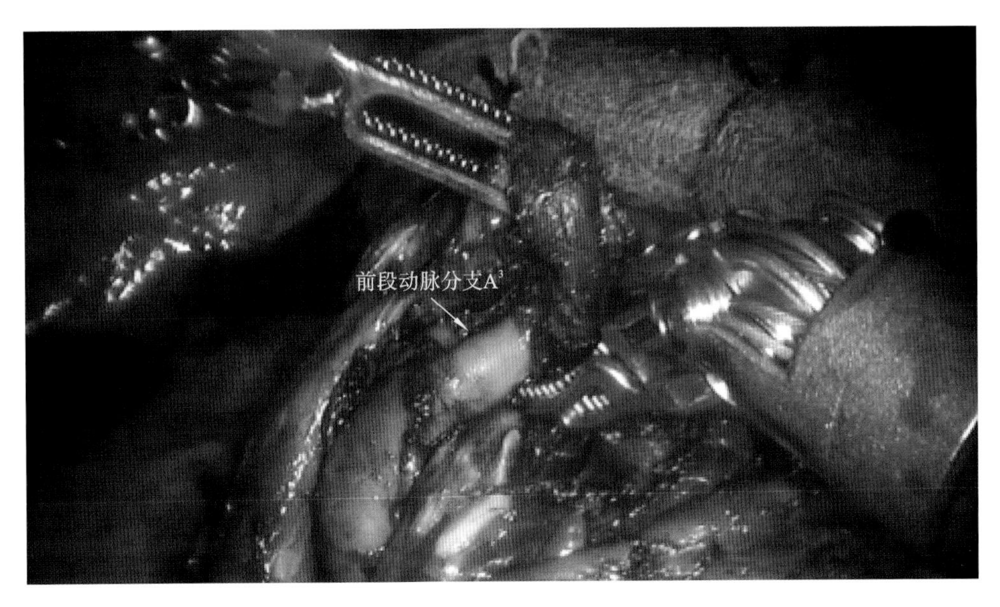

图 2-2-64 暴露左肺上叶前段动脉分支 A^3

3. 处理左肺上叶前段支气管(B^3) 切断前段动脉分支 A^3 后，可以在其背面观察到左肺上叶 B^3，用 2 号臂双极抓钳提起前段动脉分支 A^3 残端，3 号臂有孔抓钳拨开其下肺组织，1 号臂电凝钩向肺内游离，向深部打开肺组织后即可见 B^3。用 2 号臂双极抓钳轻柔提起 B^3，1 号臂电凝钩于其下方分离肺组织，充分游离 B^3(图 2-2-65)。用 1 号臂电凝钩提起 B^3，使其下空间更充裕，将 B^3 用血管套带牵拉，此时助手使用一次性切割闭合器顺畅通过支气管下方，离断 B^3(图 2-2-66)。若空间狭小，切割闭合器则难以通过，也可用血管夹于近心端及远心端双侧夹闭处理。

4. 游离处理左肺上叶前段静脉分支 V^{3a} 用 1 号臂电凝钩进一步沿左肺上叶前段静脉分支 $V^{3a}+V^{1d+2d}$ 向肺内解剖，2 号臂双极抓钳提起静脉旁肺组织辅助游离(图 2-2-67)。充分游离肺组织后，可以看到前段静脉分支 V^{3b} 后方分出的前段静脉分支 V^{3a} 和尖后段静脉分支 V^{1d+2d}(图 2-2-68)，保留尖后段静脉分支 V^{1d+2d}，用丝线结扎、超声刀离断前段静脉分支 V^{3a}。

5. 切除左肺上叶前段肺组织 采用肺膨胀-萎陷法，首先嘱麻醉医生行双肺纯氧通气，并以高频低潮气量做正压通气使全肺膨胀，然后重新单肺通气，等待 10～15 min，可见术侧肺大部分萎陷，只有一部分肺仍处于膨胀状态，此即为左肺上叶前段(S^3)所在范围。使用 1 号臂电凝钩在该肺膨胀-萎陷边界烧灼标记，并在后基底段(S^{10})与背段(S^6)之间烧灼打开肺组织，之后使用一次性切割闭合器沿标记范围离断 S^3 肺组织。切除肺组织后，观察创面，若各血管残端及支气管残端清晰，段间静脉保存完好，段间平面舒展，则手术达到满意效果。

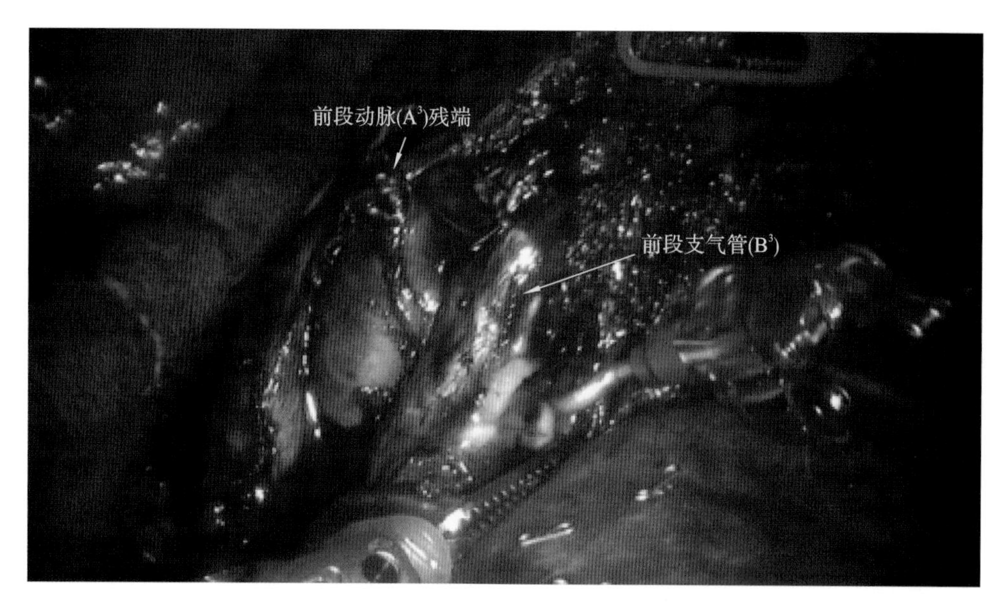

图 2-2-65　充分游离左肺上叶 B^3

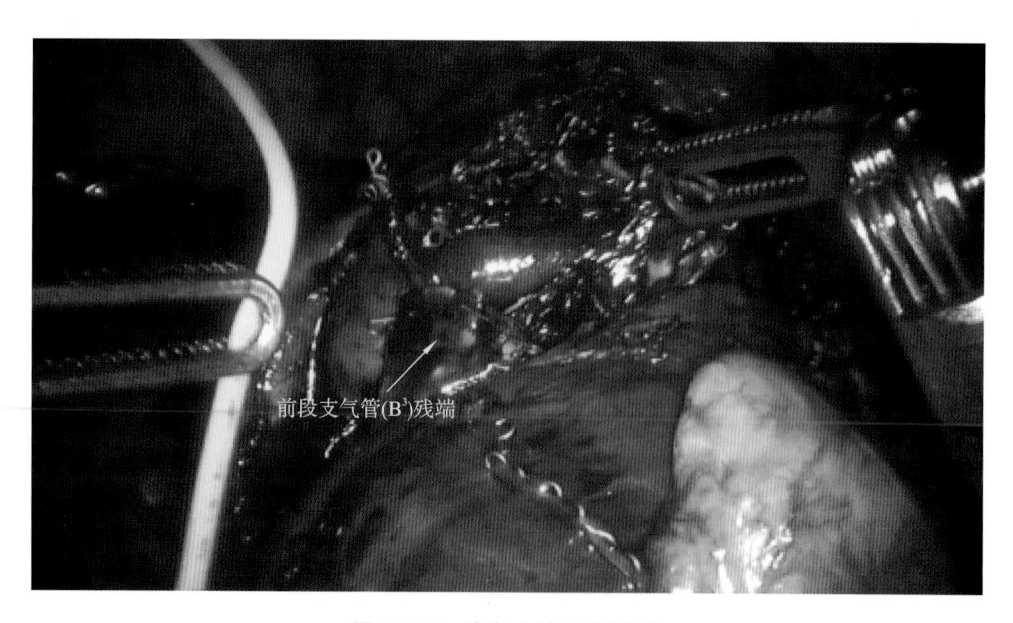

图 2-2-66　离断左肺上叶 B^3 后

6. 清理术野及取出标本

（1）清理术野：冲洗胸腔，检查有无活动性出血；嘱麻醉医生鼓肺，检查支气管残端或肺创面有无漏气。若有少许漏气可局部喷洒创面保护胶或外敷可吸收材料，保护创面。

（2）取出标本：经辅助孔放入一次性标本袋，将 1 号臂电凝钩取出，将 3 号臂有孔抓钳取出并放置于 1 号臂电凝钩所在位置，用 3 号臂有孔抓钳配合 2 号臂双极抓钳将标本放入标本袋中并收紧，必要时可适当扩大辅助孔，取出标本。

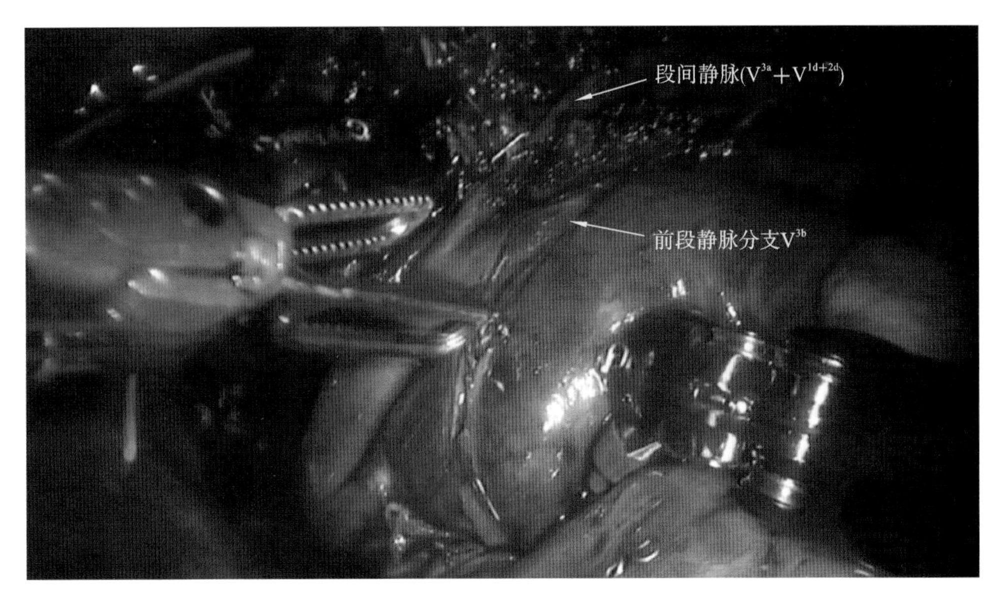

图 2-2-67　沿左肺上叶前段静脉 V^{3a} 和 V^{1d+2d} 向肺内解剖

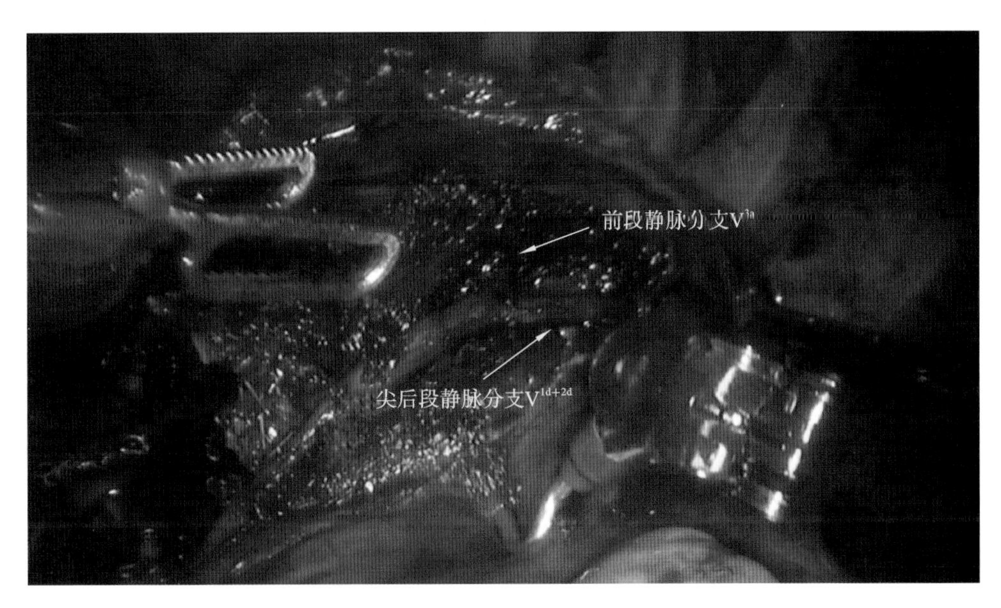

图 2-2-68　暴露前段静脉分支 V^{3a} 和尖后段静脉分支 V^{1d+2d}

(3)关闭手术切口：经观察孔置入 20 号胸腔引流管，依次缝合各个套管孔。

（杜海磊　李鹤成）

(十一)机器人辅助左肺上叶 S^{1+2+3} 切除术

1. 游离处理尖后段动脉

(1)显露尖后段动脉(A^{1+2})：将左肺上叶向前方牵拉，暴露斜裂，显露肺动脉干及 $A^{(1+2)a+(1+2)b}$ 和 A^{1c+2c}(图 2-2-69)。

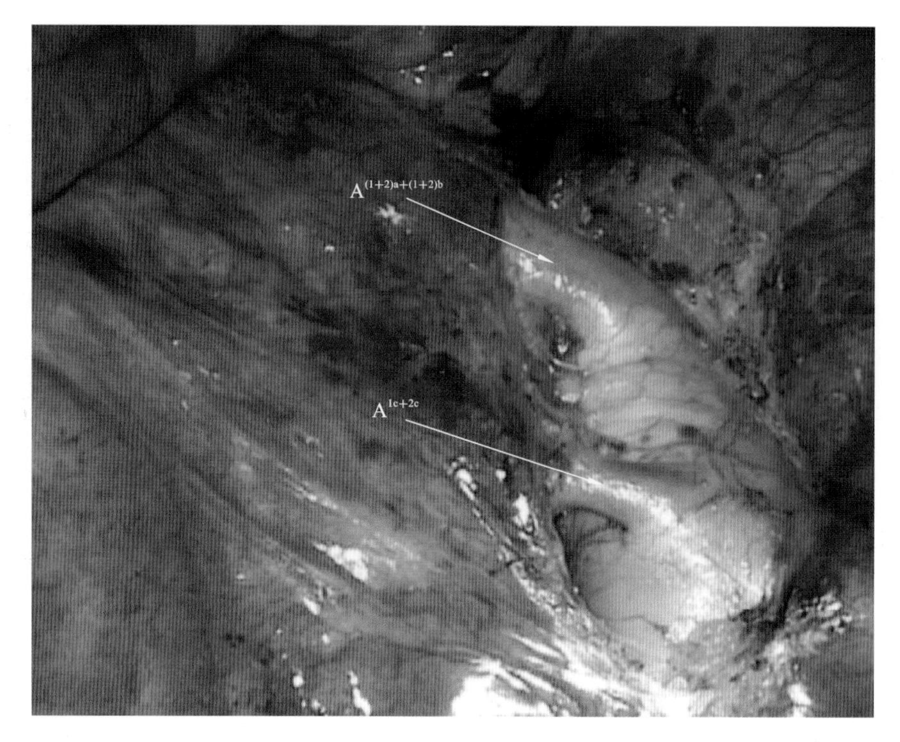

图 2-2-69 显露尖后段动脉(A^{1+2})

(2)离断尖后段动脉:以血管钉分别离断 $A^{(1+2)a+(1+2)b}$ 和 A^{1c+2c};显露尖后段支气管(B^{1+2})旁淋巴结,清扫淋巴结后显露 B^{1+2} 及前段动脉(A^3)(图 2-2-70)。

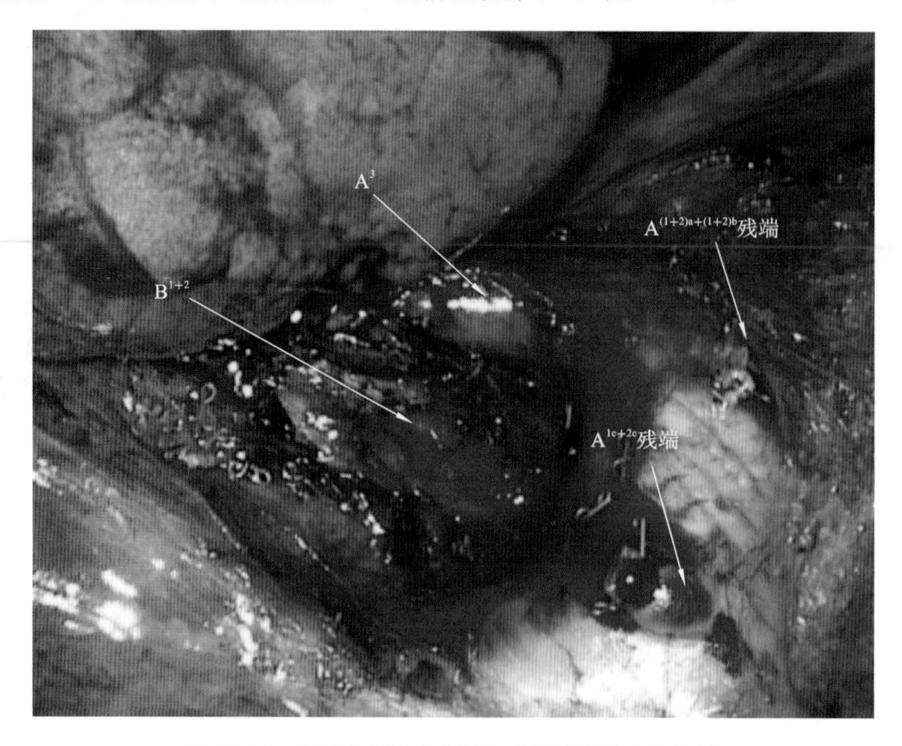

图 2-2-70 显露尖后段支气管(B^{1+2})及前段动脉(A^3)

2. 处理静脉及支气管

(1)显露尖后段及前段静脉：分离左肺上叶静脉属支，暴露尖后段静脉分支 $V^{(1+2)b+(1+2)c}$(图 2-2-71)，结扎后离断；离断 B^{1+2} 后，继续分离左肺上叶静脉属支，暴露前段静脉分支 V^{3c} 和尖后段静脉分支 V^{1a+2a} 后离断(图 2-2-72)。

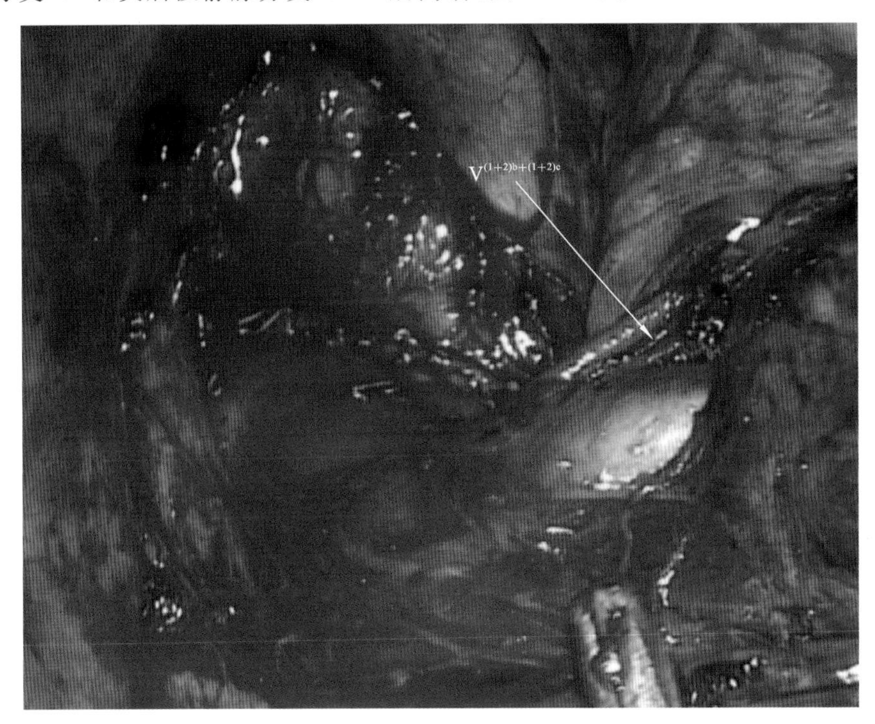

图 2-2-71　暴露 $V^{(1+2)b+(1+2)c}$

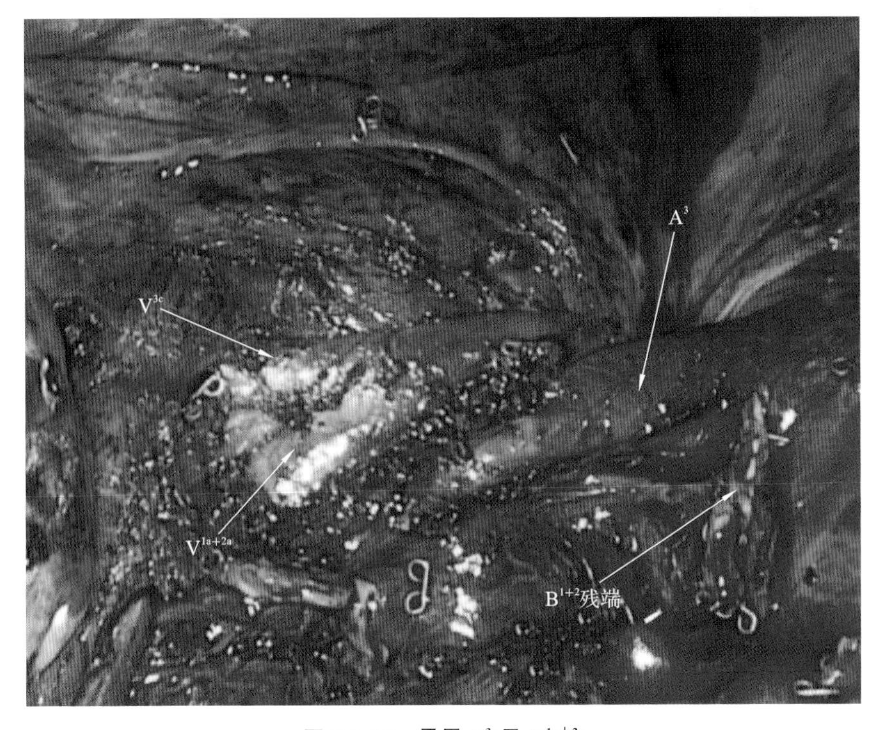

图 2-2-72　暴露 V^{3c} 及 V^{1a+2a}

(2)处理前段动脉(A^3)及支气管:进一步解剖 A^3,显露前段动脉分支 A^{3c} 和 A^{3b}(图 2-2-73);结扎离断 A^{3c},显露前段支气管分支 B^{3c} 和 B^{3a+3b},离断 B^{3c}(图 2-2-74)。

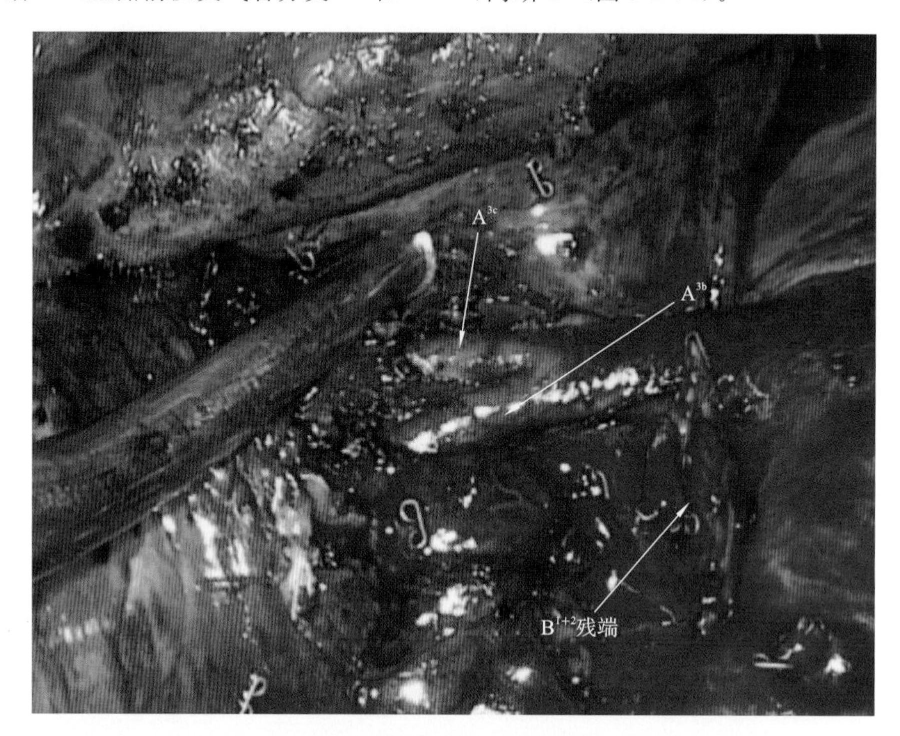

图 2-2-73 显露前段动脉分支 A^{3c} 和 A^{3b}

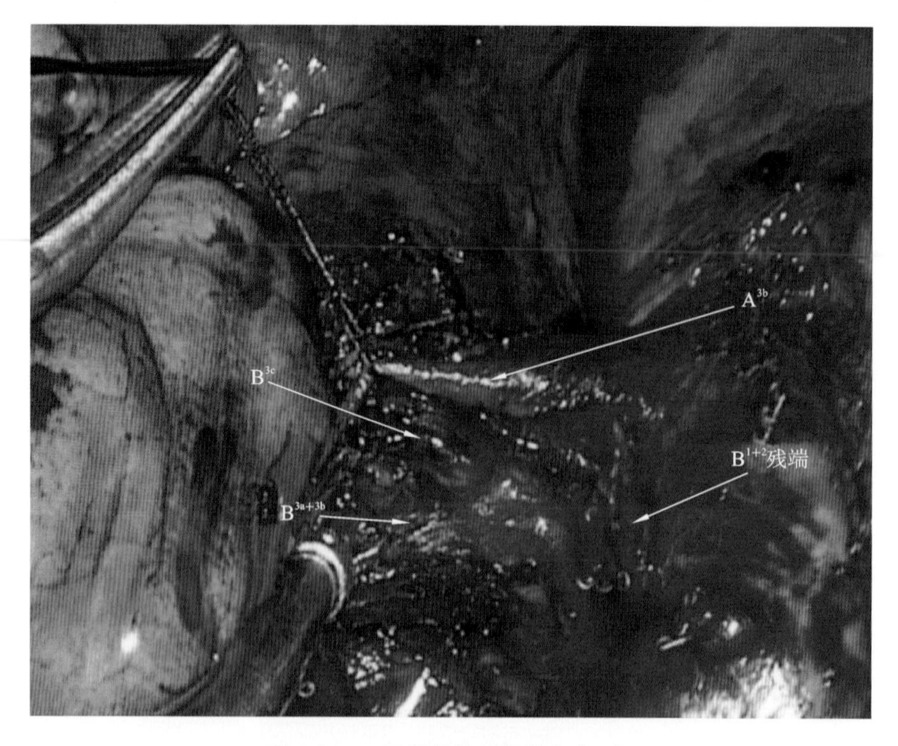

图 2-2-74 显露前段支气管分支 B^{3c}

3. 切除 S^{1+2+3c} 纯氧鼓肺后显露段间平面，使用切割闭合器沿肺膨胀-萎陷边界切除 S^{1+2+3c} 组织（图 2-2-75）。

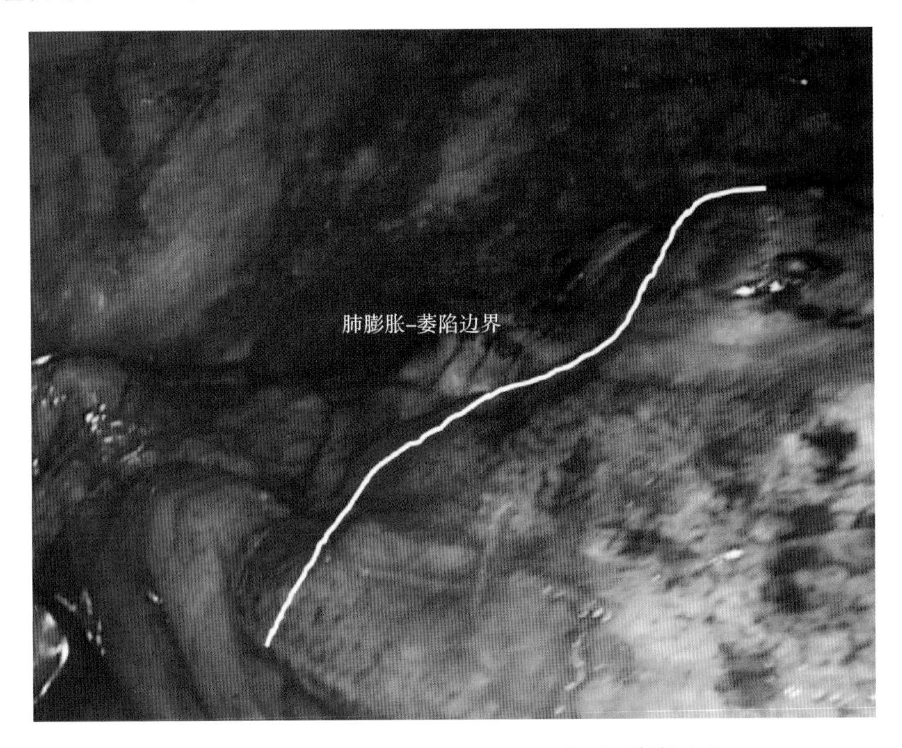

图 2-2-75 纯氧鼓肺后显露段间平面，切除 S^{1+2+3c} 组织

（陈学瑜 李鹤成）

（十二）机器人辅助左肺上叶 $S^{1+2a}+S^{3c}$ 切除术

1. 游离左肺门 切开左肺上叶静脉前方纵隔胸膜，沿着左膈神经向上游离，清扫第 10 组、第 5 组淋巴结，彻底显露左肺上叶动、静脉（图 2-2-76）。

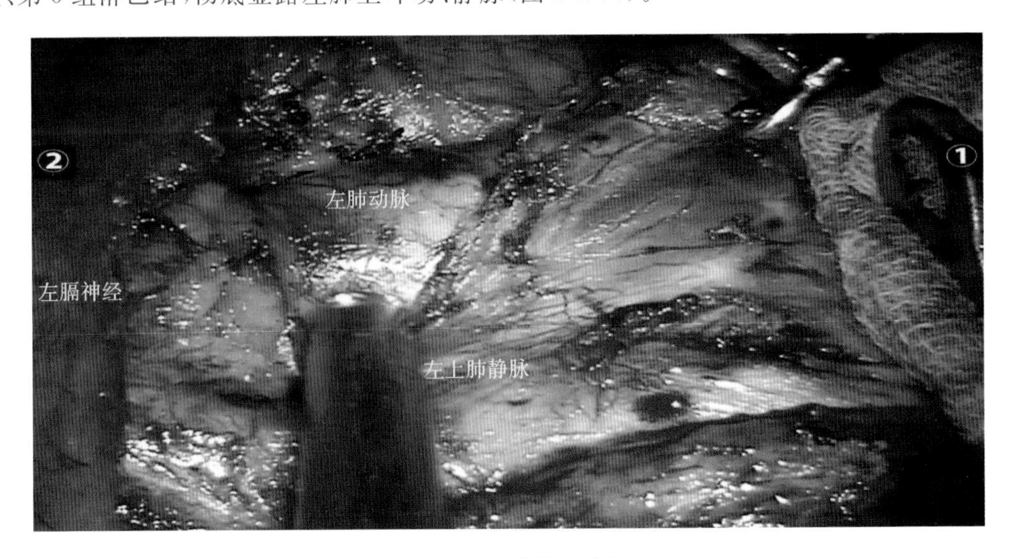

图 2-2-76 游离左肺门

2. 处理左上肺静脉分支 V^{3c}、V^{1+2a} 充分游离左上肺静脉，识别游离左上肺静脉分支 V^{3c} 并用 Hem-o-lok 夹夹闭后离断，清扫后方肺门淋巴结，进一步显露左上肺前段支气管（B^3），识别游离左上肺静脉分支 V^{1+2a} 并用 Hem-o-lok 夹夹闭后离断（图 2-2-77）。

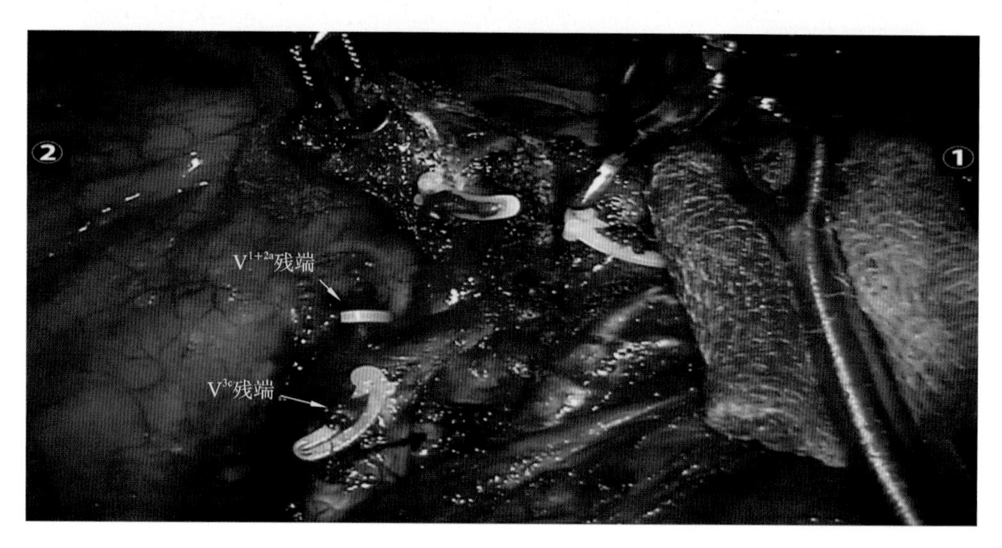

图 2-2-77 左上肺静脉分支 V^{3c}、V^{1+2a} 处理后

3. 处理左上肺前段支气管分支 B^{3c}、前段动脉分支 A^{3c} 充分游离左上肺 B^3，向远端游离至显露左上肺 B^{3c}，予以切割闭合器蓝钉闭合离断，上提游离 B^{3c} 远端，充分暴露 B^{3c} 后方伴行的左上肺 A^{3c}，游离并用 Hem-o-lok 夹夹闭后离断，适当游离上提段门（图 2-2-78）。

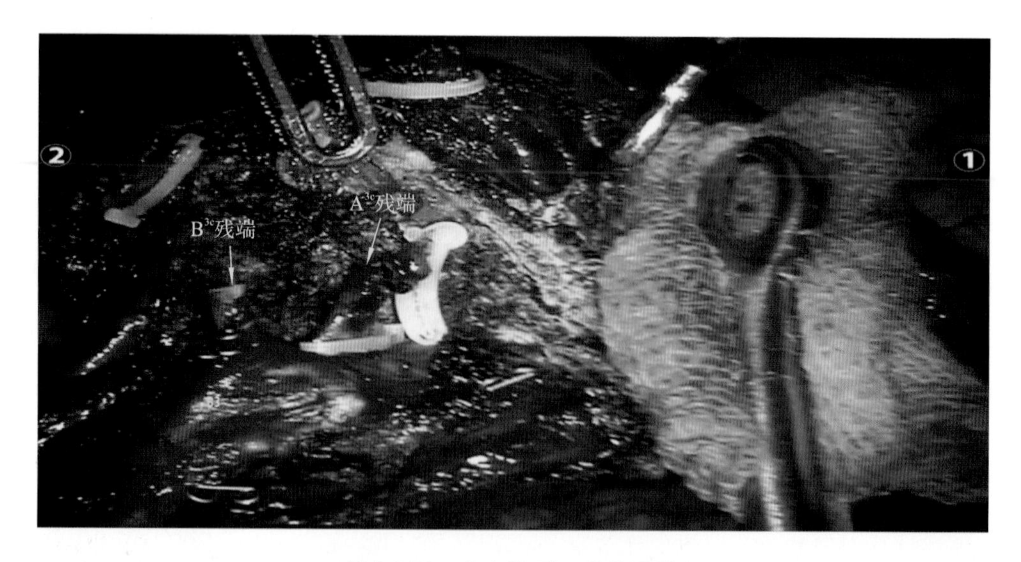

图 2-2-78 左上肺 B^{3c}、A^{3c} 处理后

4. 处理左上肺 A^{1+2a}、B^{1+2a} 游离左上肺第一支动脉起始部，识别游离前段动脉（A^3）及其头侧 A^{1+2a}，暴露 A^{1+2a} 后方伴行的 B^{1+2a}，游离 A^{1+2a} 并用 Hem-o-lok 夹夹闭后离断，注意

避免损伤 A^3 及 V^{1+2b+c} 根部。充分游离并确认 B^{1+2a}，带线提拉 B^{1+2a}，并予以切割闭合器蓝钉闭合离断(图 2-2-79)。

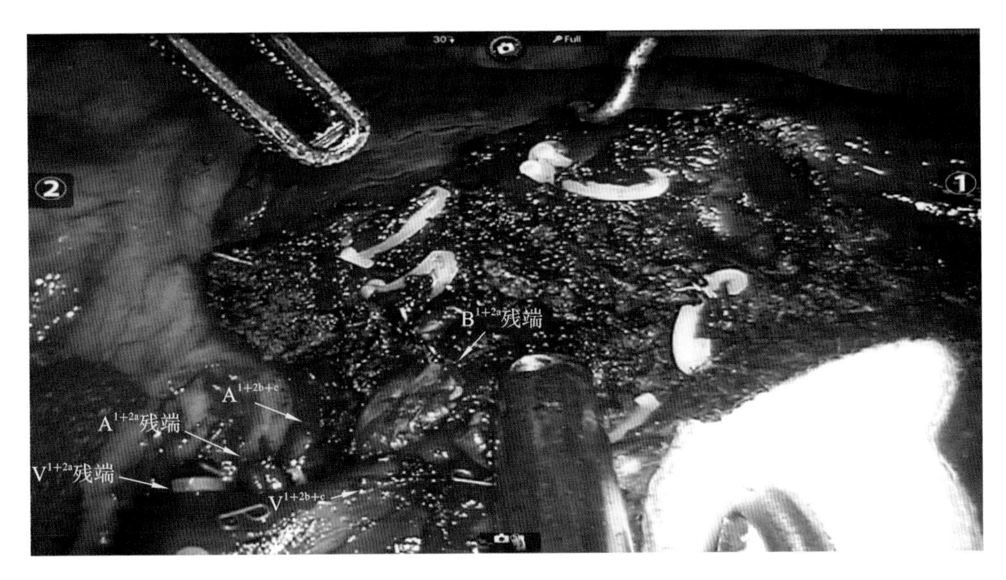

图 2-2-79　左上肺 A^{1+2a}、B^{1+2a}处理后

5. 切除左上肺 $S^{1+2a}+S^{3c}$ 联合亚段　采用纯氧膨胀-萎陷法，确定左上肺 $S^{1+2a}+S^{3c}$ 联合亚段段间平面，用电凝钩做好标记(图 2-2-80)。上提联合亚段段门，用电凝钩沿着靶段支气管、血管远端充分松解、舒展段门，使用切割闭合器沿着松解后的段门及标记线，完整切除左上肺 $S^{1+2a}+S^{3c}$ 联合亚段(图 2-2-81)，用温水冲洗胸腔并鼓肺试漏，创面覆盖生物补片及生物蛋白胶，留置胸腔引流管，逐层关胸。

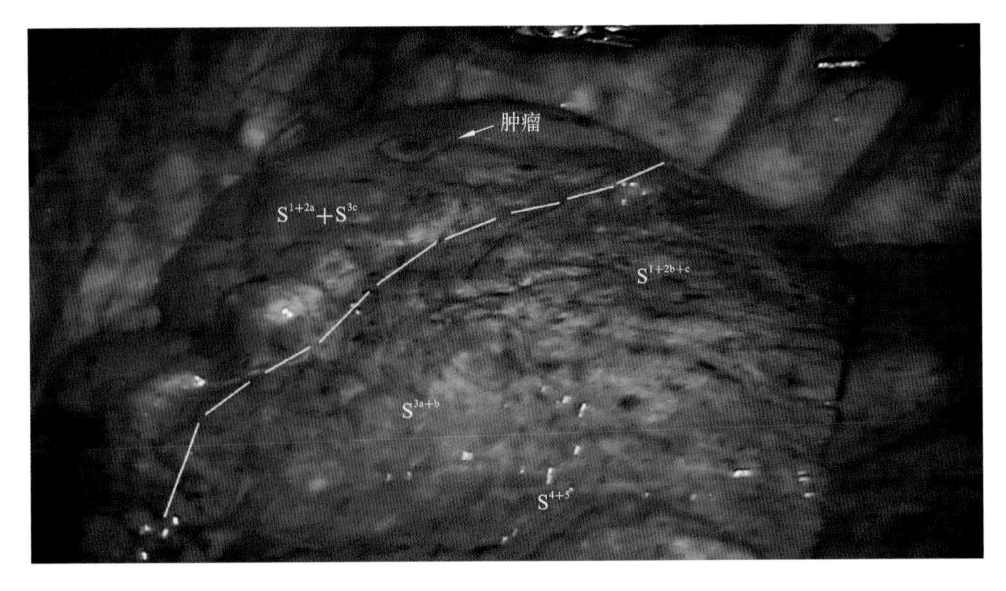

图 2-2-80　确定左上肺 $S^{1+2a}+S^{3c}$ 联合亚段段间平面

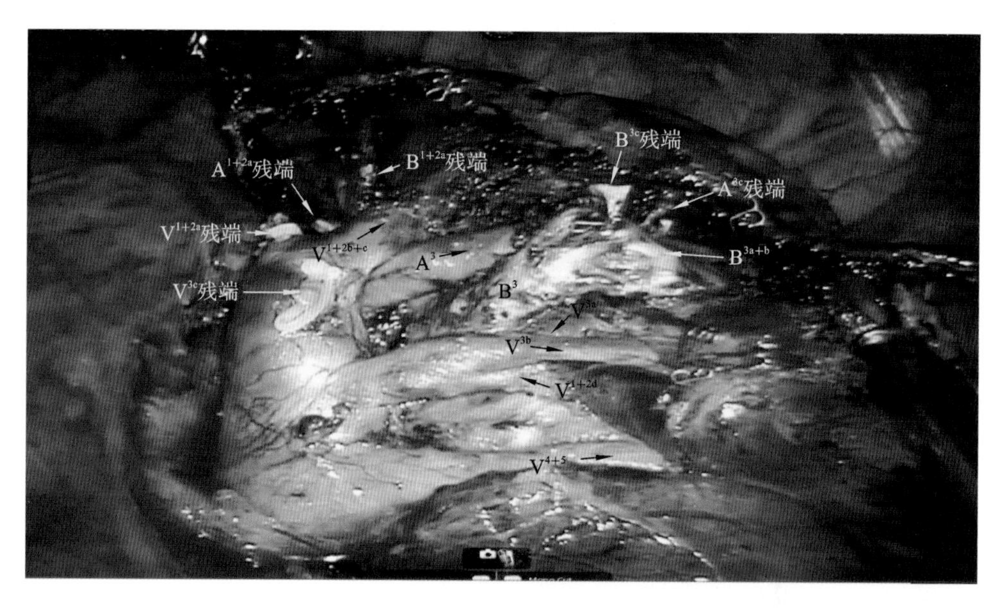

图 2-2-81　左上肺 S^{1+2a}＋S^{3c}联合亚段切除后

（康明强）

（十三）机器人辅助左肺上叶 S^{4+5} 切除术

1. 解剖前叶间裂　以前肺门第 11 组淋巴结为标识，清扫后可充分暴露并辨识基底段动脉与舌段动脉走行（图 2-2-82）。

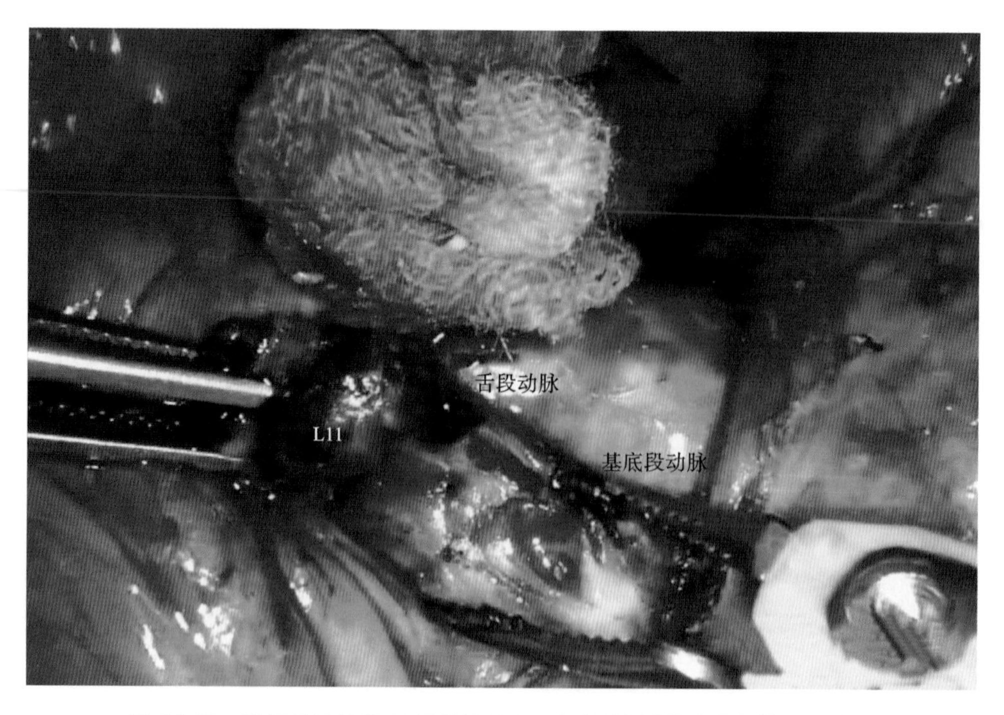

图 2-2-82　清扫前肺门第 11 组淋巴结（L11）后暴露舌段动脉与基底段动脉

2. 游离舌段动脉　游离舌段动脉，并以套带牵拉（图 2-2-83），使用切割闭合器穿过舌段动脉下方，并将其闭合离断。

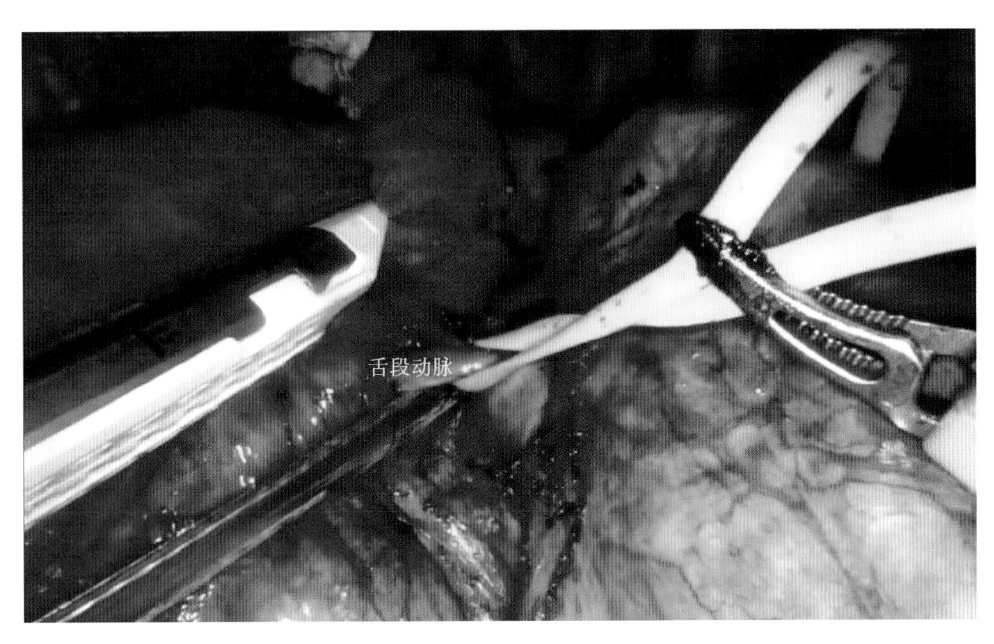

图 2-2-83　游离舌段动脉，并以套带牵拉

3. 游离舌段静脉　游离舌段静脉，并以套带牵拉（图 2-2-84），使用切割闭合器穿过舌段静脉下方，并将其闭合离断。

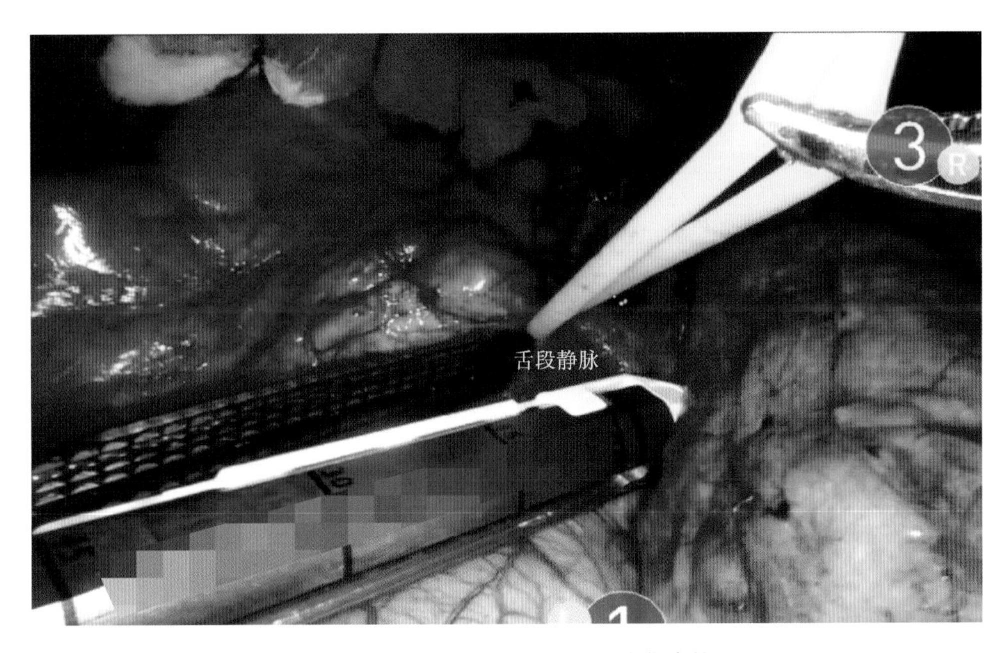

图 2-2-84　游离舌段静脉，并以套带牵拉

4. 游离舌段支气管　清扫支气管旁淋巴结，可游离出舌段支气管，并以套带牵拉（图 2-2-85），使用切割闭合器穿过舌段支气管下方，并将其闭合离断。

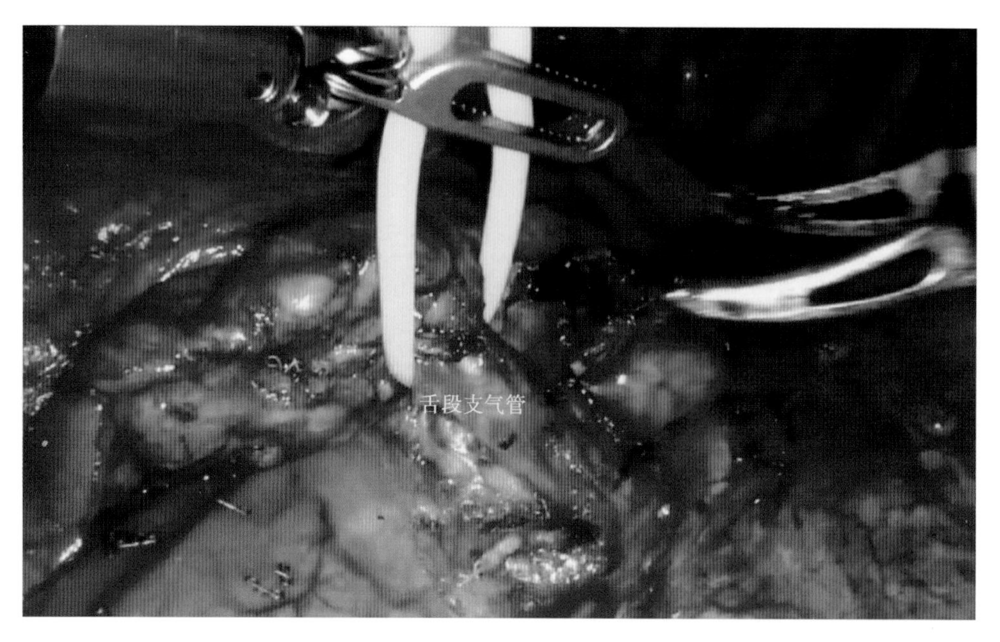

图 2-2-85 游离舌段支气管,并以套带牵拉

5. 离断段间平面 静脉推注吲哚菁绿,荧光镜头下确定段间平面,并用电凝标识(图2-2-86)。用切割闭合器根据标识的段间平面离断,移除标本。

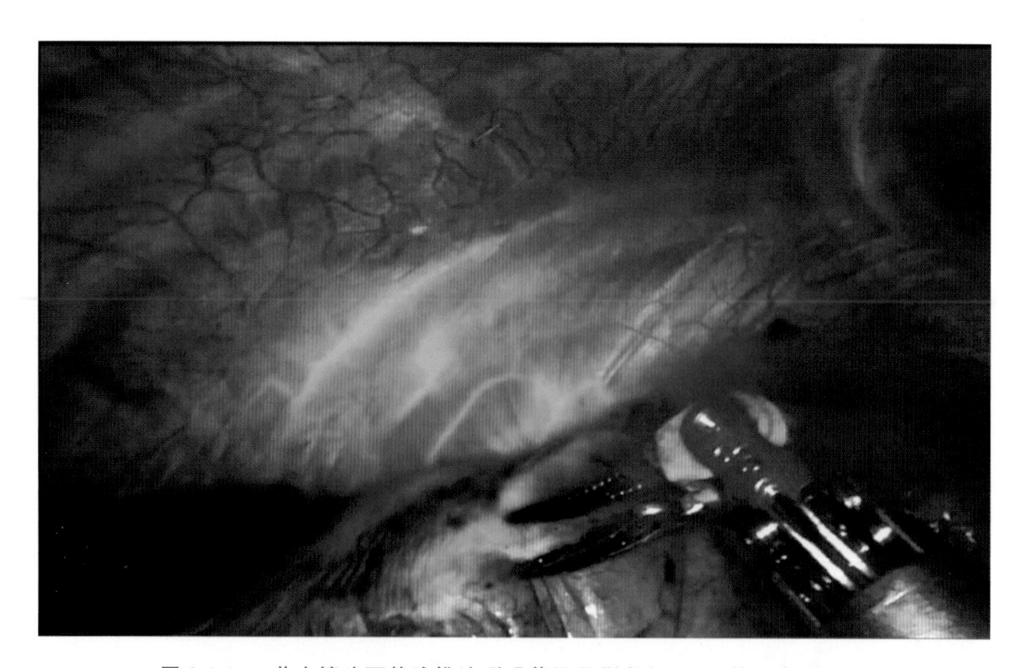

图 2-2-86 荧光镜头下静脉推注吲哚菁绿显影段间平面,并用电凝标识

(范军强)

（十四）机器人辅助左肺下叶 S^6 切除术

1. 游离处理背段动脉（A^6）

（1）游离下肺韧带，清扫第 9 组淋巴结（图 2-2-87）。

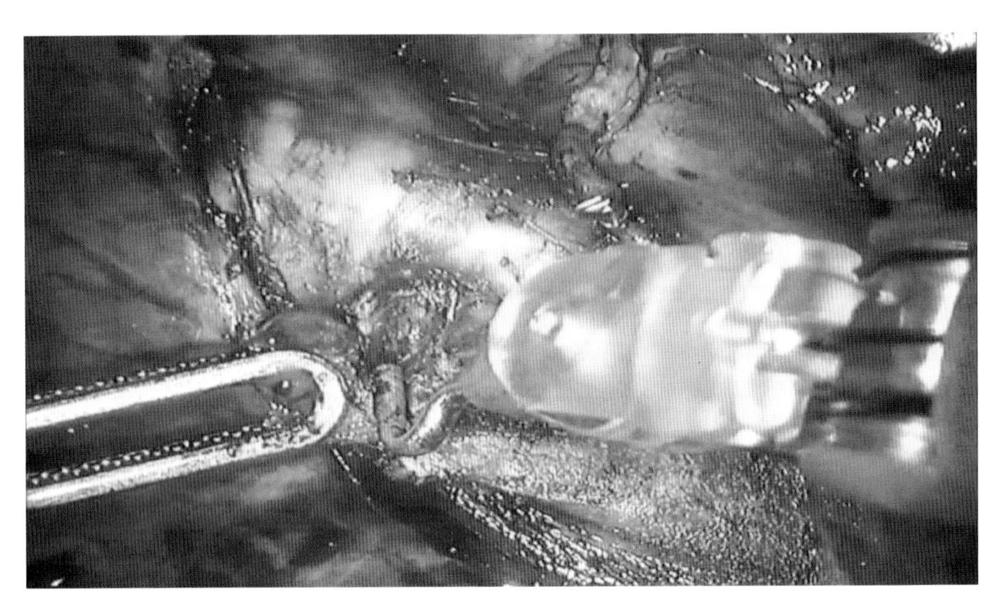

图 2-2-87　清扫第 9 组淋巴结

（2）沿肺动脉干向远端游离，显露背段动脉（A^6）及基底段动脉（$A^{7\sim10}$），切断背段动脉（A^6）（图 2-2-88）。

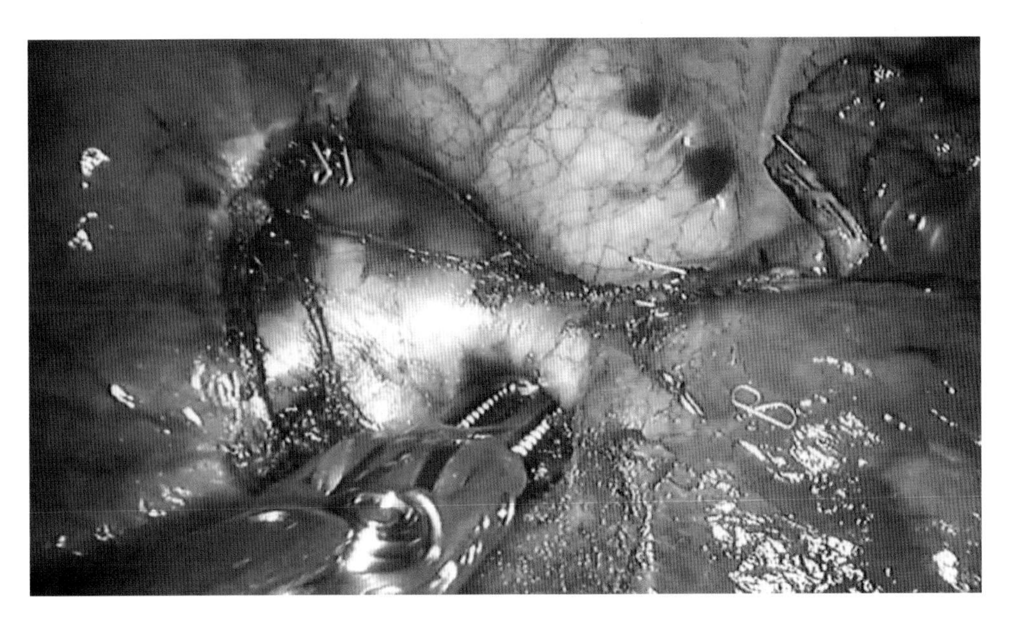

图 2-2-88　游离并切断 A^6

(3)清扫第 12 组淋巴结(图 2-2-89)。

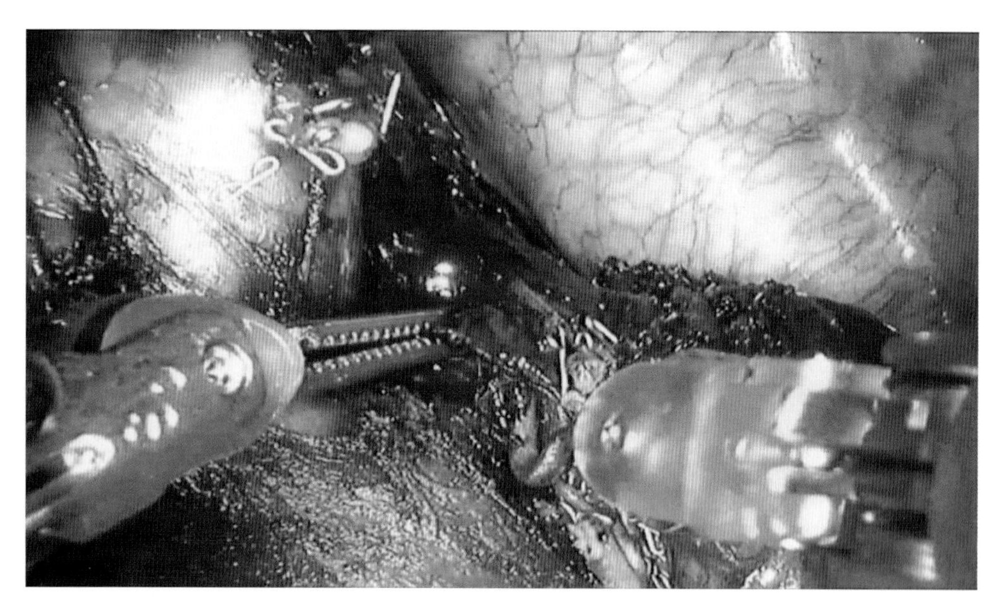

图 2-2-89 清扫第 12 组淋巴结

2. 游离处理背段静脉(V^6)

(1)在斜裂处提起背段动脉(A^6)远侧残端,分离暴露背段静脉(V^6)(图 2-2-90)。

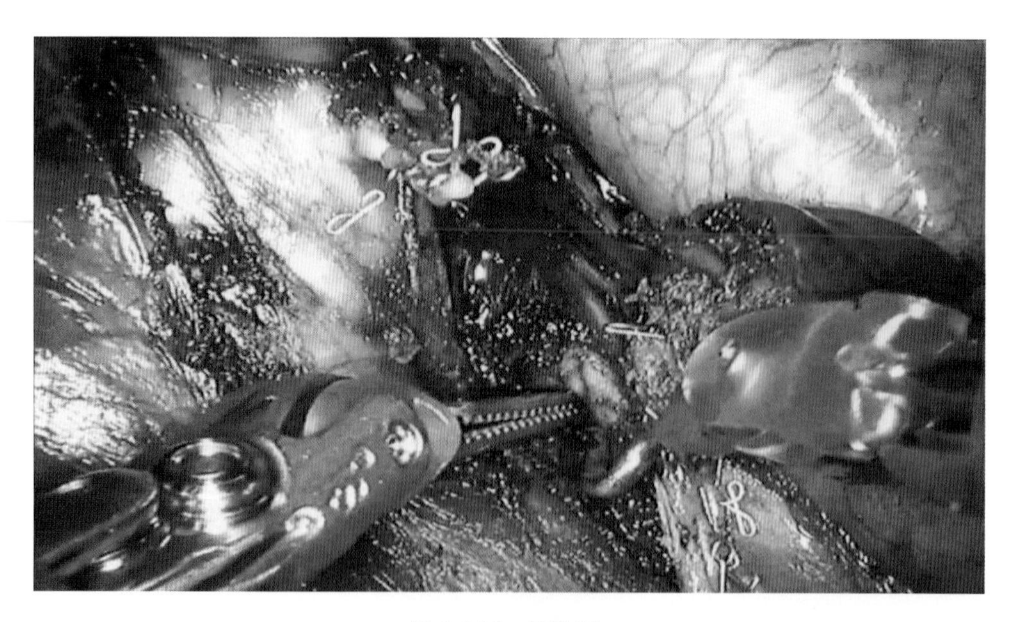

图 2-2-90 暴露 V^6

(2)背段静脉(V^6)分为 V^{6a}、V^{6b}和 V^{6c}三支,游离 V^{6a}并切断(图 2-2-91、图 2-2-92)。

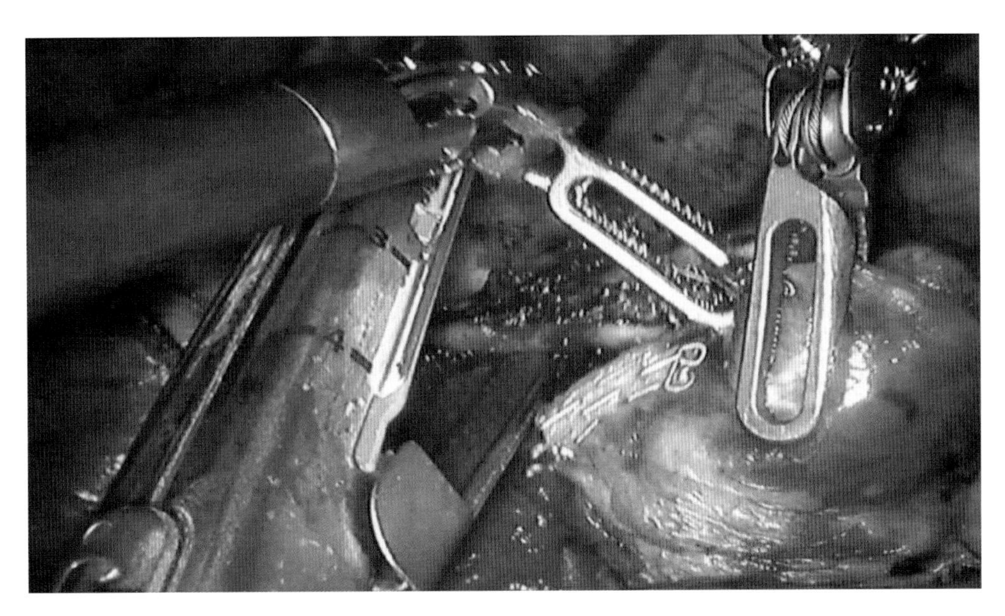

图 2-2-91　游离 V^{6a}

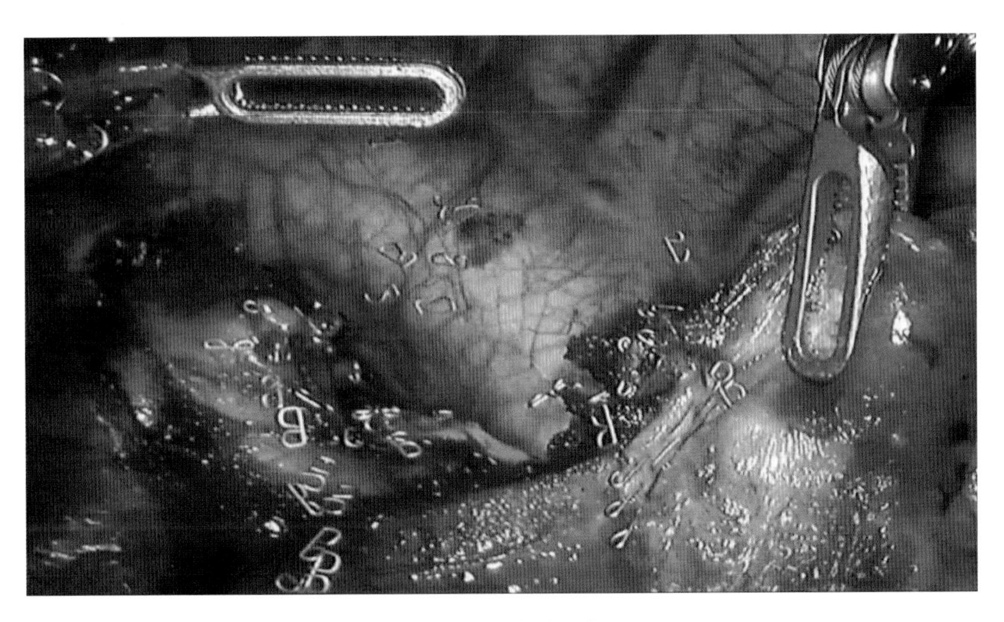

图 2-2-92　切断 V^{6a}

3. 处理左肺下叶背段支气管(B^6)

(1)清晰游离背段支气管(B^6),清除其周围组织并将 B^6 钉合切断(图 2-2-93)。

(2)向远侧充分游离血管残端(图 2-2-94、图 2-2-95),使其远离肺门结构。鼓肺至下肺完全膨胀后单肺通气,等待基底段肺组织塌陷,使用切割闭合器沿着塌陷后的基底段肺组织与膨胀的背段(S^6)肺组织之间形成的界限进行切开,切除 S^6(图 2-2-96)。

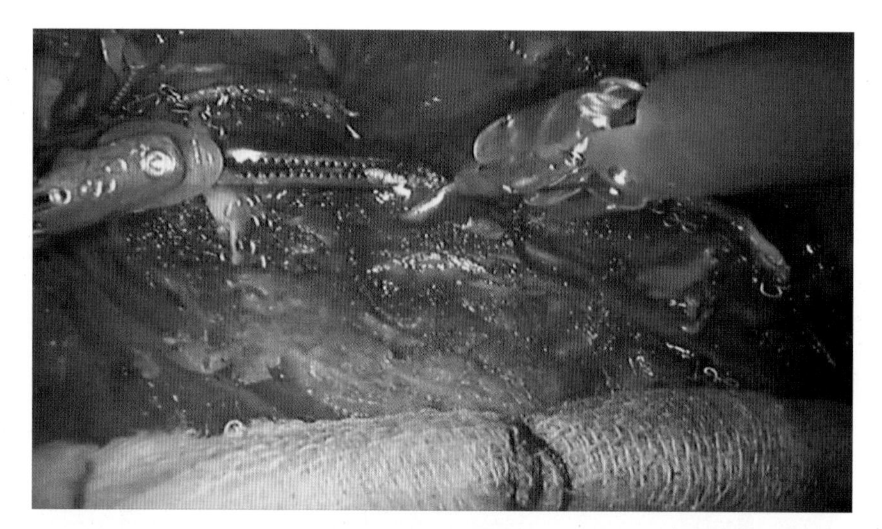

图 2-2-93 切断 B^6

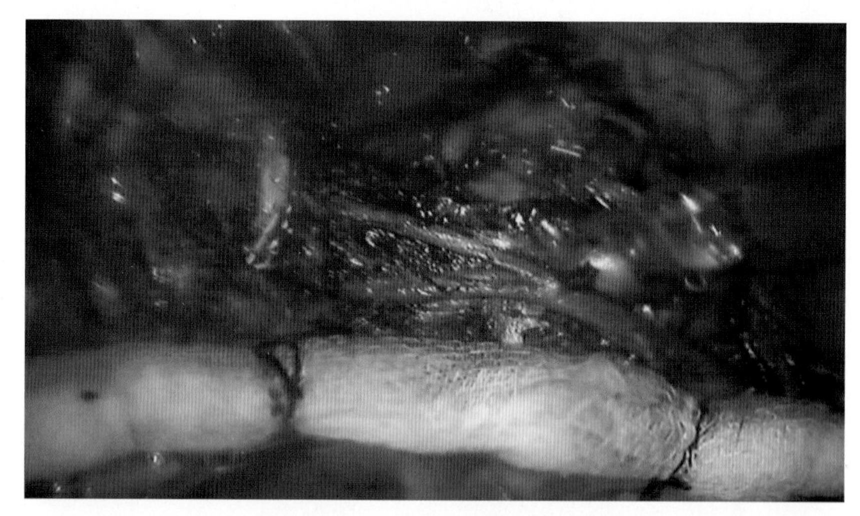

图 2-2-94 充分游离血管残端(一)

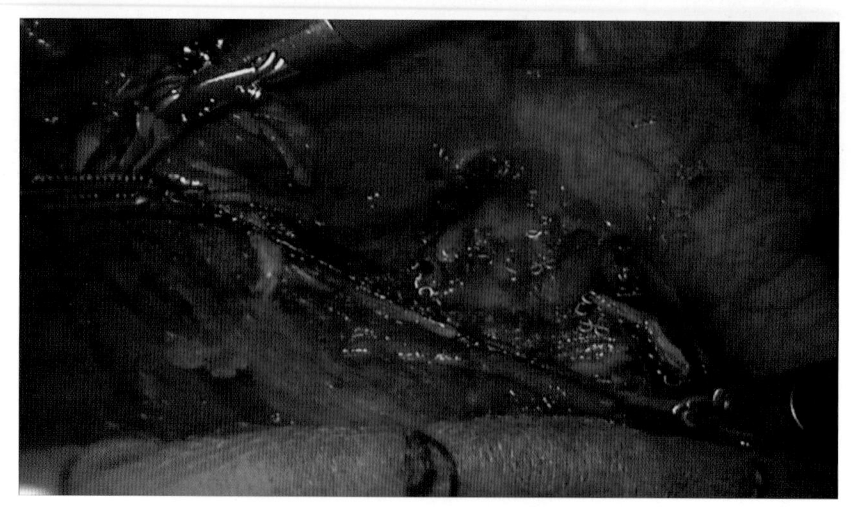

图 2-2-95 充分游离血管残端(二)

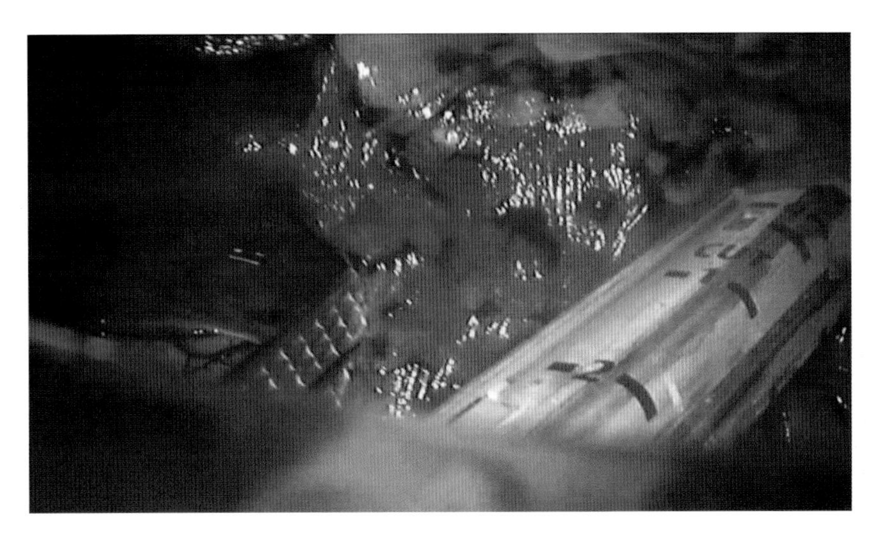

图 2-2-96　切除左肺下叶 S^6

（韩丁培　李鹤成）

（十五）机器人辅助左肺下叶 S^{9+10} 切除术

（1）静脉的处理。将左肺下叶向上牵拉，用超声刀分离肺韧带，显露肺静脉，继续沿肺静脉向肺内分离，显露背段静脉（V^6）及基底段静脉（$V^{7\sim10}$），分离至足够的长度，利用术前肺部三维重建影像，对比静脉走行，辨认后外基底段静脉（V^{9+10}）。用切割闭合器切断后外基底段静脉（V^{9+10}）（图 2-2-97）。

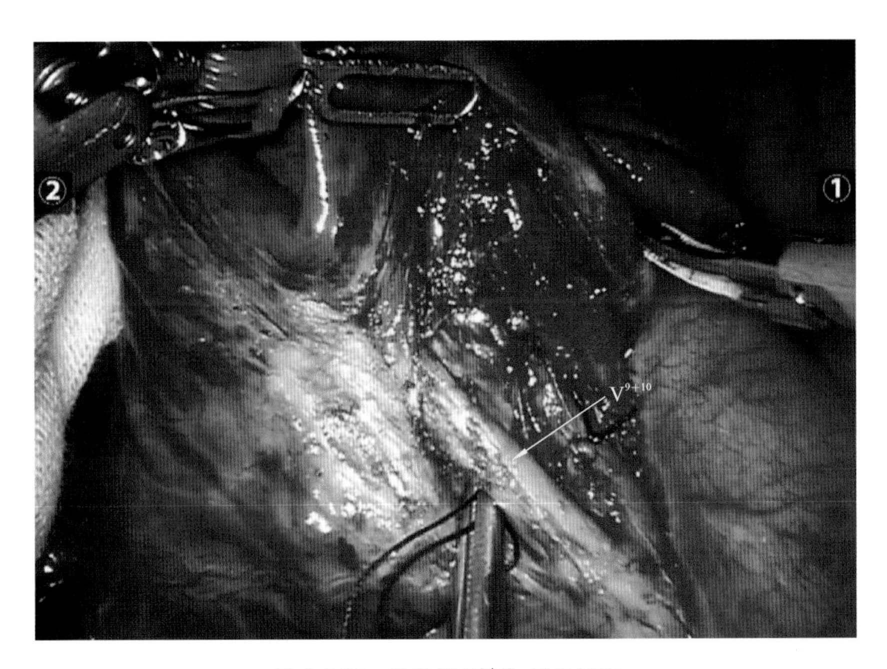

图 2-2-97　分离出 V^{9+10}，予以切断

(2)支气管的处理。下肺支气管位于伴行的肺静脉后方，离断 V^{9+10} 后即可显露下方支气管 B^{9+10}，沿基底段支气管主干从近端向远端逐步解剖。同时，清扫沿途支气管周围淋巴结。通过对比术前肺部三维重建影像的解剖特征来确定 B^{9+10}，用切割闭合器切断 B^{9+10}(图 2-2-98)。

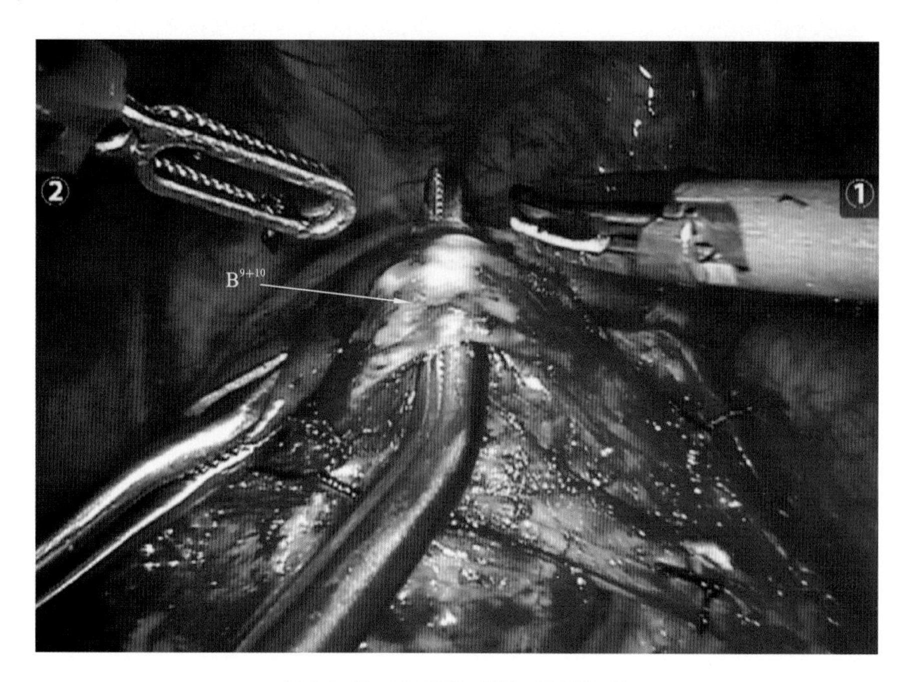

图 2-2-98　分离出 B^{9+10}，予以切断

(3)动脉的处理。肺段的动脉始终沿支气管走行。分离并切断 B^{9+10} 后显露其下方外基底段动脉[A^9(图 2-2-99)]、后基底段动脉[A^{10}(图 2-2-100)]，离断 A^9、A^{10}。

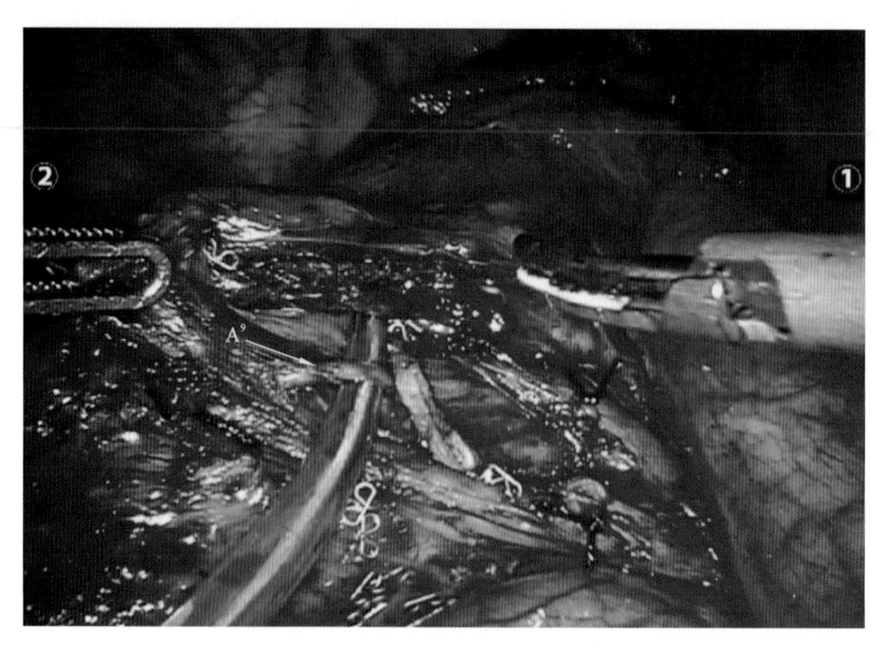

图 2-2-99　分离出 A^9，予以切断

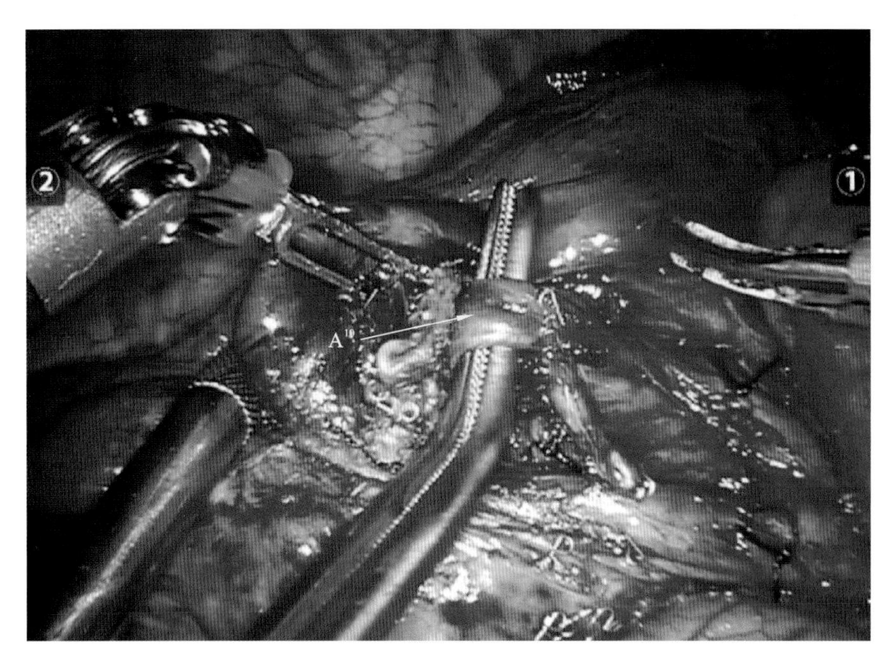

图 2-2-100 分离出 A^{10}，予以切断

(4)段间平面的确定。分离动脉后，处理段间平面。使用能量器械进一步沿着节间静脉解剖节间肺实质。使用膨胀-萎陷法确定段间平面。嘱麻醉医生鼓肺，使左下肺完全膨胀，再次对单侧健肺通气，等待肺组织塌陷，显露后外基底段(S^{9+10})段间平面，待段间平面明确后使用切割闭合器沿着分界线逐步切下后外基底段(S^{9+10})(图 2-2-101)。

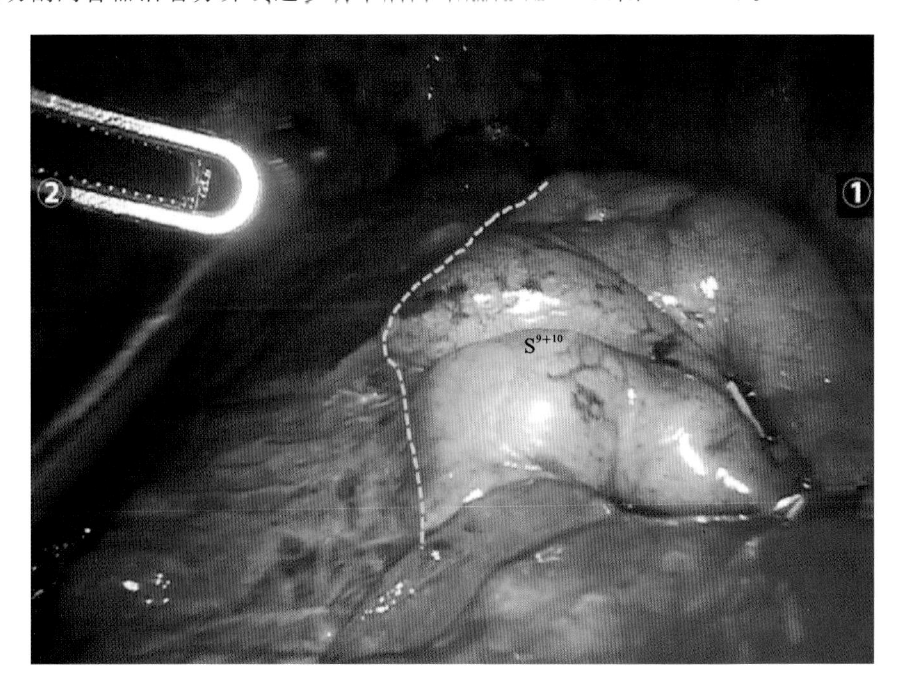

图 2-2-101 鼓肺至左下肺完全膨胀后单肺通气，等待 S^{6+7+8} 塌陷，与膨胀的 S^{9+10} 之间形成的界限即为 S^{6+7+8} 与 S^{9+10} 的分界

(5)彻底止血后向胸腔内注水,观察创面漏气情况,胸腔镜下放置胸腔引流管,逐层关闭胸腔,完成手术。

(齐　宇)

七、术后处理

1. 术后输液　在最初的 24 h 内给予 500 mL 晶体液,然后停用。随着术后开始经口进食和应用镇痛药,术后 12～24 h 很少需要静脉输液。实际上,除非特殊情况,静脉输液应该在手术后 24 h 内终止。

2. 疼痛护理　48 h 后取出硬膜外麻醉导管等,然后口服镇痛药。

3. 管道护理　建议在 24 h 内拔除导尿管。

4. 尽快移除患者监护设备　如动脉导管、心电图电极、测量血压的手环、其他监护线、氧气面罩(如果真的需要,可用鼻导管代替)等,便于患者早期活动。

5. 促进肠功能的早期恢复　鼓励患者尽早下床活动,并使用润肠通便的药物。围手术期使用口香糖(或在无牙患者中使用替代品)可以降低肠梗阻的发生率并缩短住院时间。

6. 在 24 h 内进行活动　尽早活动(先在床上活动,然后下床活动)是肺癌微创手术后患者快速康复计划的核心部分,因为该计划可使患者通气功能改善,促进了呼吸道分泌物的清除。患者在术后 4～6 h 可坐着,术后 8～12 h 可开始步行,或者在身体允许的情况下尽快步行。

7. 术后呼吸管理　有效的术后呼吸管理可以改善患者呼吸困难情况,这对提高患者的生活质量具有重要作用。做深呼吸练习可以增加肺活量,如果能利用呼吸功能训练设备进行练习,则效果更好,其他呼吸管理方法还包括咳嗽、体位引流、拍背、机械振动等。

8. 术后恶心呕吐的处理　采用多模式方法预防和治疗术后恶心呕吐,包括非药理学(术前避免摄入碳水化合物饮料,避免晶体液超载)和药理学(避免服用阿片类药物、类固醇药物和昂丹司琼等)方法。

9. 术后引流管的管理　对缩短引流时间、提高护理质量、缩短住院时间、降低成本至关重要。

(1)胸腔引流管是否需要负压吸引及持续应用时间目前仍有争议。一种观点认为,应用于胸腔引流管的负压吸引会延长肺漏气时间;另一种观点认为,应用于胸腔引流管的负压吸引可以减少残腔,促进胸膜伤口的愈合,缩短漏气时间。综合以上两种观点,笔者认为可以采用术后 24 h 内胸腔引流管负压吸引方法,在此之后常规引流。

(2)有关引流量的拔管标准。根据传统的做法,拔管的标准是 24 h 引流量少于 100 mL,这个标准是非常保守的。有研究表明,可在 24 h 引流量少于 450 mL 时拔管。更多的观点认为,24 h 引流量少于 300 mL 时拔管是比较合适的。这个观点存在明显的不足,没有考虑体重因素的影响,100 kg 患者和 50 kg 患者用同一个标准不合适,应以 mL/kg 为单位,将拔管的标准设定为 24 h 引流量为 3～5 mL/kg。

(3)漏气量。传统的做法是在漏气结束后 12～24 h 拔管。查房时嘱患者咳嗽,在咳嗽的瞬间观察,若水封瓶不漏气则拔管,这种做法不可靠。建议采用数字化胸腔引流系统,以客观地测量胸腔的漏气量和胸内压力。该系统能实时显示每分钟漏气量,并对漏气量和胸内压力的数据进行回顾性分析,其允许在持续的(小的)空气泄漏情况下安全地拔除引流管。在数字化胸腔引流系统的监测下,如果 6 h 内持续漏气量少于 20 mL/min,就可以拔管。

八、并发症及防治

1. 血管损伤出血　处理原则：首先保证术野清晰，如果吸引器吸引血液的速度低于肺动脉的出血速度，不能及时控制，要果断中转开胸手术止血。在保证术野清晰的情况下，判断出血部位，控制出血点。可以采用吸引器侧壁压迫止血、海绵钳夹持小纱条压迫止血、牵拉肺组织压迫止血及无齿卵圆钳夹闭出血部位、阻断钳阻断动脉等方法。肺动脉的轻微牵拉损伤或微小破损所引起的出血常在压迫数分钟后自行停止。无法自行止血时，可使用 4-0/5-0 不可吸收线连续缝合，修补破口。机器人辅助胸腔镜手术较常规胸腔镜手术有其特殊性：其一，主刀医生不在手术台边，需要与富有经验的助手密切配合。其二，中转开胸手术时，助手需要熟练掌握撤离机器人机械臂的方法及技巧。

2. 误断静脉引起的术后咯血　静脉的解剖变异较大，而肺段手术中需要对静脉进行充分的解剖游离，易导致静脉误断，引起患者术后咯血。若术中发现误断静脉，可以将手术方式改为肺叶切除术。如果术后患者持续咯血，CT 检查提示肺淤血、实变，则需要再次手术（对患者行肺叶切除术）。

3. 术后持续漏气　行肺段手术，处理段间平面时创面较大，会导致术后持续漏气。一般认为术后漏气时间超过 5 天即可以诊断为术后持续漏气。

（1）术中处理：对于术后持续漏气，应在手术中就进行预防和处理。处理段间平面的常用方法：①电凝切割或超声刀切割；②应用切割闭合器切割；③上述两种方法联用。目前尚未见上述方法处理术后持续漏气优劣相关的临床研究。根据笔者经验，使用第一种方法后漏气发生率更高，因此对于术后持续漏气的预防，要在准确判断段间平面的基础上，采用第二种或第三种方法。对段间平面进行处理后可以使用止血材料及蛋白胶覆盖，以减少术后漏气。术后肺复张，肺与胸壁充分贴合可以促进肺创面愈合，减少术后漏气，所以术中引流管的放置位置非常重要，引流管要放置在胸腔内顶部，以保证能充分引流排气。

（2）术后处理：术后胸部 X 线片提示肺复张良好，没有明显气胸的情况下，可以在胸腔内注射粘连剂，以促进脏、壁层胸膜的粘连，治疗术后持续漏气。常用的粘连剂有高渗性葡萄糖溶液、生物制剂（如注射用 A 群链球菌、金葡素注射液）等，通过胸腔注入，夹闭胸腔引流管或抬高胸腔引流管，让粘连剂在胸腔内作用 2～3 h，再放开胸腔引流管引流。使用粘连剂后，患者会出现高热、胸痛等症状，需要提前与患者沟通。临床观察发现，上述症状明显的患者治疗效果更好。

（罗清泉　杨运海）

九、技术现状及展望

机器人辅助肺段切除术是肺手术领域的重要进展，它是机器人技术和微创手术技术的结合，为肺部肿瘤患者提供了更精准、安全、有效的治疗方式。相比于机器人辅助肺叶切除术，机器人辅助肺段切除术可以保留患者更多的肺功能、创伤更小、恢复更快，但手术难度更大，对术者要求更高。国内第一例机器人辅助肺癌根治术于 2009 年在上海市胸科医院完成。机器人手术拥有高清三维视野、灵活的机械臂等优势。对于胸外科各类疾病的治疗，可采用机器人辅助肺叶、肺段切除术，复杂的袖式肺叶切除术及非解剖性肺楔形切除术等。在胸外科领域,机器人辅助肺段切除术的安全性和有效性已经得到了多项研究的证实。机器人手术系统在保证手术安全性及肿瘤学根治效果的同时,具有减少出血、缩短住院时间、降低并发症发生率等优势。然而,机器人手术也存在固有的缺点,如手术费用昂贵、装机时间长、中转开胸手术耗时长等,但随着技术的发展和设备的改进,这些问题都有望得到解决。

总的来说,以达芬奇机器人手术系统为代表的机器人手术系统在胸外科各类手术中的运用越来越广泛,手术数量不断增多,手术质量不断提升。机器人辅助肺段切除术在精准性、安全性和患者体验方面具有显著优势,未来随着技术的不断发展和完善,有望成为肺手术的主流技术之一,并为患者带来更好的治疗效果和更高的生活质量。

(罗清泉　杨运海)

参考文献

[1] ZHAO X J, QIAN L Q, LIN H, et al. Robot-assisted lobectomy for non-small cell lung cancer in China:initial experience and techniques[J]. J Thorac Dis,2010,2(1):26-28.

[2] LIANG H R, LIANG W H, ZHAO L, et al. Robotic versus video-assisted lobectomy/segmentectomy for lung cancer: a meta-analysis[J]. Ann Surg,2018,268(2):254-259.

第三节　机器人辅助袖式肺叶切除术

一、概况

中央型肺癌常侵犯主支气管、隆突、肺动脉和上腔静脉等组织,常规的肺叶切除术无法完整切除肿瘤或切除范围不足,全肺切除术虽可以达到根治肿瘤的目的,但会过多切除患者正常肺组织。随着外科技术的进步、新的麻醉方案及新型材料的应用,袖式肺叶切除术(sleeve lobectomy)逐渐应用于心肺功能差、难以耐受全肺切除术的中央型肺癌患者。袖式肺叶切除术是一种将病变气道或大血管做袖套状切除,吻合残端重建气道/血管的手术方式,适用于肿瘤侵犯主支气管或肺叶支气管近端的患者,可保留患者更多的肺实质,避免行全肺切除术。袖式肺叶切除术的治疗原则是在根治性切除肿瘤组织的基础上,有效保留更多的健康肺组织,为患者术后病情恢复和综合治疗提供保障。

袖式肺叶切除术根据吻合方式可分为支气管袖式肺叶切除术(支气管单袖)、肺动脉袖式肺叶切除术(肺动脉单袖)、支气管肺动脉袖式肺叶切除术(双袖)。如果肿瘤组织位于一个肺叶内,但已侵及局部主支气管或中间段支气管,为了保留正常的邻近肺叶,避免行一侧全肺切除,则可以选择只切除病变肺叶及受累的支气管,再吻合支气管上、下残端,临床上称为支气管袖式肺叶切除术。如果肿瘤仅侵及肺动脉,则只需要做肺动脉切除并端端吻合,称为肺动脉袖式肺叶切除术。如果肿瘤同时侵及主支气管及伴行的肺动脉,则需要同时做支气管和肺动脉切除并端端吻合,称为支气管肺动脉袖式肺叶切除术。

越来越多的研究表明,袖式肺叶切除术既能有效切除肿瘤组织,又能最大限度地保留患者健康肺组织,使患者呼吸功能获得最大保障,且能减少术后严重并发症的发生,提高患者术后生活质量。美国国立综合癌症网络(National Comprehensive Cancer Network)发布的《非小细胞肺癌临床实践指南》推荐,若解剖位置合适且能获得阴性切缘,保留肺组织的解剖性切除术(袖式肺叶切除术)优于全肺切除术。

袖式肺叶切除术中需要进行支气管或血管的缝合操作,而胸腔镜下支气管吻合和重建的主要困难在于胸腔内操作空间狭小,需要进行直杆式器械操作和在二维术野下精确吻合,对术者技术要求高。达芬奇机器人手术系统拥有接近于人手的活动范围度且突破人手极限的器械、三维立体且稳定的术野、人手震颤的过滤系统等,使其在高难度、高风险的胸外科手术中更具优势,降低了手术的难度,让外科医生能更加舒适地完成手术。达芬奇机器人手术系统的三维成像系统,为术者提供了患者胸腔内三维立体高清影像;其灵活的机械臂系统使术者能够在狭小的空间中进行精确的缝合和打结,解决了普通胸腔镜下缝合难度大的问题。另外,达芬奇机器人辅助下的半连续缝合技术(half-continuous suture technique)能够降低支气管吻合的难度,提高吻合效率。

二、适应证和禁忌证

(一)适应证

(1)肿瘤位于肺叶支气管开口及以上。

(2)肿瘤侵犯一侧主支气管或邻近的转移性淋巴结侵及主支气管,但隆突无受累征象。

(3)常规肺叶切除后术中冰冻切片病理检查显示支气管切缘阳性,有肿瘤细胞残留,需要进一步扩大切除范围。

(4)高龄或心肺功能较差的中央型肺癌患者,无法耐受全肺切除。

(5)肿瘤或邻近的转移性淋巴结侵及肺动脉。

(6)部分良性肿瘤、气道狭窄等良性疾病。

(二)禁忌证

(1)患者合并严重的器官功能障碍,恶病质或不能耐受手术。

(2)手术后肺功能无法维持正常机体需要。

(3)肿瘤广泛或全身转移,无法根治性切除。

(4)存在麻醉禁忌。

三、术前准备

(一)术前检查评估

术前除了详细询问病史及做体格检查、常规的血液检验之外,还要做评估心肺功能和肿瘤进展情况的检查,包括肺功能检查、血气分析、心脏超声、心电图、胸部增强CT、纤维支气管镜、颅脑CT/MR、上腹CT、颈部淋巴结超声、全身骨显像以及可选的PET-CT检查等。其中胸部增强CT和纤维支气管镜检查结果是制订手术方案的重要参考依据。

1. 胸部增强CT检查　对于中央型肺癌患者,应行胸部增强CT检查,利用血管造影剂显示肺门周围血管有无受累征象,同时显示纵隔结构,可清楚观察纵隔内有无肿大淋巴结,为评估袖式肺叶切除术的可行性及手术方案的制订提供参考。

2. 纤维支气管镜检查　纤维支气管镜检查可直观显示肿瘤在支气管腔内的基本情况,包括肿瘤的位置、大小、堵塞支气管口情况、侵袭范围、基底宽度等,还可以正确显示肿瘤与支气管开口或隆突的距离，为制订手术方案提供参考。最重要的是，利用纤维支气管镜可以获取组织进行病理检查，对肿瘤或疑似肿瘤侵犯的支气管黏膜进行活检，以确诊肿瘤病理学类型，并证实或排除支气管被肿瘤侵犯。同时，也可对疑似隆突下肿大淋巴结进行超声引导下经支气管针吸活检(EBUS-TBNA)，以证实或排除隆突下淋巴结肿瘤转移。

(二)术前手术准备

术前需要进行呼吸道准备，患者术前需利用呼吸训练器进行深呼吸锻炼，并吸入雾化药，促进排痰，清洁呼吸道。手术前晚行胃肠道准备，禁食、导泻。

四、体位和麻醉

取健侧卧位+折刀位，制作腰桥，以充分扩展肋间隙。可使患者微向前倾，术中重力作用会使肺叶偏向前侧。行双腔支气管插管，全身麻醉。

五、机器人定泊和套管定位

(一)机器人定泊

达芬奇机器人机械臂系统一般定泊在患者头侧，机械臂系统中线在患者腋中线上，也可根据肺叶手术操作位置的不同微偏向患者前侧或在患者背侧定泊。

(二)套管定位

机器人手术可分为全机器人入路(RP)和机器人辅助入路(RA)，其中全机器人入路全部采用气密性套管，将 CO_2 注入胸膜腔，建立人工气胸，术中不扩大任何切口，通常仅在取出标本时需要稍微扩大切口；机器人辅助入路采取辅助切口，胸膜腔与手术室环境的空气相通，取出标本时不需要进一步扩大切口。根据使用的机器人机械臂数量，手术操作分为三臂操作和四臂操作。因此，采用的手术技术不同，所需要的套管或切口的数量及位置略有区别。

以达芬奇(da Vinci) Si 系统为例，四臂全机器人入路袖式右肺下叶切除术所采用的套管定位(5 孔)如下。

1 号臂：右腋前线第 4 肋间，5 mm 套管，置入单极电凝钩、热剪或持针器。

2 号臂：右腋后线第 8 肋间，5 mm 套管，置入双极电凝抓钳。

3 号臂：右肩胛线第 9 肋间，5 mm 套管，置入无创肺钳。

观察孔：右腋中线第 7 肋间，12 mm 套管，置入机器人专用镜头。

辅助孔：右腋前线第 6 肋间，12 mm 套管，置入胸腔镜长器械，助手用此孔进行术中吸引、传递缝线或取出标本等操作。

若采用三臂全机器人入路袖式右肺下叶切除术，则去掉 3 号臂(4 孔)。

若采用三臂机器人辅助入路袖式右肺下叶切除术，其套管定位(3 孔+1 切口)如下。

1 号臂：右腋前线第 4 肋间，5 mm 套管，置入单极电凝钩、热剪或持针器。

2 号臂：右腋后线第 8 肋间，5 mm 套管，置入双极电凝抓钳。

观察孔：右腋中线第 7 肋间，12 mm 套管，置入机器人专用镜头。

辅助切口：右腋前线第 6 肋间，放置切口保护套，置入胸腔镜常规器械，助手用此切口进行术中吸引、暴露术野，牵拉、传递缝线或取出标本等操作。

也可以不采用额外的辅助切口，而将1号臂或2号臂开孔扩大成切口，置入切口保护套，并置入机器臂套管（2孔+1切口或1孔+2切口），在置入机器人器械的同时，助手辅助操作。

六、手术步骤

（一）达芬奇机器人辅助袖式右肺上叶切除术

1. 探查　经观察孔进镜，观察胸膜腔有无封闭、粘连、积液；确定肺部病变位置及纵隔淋巴结有无异常肿大，了解病变是否侵犯心脏或大血管。

2. 右肺上叶切除　术者用单极电凝钩打开叶间裂，助手经辅助孔以3.5 mm切割闭合器切断肺裂前、后部分；依次游离出上叶动脉后升支，对较细血管用丝线结扎或血管夹夹闭后切断，较粗血管从辅助孔伸入2.5 mm血管切割闭合器逐个夹闭后切断；继续向前上游离出上叶支气管及右主支气管，从辅助孔伸入热剪，在病变远端切断支气管残端（图2-3-1），将近、远端支气管残端送检，术中冰冻切片病理检查证实切缘阴性；从辅助孔伸入2.5 mm血管切割闭合器，依次夹闭上肺动脉第一支、上肺静脉后切断。也可按照静脉—上肺动脉第一支—上叶动脉后升支—支气管—肺裂，肺裂—上叶动脉后升支—静脉—支气管—上肺动脉第一支或者肺裂—上叶动脉后升支—上肺动脉第一支—支气管—静脉的顺序依次离断。

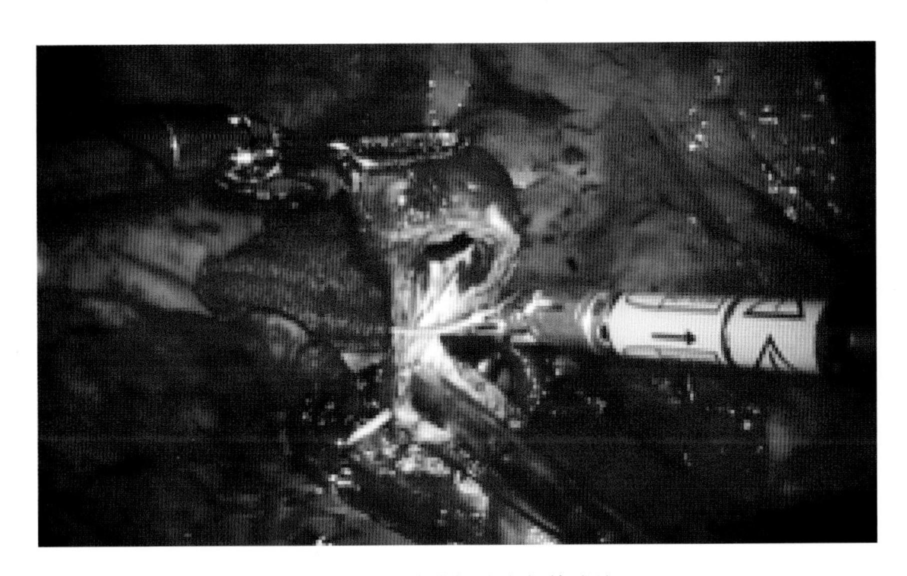

图2-3-1　袖式切除支气管残端

3. 支气管袖式缝合　用3-0血管缝线（PROLENE线）自视野最远处的前、后壁转折处开始缝合，第1针行间断缝合并打结于支气管管腔外；将缝针穿入管腔内，按照常规的缝合方法按顺时针方向缝合支气管后壁至气管近侧前后交叉处，收紧后壁缝线；将缝针由近端腔内穿出腔外，继续按顺时针方向连续缝合气管前壁至第1针停止缝合部位，收紧前壁缝线后，将前、后壁缝线打结，吻合结束（图2-3-2至图2-3-4）。

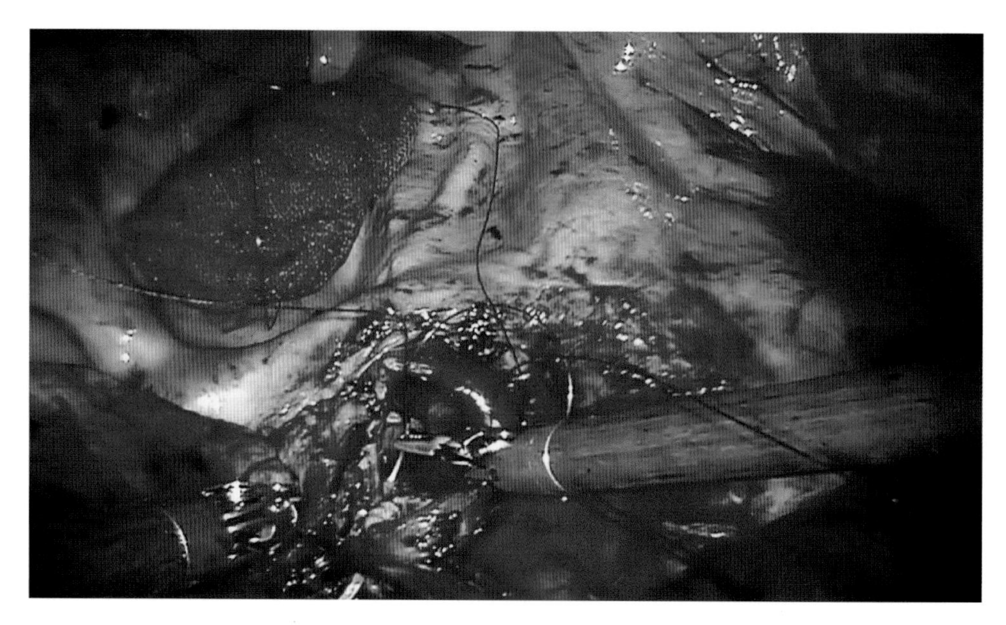

图 2-3-2 缝合后壁

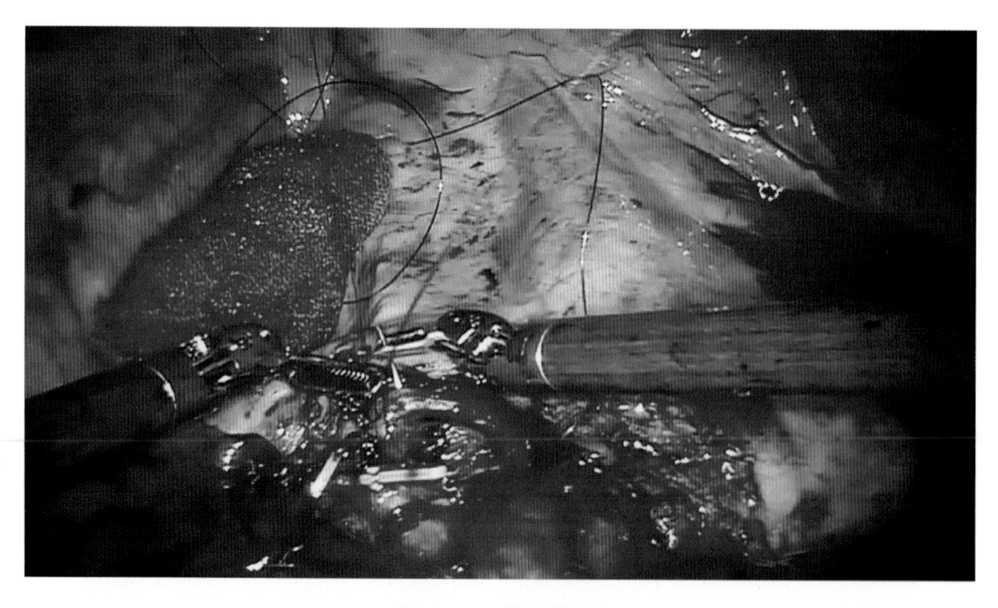

图 2-3-3 缝合前壁

4. 纵隔淋巴结清扫 若术前已明确或术中冰冻切片病理检查提示恶性病变，则行系统性纵隔淋巴结清扫。主要清扫第 2 组、第 3 组、第 4 组、第 7 组、第 8 组、第 9 组淋巴结。注意保护迷走神经、喉返神经、膈神经，游离上述神经周围的淋巴结时避免使用单极电凝钩等能量器械，避免热损伤。

5. 关胸 胸腔内倒入生理盐水，嘱麻醉医生鼓肺，观察支气管残端吻合口及肺组织，若无漏气，术野无出血或明显渗血，则经腋前线第 5 肋间、腋后线第 8 肋间分别放置 24＃、30＃硅胶引流管并预留 U 形线，用 4＃丝线间断缝合肩胛线第 8 肋间切口，逐层缝合第 7 肋间辅助孔切口。

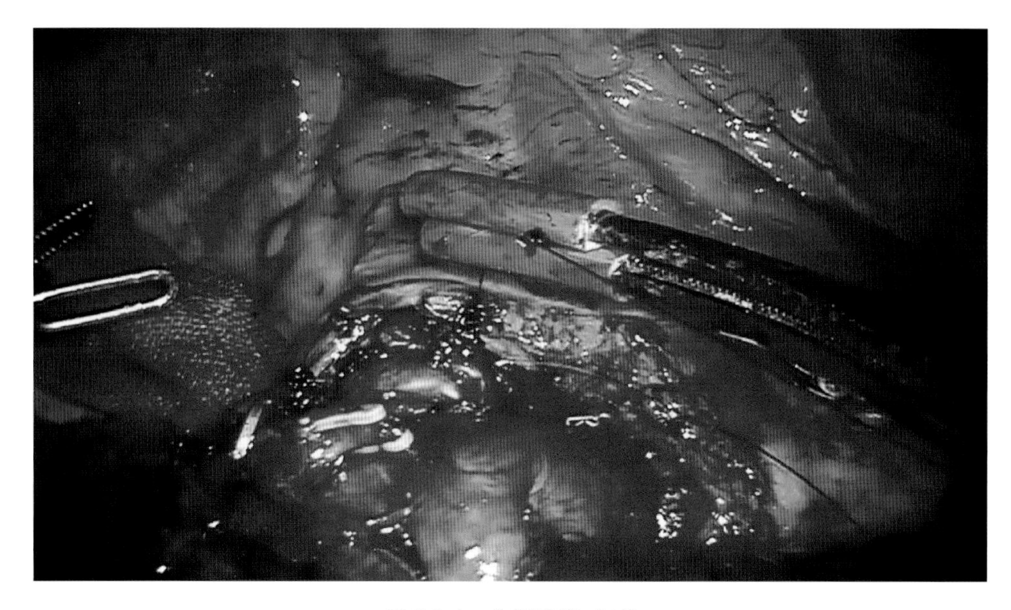

图 2-3-4　收紧缝线、打结

（李小飞）

（二）达芬奇机器人辅助袖式右肺中下叶切除术

（1）探查未见胸腔积液、粘连及胸膜受累，叶间裂发育一般，淋巴结未见明显肿大。游离肺韧带，充分游离下肺门，游离并切断下叶静脉，继续游离并切断中叶静脉。用单极电凝钩打开发育差的斜裂，充分游离并暴露下叶动脉干，清扫各组淋巴结。游离并切断下叶动脉干及中叶动脉。处理右主支气管及上叶支气管。

（2）充分游离右主支气管、中间干支气管、上叶支气管，使用热剪剪开右主支气管及上叶支气管（图 2-3-5），移除右肺中下叶标本，并送检支气管切缘组织，行冰冻切片病理检查，以明确上、下切缘是否被肿瘤累及。准备两根 3-0 PROLENE 线，采用半连续缝合技术吻合右主支气管和上叶支气管（图 2-3-6）。待支气管切缘组织的病理检查结果回报，若支气管上、下切缘中任一切缘被肿瘤累及，则需拆除吻合，进一步行扩大切除术，并继续送检切缘组织，直到切缘未被肿瘤累及。

（3）冲洗胸腔，吸痰，鼓肺，观察支气管吻合口是否漏气，如无漏气，术毕。于观察孔放置胸腔引流管，行胸腔闭式引流。

（三）达芬奇机器人辅助袖式右肺下叶切除术

（1）探查未见胸腔积液，胸腔顶部见少量粘连，未见明显胸膜受累，叶间裂发育一般，淋巴结未见明显肿大。游离肺韧带，充分游离并用切割闭合器离断下叶静脉。再用切割闭合器打开剩余斜裂，充分游离、暴露并用切割闭合器离断下叶动脉干，清扫各组淋巴结（图 2-3-7）。

（2）充分游离右中间干支气管及中叶支气管，使用热剪剪开右中间干支气管及中叶支气管，移除右肺下叶标本，并送检支气管切缘组织，行冰冻切片病理检查，结果显示未见肿瘤累及。1 号臂器械更换为持针器准备行吻合操作。准备两根 3-0 PROLENE 线，半连续缝合右中间干支气管和中叶支气管（图 2-3-8）。

（3）冲洗胸腔，吸痰，鼓肺，未见漏气。于观察孔放置胸腔引流管，行胸腔闭式引流。

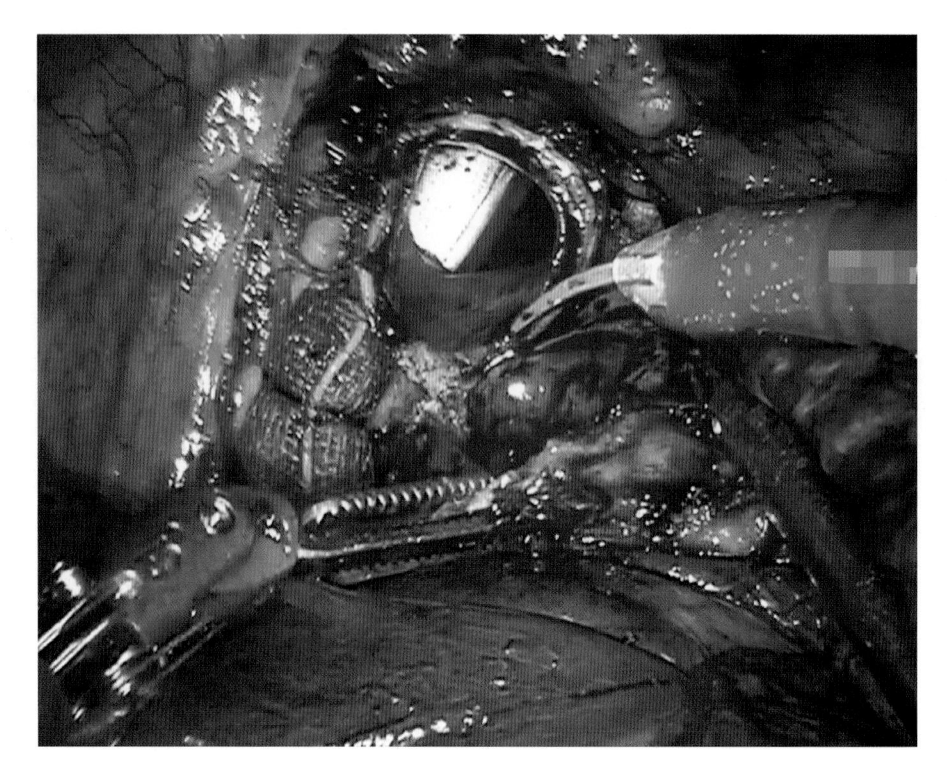

图 2-3-5 用热剪剪开右主支气管

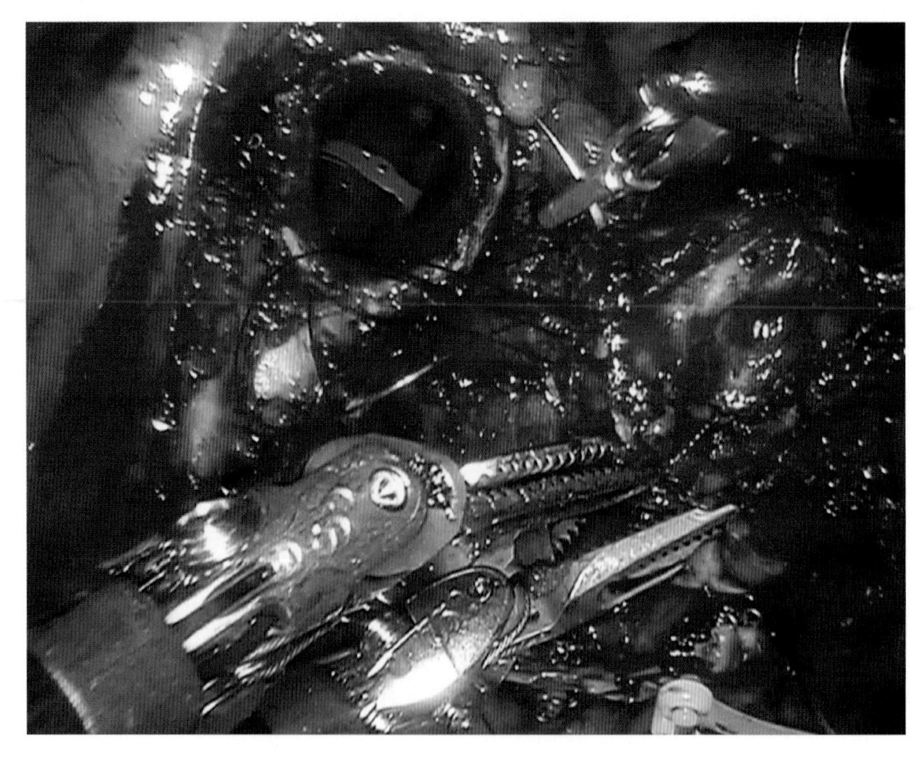

图 2-3-6 半连续缝合右主支气管和上叶支气管

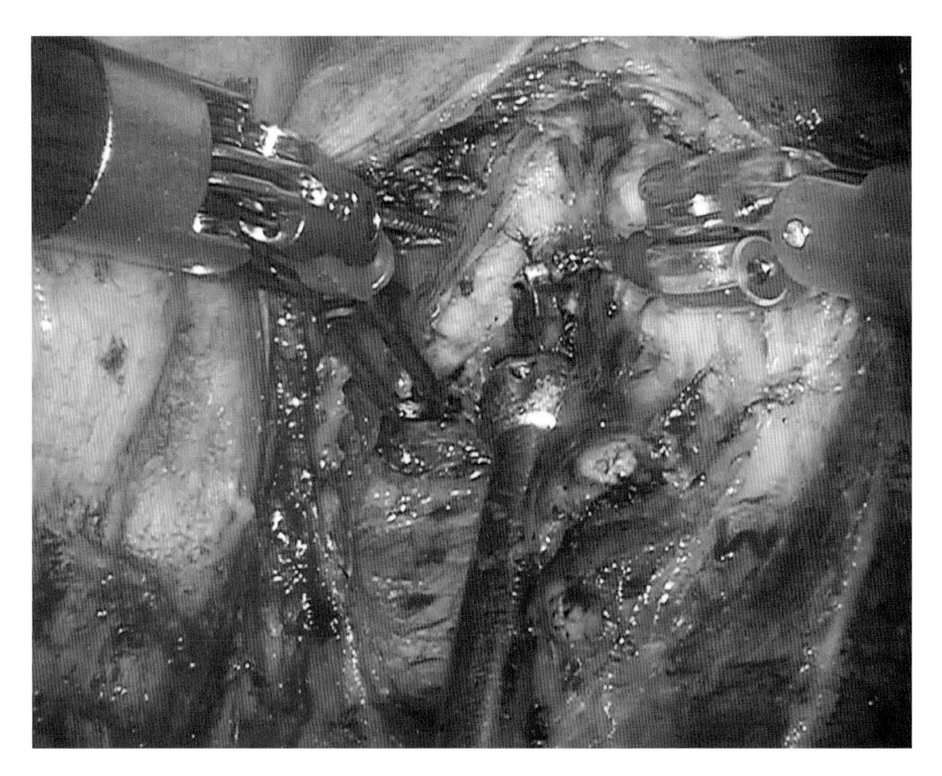

图 2-3-7　清扫第 7 组淋巴结

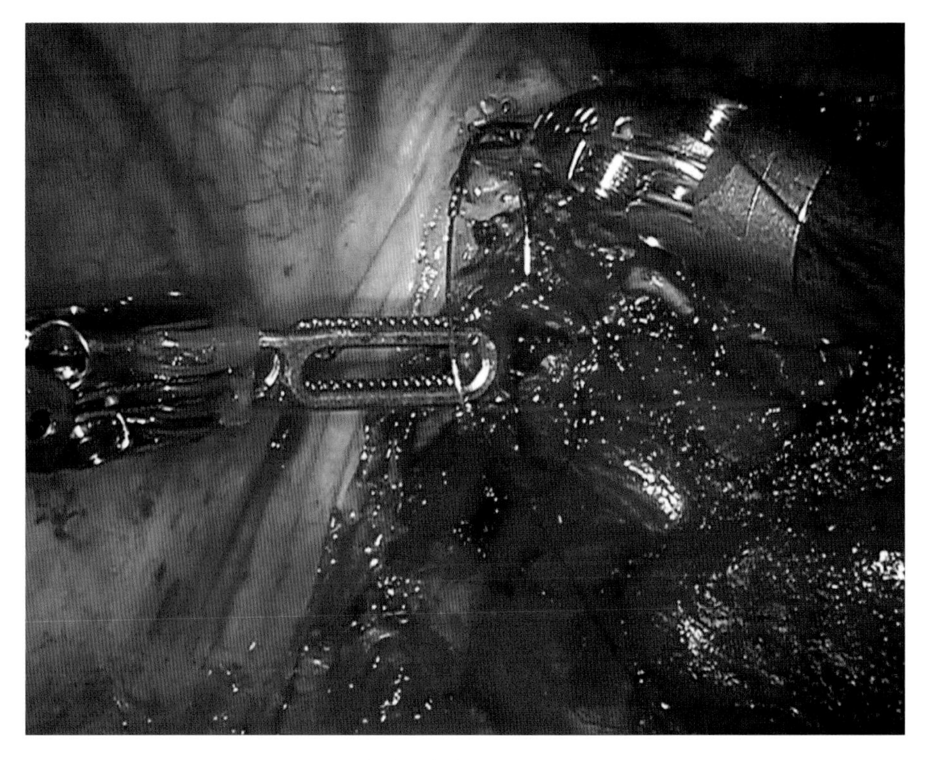

图 2-3-8　半连续缝合右中间干支气管和中叶支气管

（矫文捷）

(四)达芬奇机器人辅助袖式左肺上叶切除术

(1)探查见胸腔部分粘连,分离粘连,肿瘤位于肺门部,肺门部有较多肿大淋巴结。肿瘤包绕 A^{4+5},并侵犯上叶支气管口。

(2)游离处理左肺上叶静脉。

①松解下肺韧带:用单极电凝钩松解下肺韧带(图 2-3-9)。

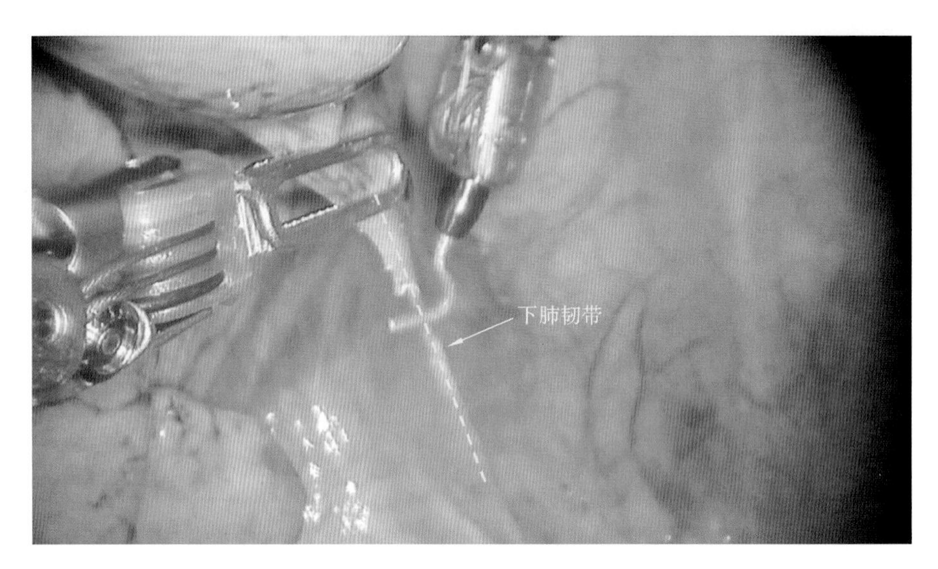

图 2-3-9　松解下肺韧带

②显露左肺上叶静脉:解剖肺门,并解剖左肺上叶静脉(图 2-3-10),将橡皮筋套在左肺上叶静脉上。

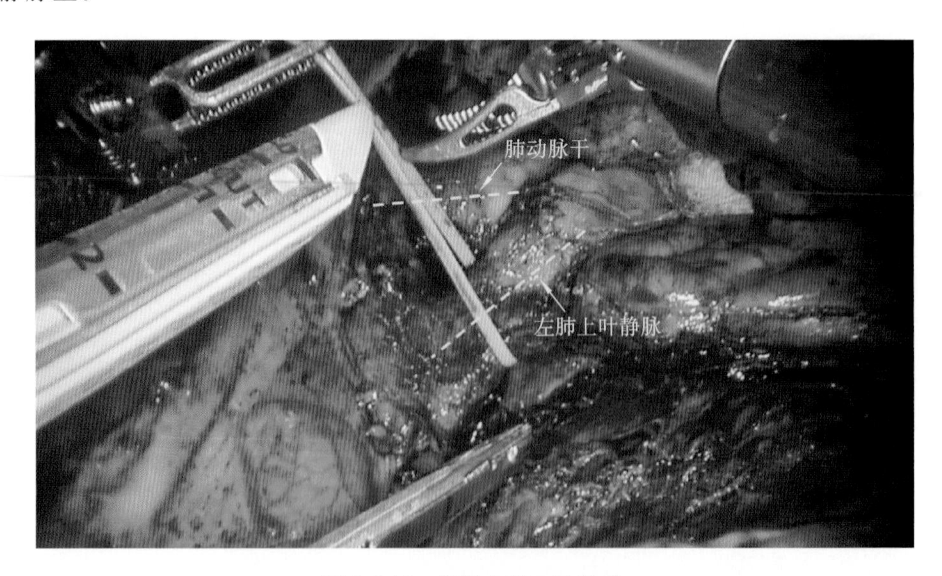

图 2-3-10　解剖左肺上叶静脉

③离断左肺上叶静脉:用切割闭合器(Endo GIA 60 mm-2.5 mm)一枚切断左肺上叶静脉(图 2-3-11)。

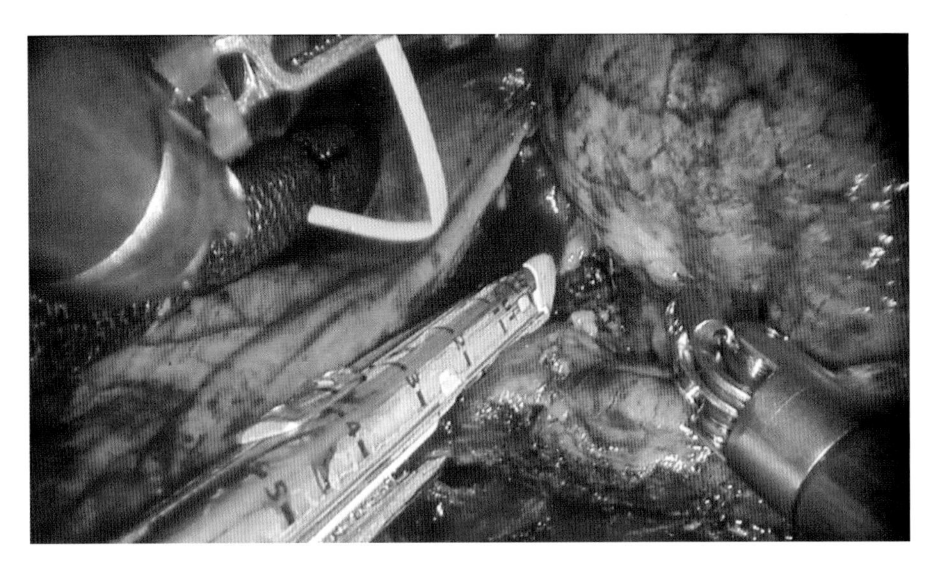

图 2-3-11　切断左肺上叶静脉

(3)游离处理上叶动脉各分支(A^{1+2c}、A^{2a+b}、A^{4+5}、A^{3})。

①显露肺动脉干:解剖肺动脉干,将橡皮筋套在肺动脉干上,沿后叶间裂进行解剖,用切割闭合器(Endo GIA 60 mm-3.5 mm)一枚打开后叶间裂(图 2-3-12 至图 2-3-14)。

②游离处理 A^{1+2c}:解剖 A^{1+2c},用切割闭合器(Endo GIA 30 mm-2.5 mm)一枚将其切断(图 2-3-15、图 2-3-16)。

③游离处理 A^{2a+b}:解剖 A^{2a+b},用切割闭合器(Endo GIA 30 mm-2.5 mm)一枚将其切断(图 2-3-17、图 2-3-18)。

④游离处理 A^{4+5}:用 3-0 PROLENE 线缝合 A^{4+5} 近端,钛夹夹闭 A^{4+5} 远端,剪断 A^{4+5}(图 2-3-19 至图 2-3-21)。

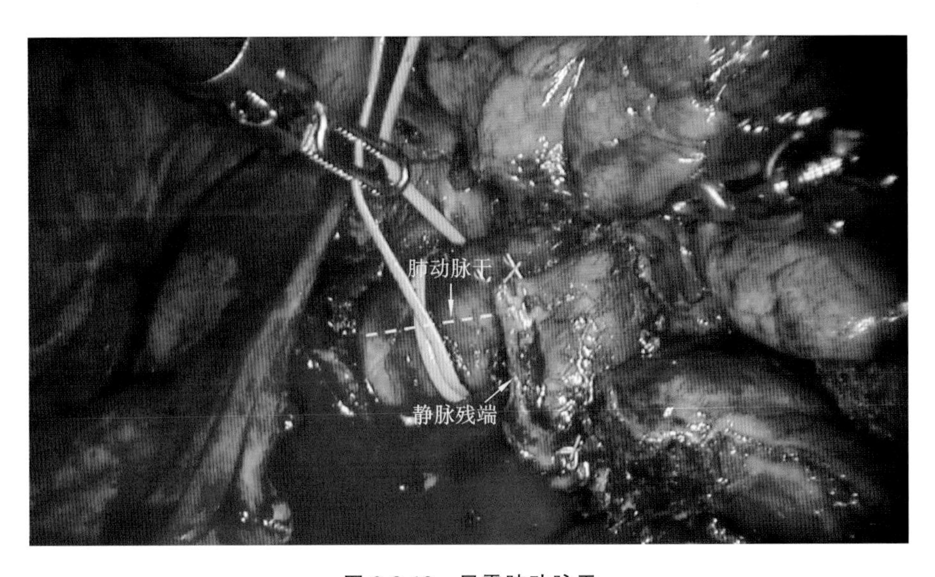

图 2-3-12　显露肺动脉干

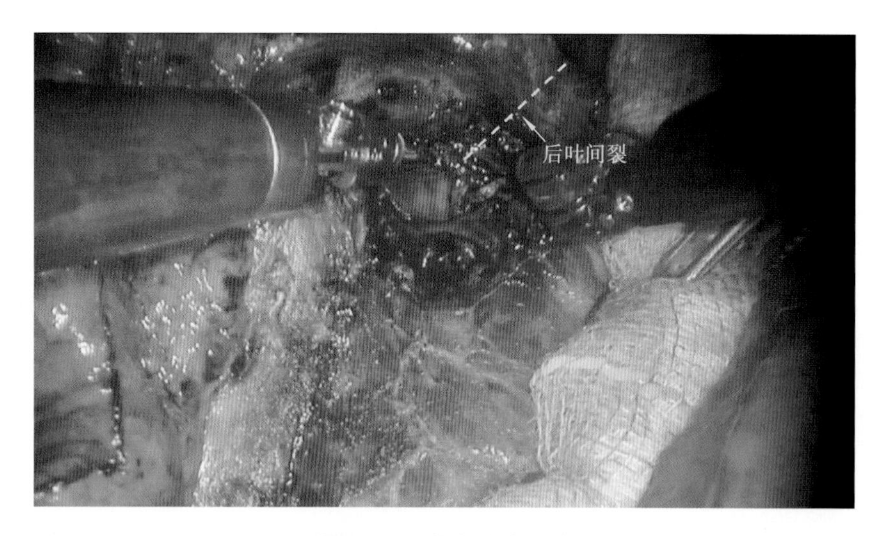

图 2-3-13 解剖后叶间裂

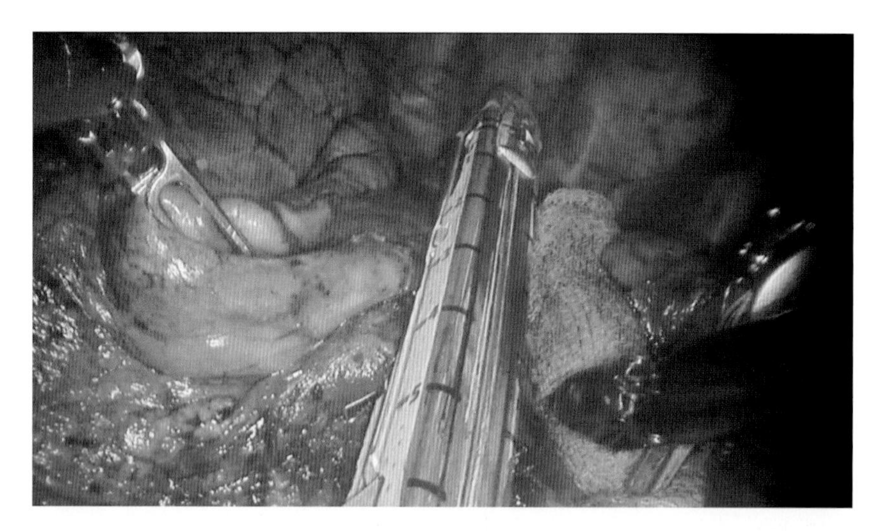

图 2-3-14 打开后叶间裂

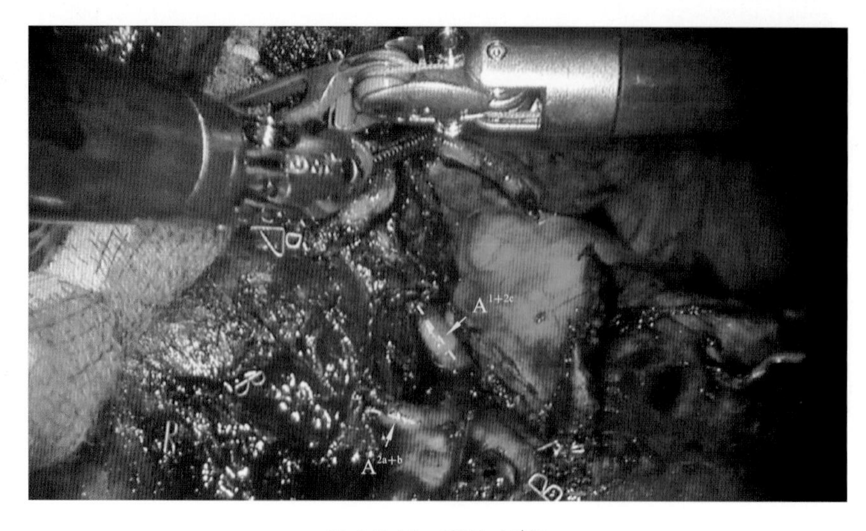

图 2-3-15 解剖 A^{1+2c}

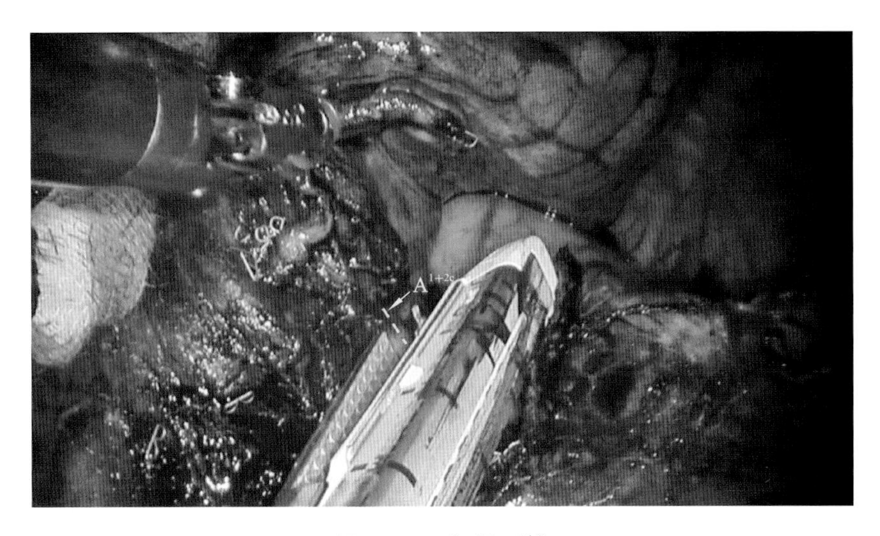

图 2-3-16 切断 A^{1+2c}

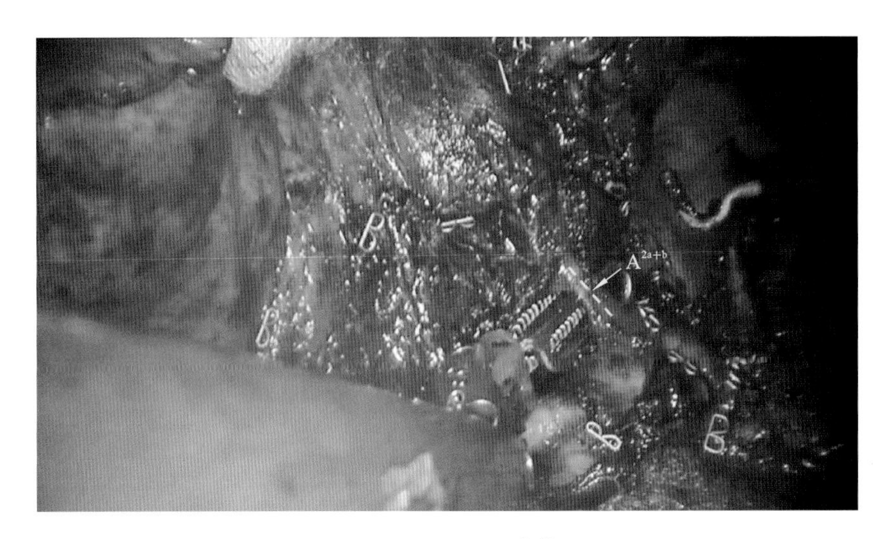

图 2-3-17 解剖 A^{2a+b}

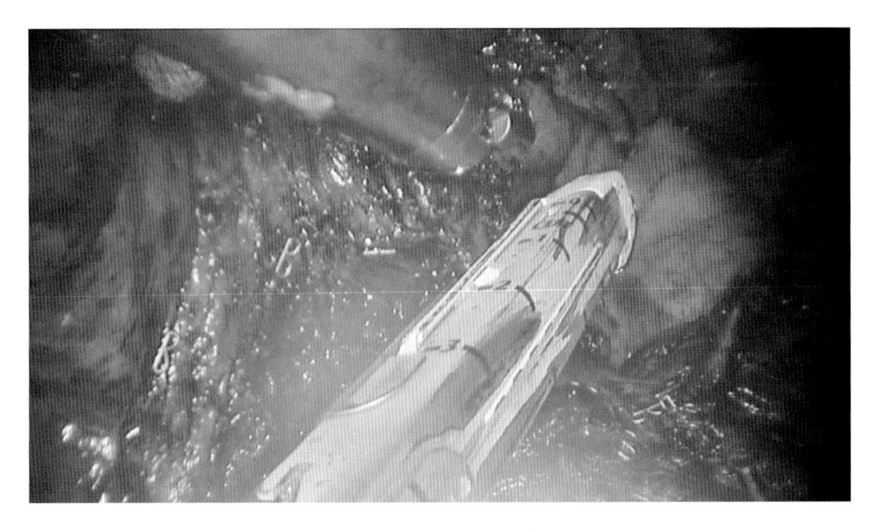

图 2-3-18 切断 A^{2a+b}

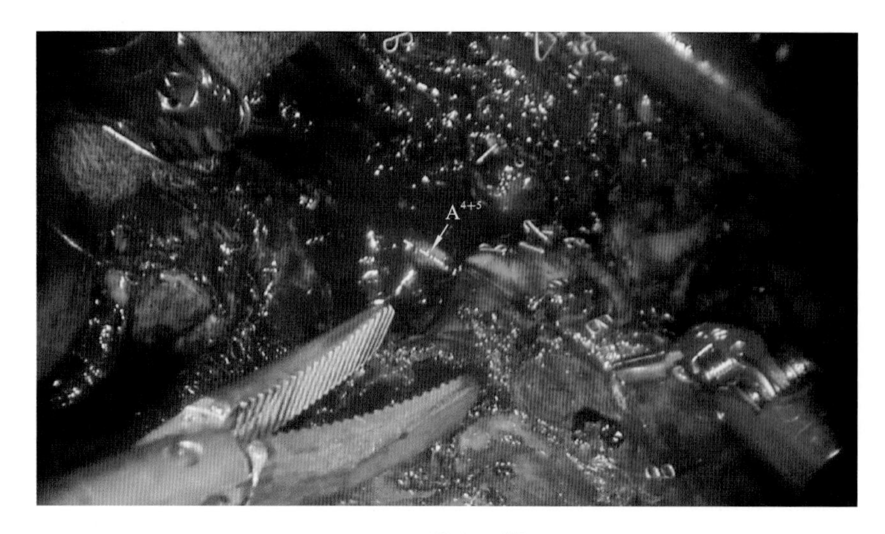

图 2-3-19 缝合 A^{4+5} 近端

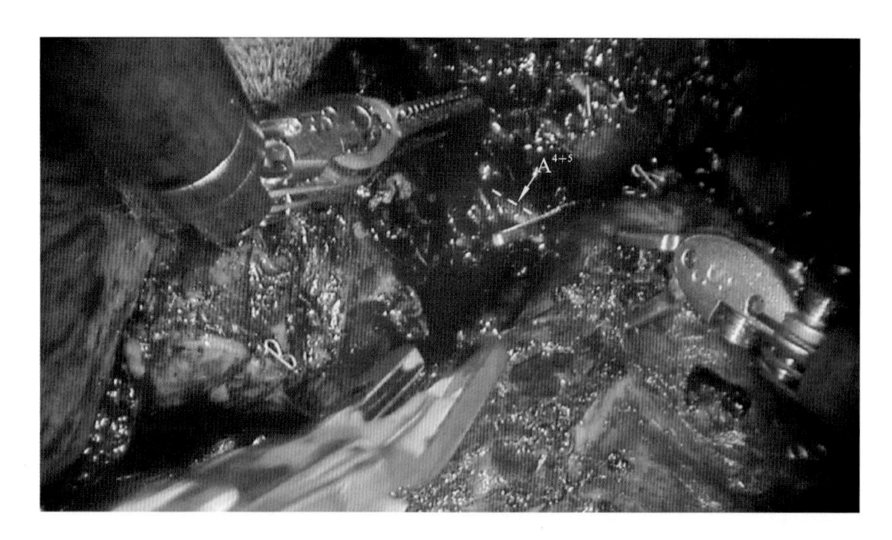

图 2-3-20 用钛夹夹闭 A^{4+5} 远端

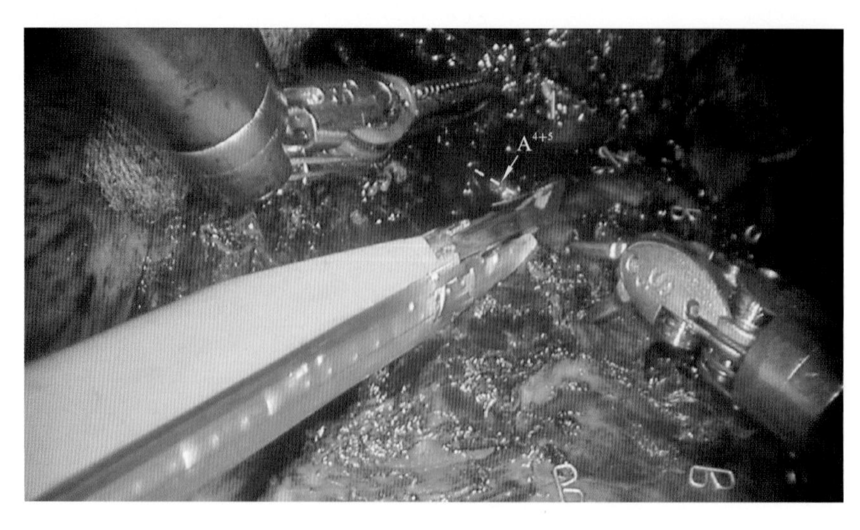

图 2-3-21 剪断 A^{4+5}

⑤游离处理 A^3：继续解剖 A^3，用切割闭合器（Endo GIA 30 mm-2.5 mm）一枚将其切断（图 2-3-22、图 2-3-23）。

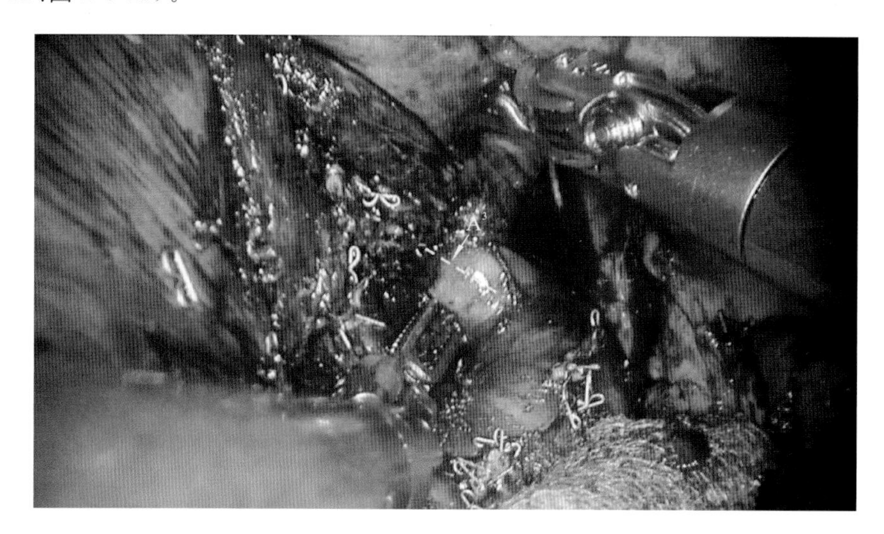

图 2-3-22　解剖 A^3

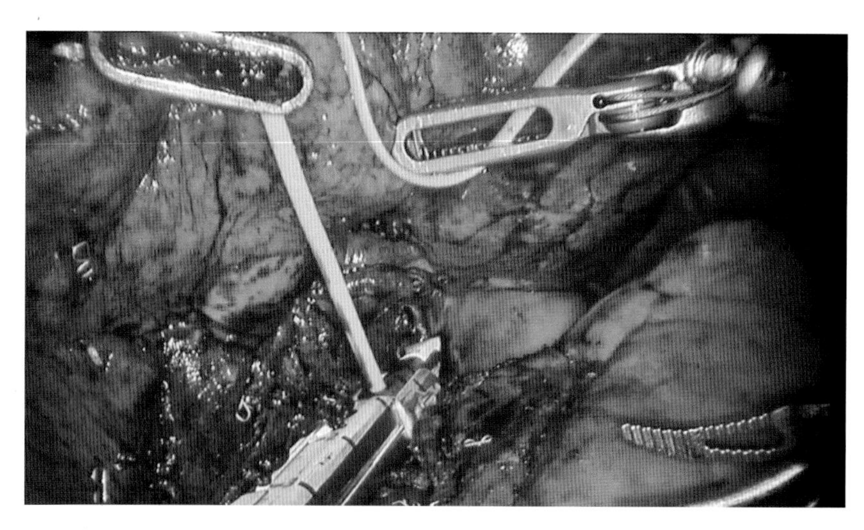

图 2-3-23　切断 A^3

（4）处理左肺上叶支气管。

①游离处理左肺上叶支气管并取出标本：显露左肺上叶支气管，用剪刀剪开左肺上叶支气管，剪下左肺上叶。用标本袋装标本，扩大第 6 肋间切口，取出标本（图 2-3-24、图 2-3-25）。

②显露并阻断肺动脉干：将主动脉干从第 3 肋间拉出，继续解剖 A^6 水平的肺动脉干。用腔镜阻断夹阻断肺动脉干上、下端（图 2-3-26、图 2-3-27）。

③从肺动脉干上完整剥离左肺上叶支气管：用剪刀解剖左肺上叶支气管和肺动脉干之间的间隙，从肺动脉干上完整剥离左肺上叶支气管（图 2-3-28）。

④切断含肿瘤的左肺上叶支气管：放开动脉阻断夹，切断含肿瘤的左肺上叶支气管（图 2-3-29、图 2-3-30）。

⑤吻合支气管切端：用 3-0 PROLENE 线连续端端缝合支气管两个切端，缝合后检查吻合口是否完整（图 2-3-31、图 2-3-32）。

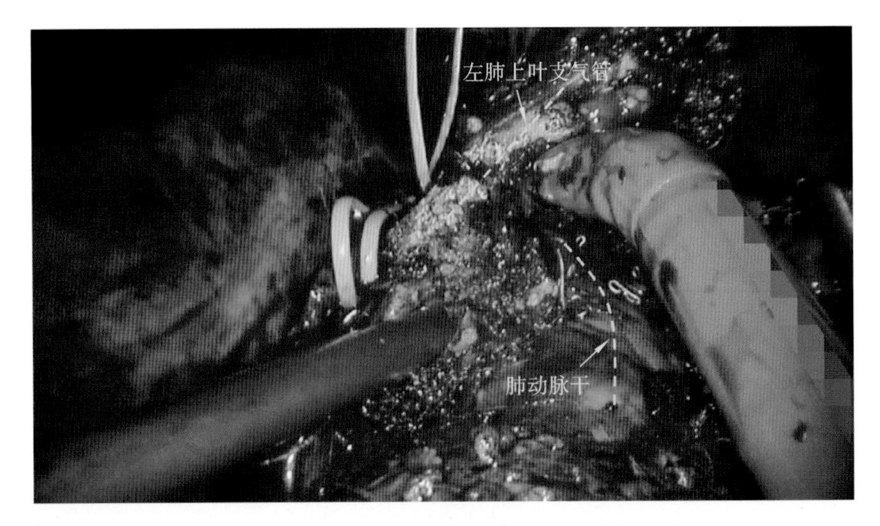

图 2-3-24 用剪刀剪开左肺上叶支气管

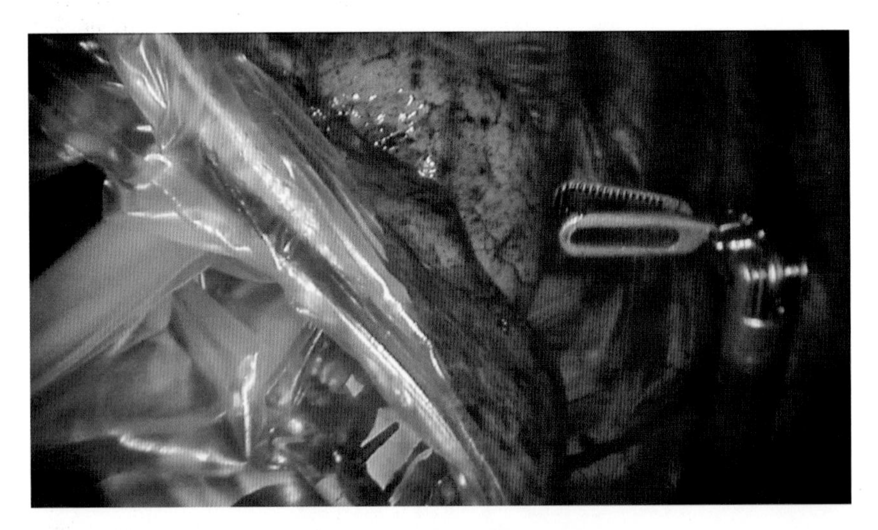

图 2-3-25 用标本袋取出标本

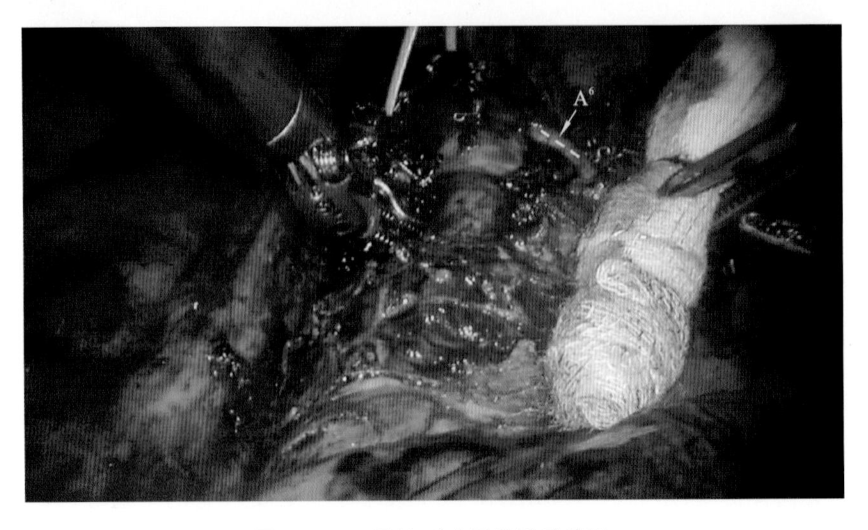

图 2-3-26 解剖 A^6 水平的肺动脉干

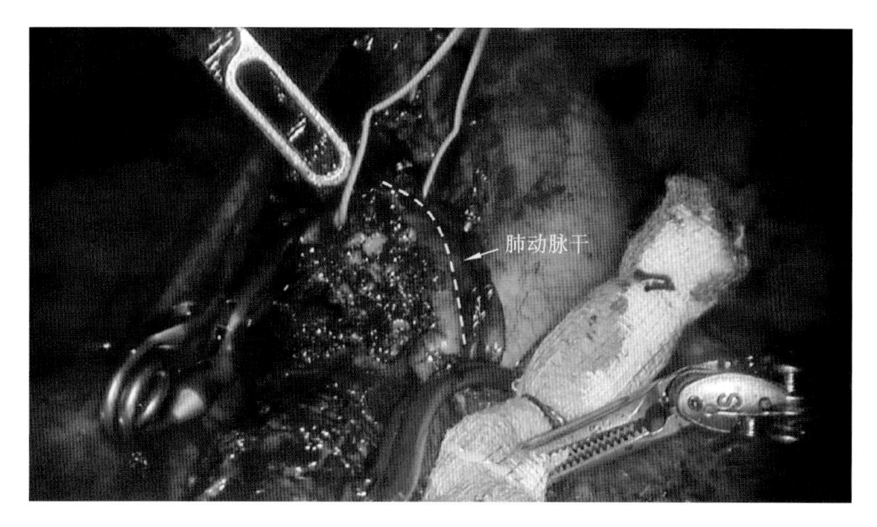

图 2-3-27　用腔镜阻断夹阻断肺动脉干上、下端

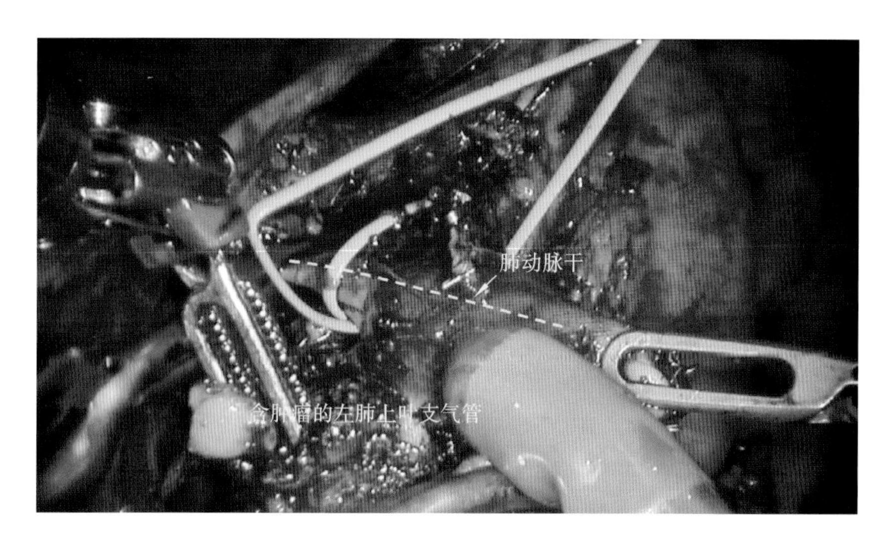

图 2-3-28　从肺动脉干上完整剥离左肺上叶支气管

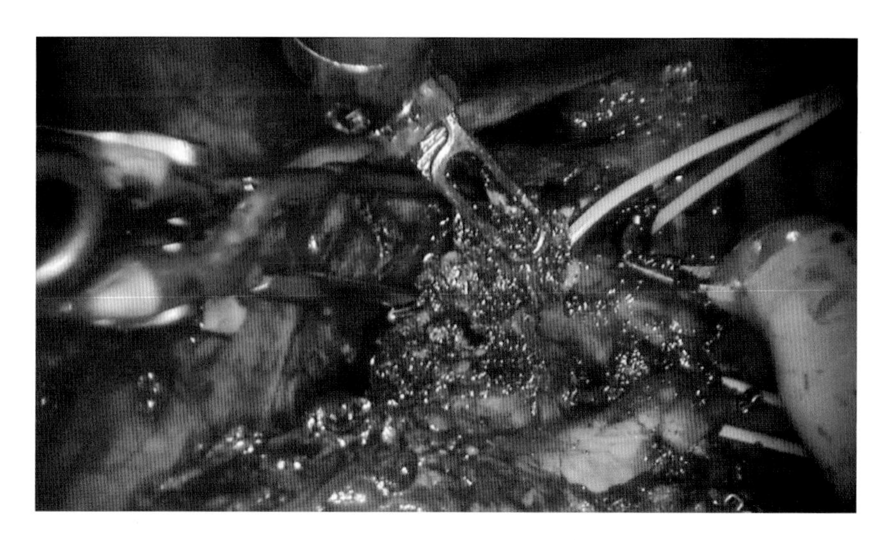

图 2-3-29　放开动脉阻断夹

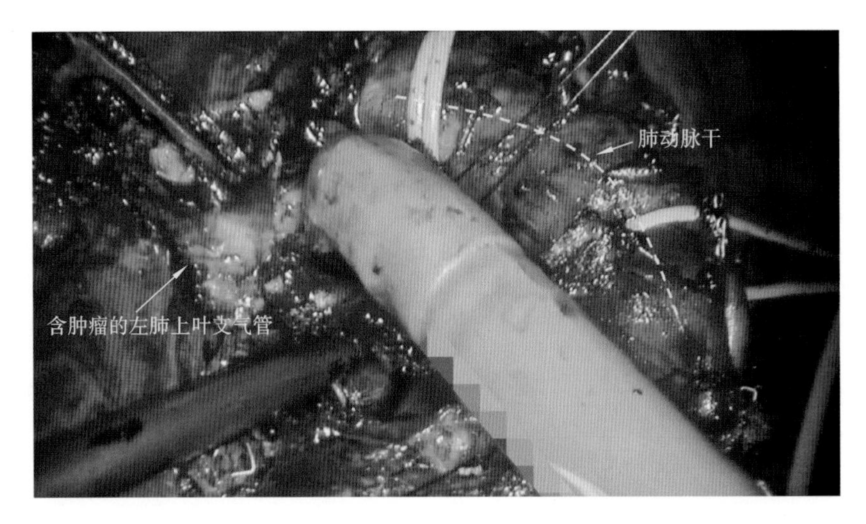

图 2-3-30　切断含肿瘤的左肺上叶支气管

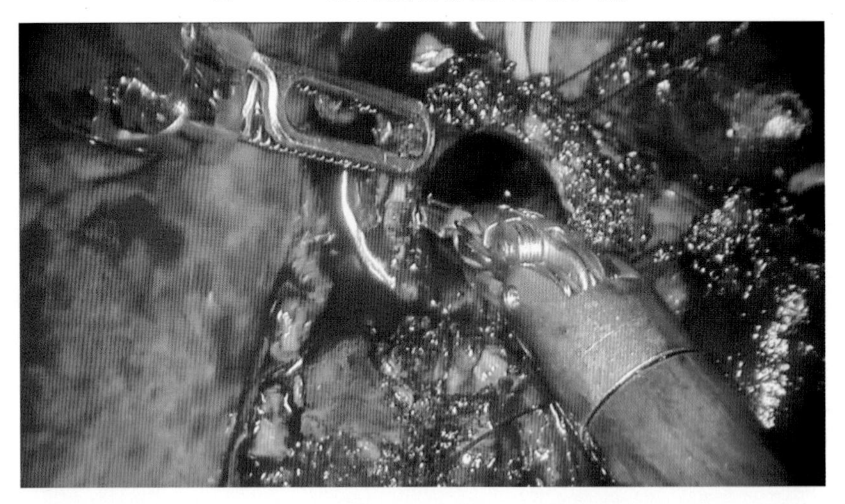

图 2-3-31　连续端端缝合支气管两个切端

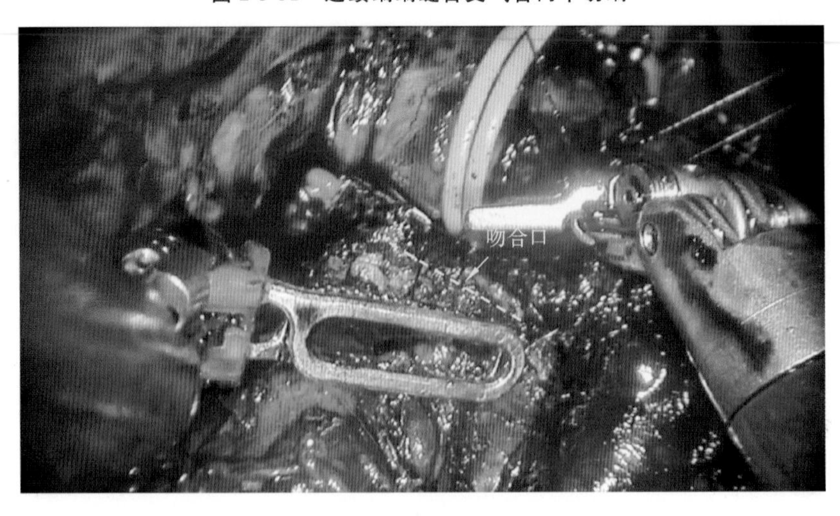

图 2-3-32　检查吻合口

（李鹤成）

（五）达芬奇机器人辅助袖式左肺下叶切除术

（1）探查胸膜腔，无胸腔积液及肿瘤播散征象。游离肺韧带，充分解剖并切断下叶静脉，充分游离左主支气管、左肺上叶支气管起始部及左肺下叶支气管。用热剪自左肺上叶支气管起始部垂直切开左主支气管和左肺上叶支气管的管壁。送检支气管切缘组织，做快速冰冻切片病理检查。

（2）用切割闭合器打开叶间裂，游离并切断下叶动脉各分支。将左肺下叶标本取出。对纵隔及肺门、叶间淋巴结进行系统性淋巴结清扫。快速冰冻切片病理检查结果回报：送检左主支气管及左肺上叶支气管切缘均未见肿瘤累及。

（3）将右手机械臂器械更换为持针器。术者使用两根 3-0 PROLENE 线采用半连续缝合技术将左肺上叶支气管与左主支气管进行端端吻合（图 2-3-33）。

（4）冲洗胸腔，无漏气、渗血后关闭胸腔。经观察孔放置胸腔引流管。

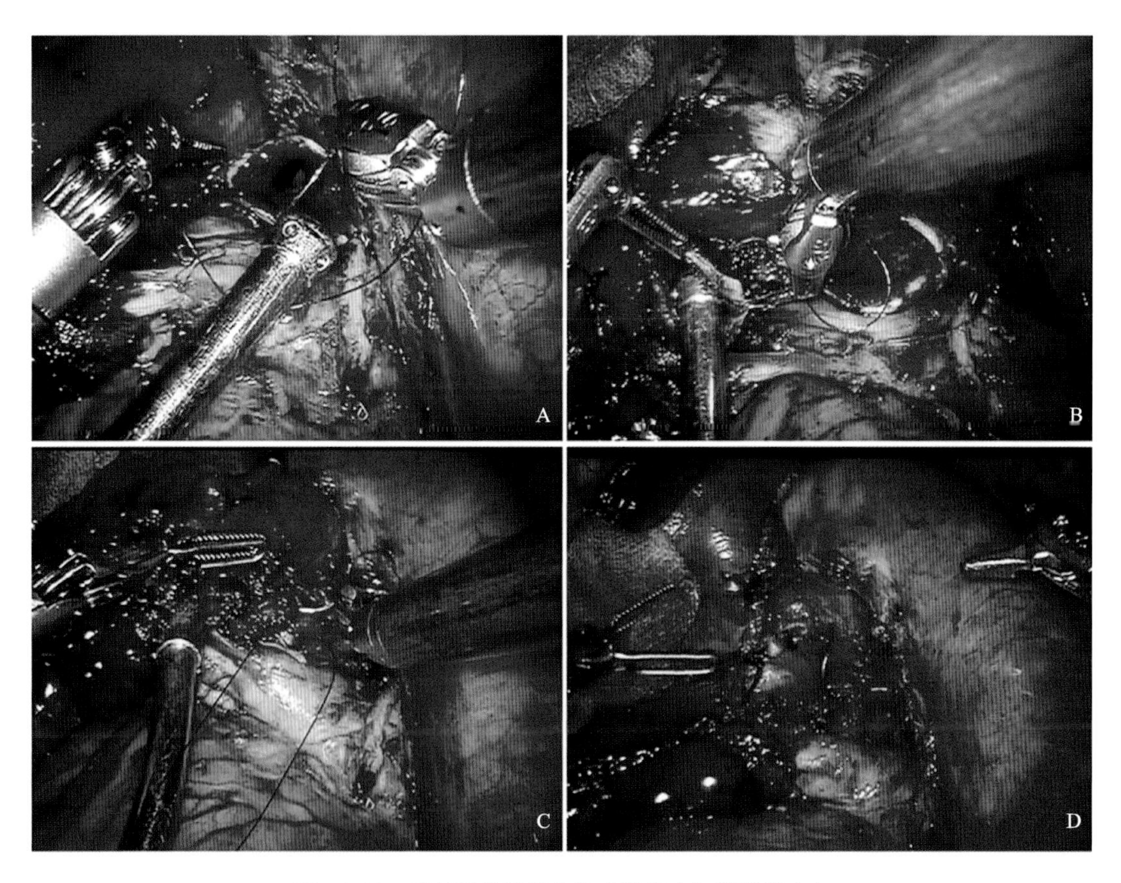

图 2-3-33　采用半连续缝合技术进行支气管端端吻合

（矫文捷）

七、术后处理

术后常规使用抗生素预防感染，同时给予抑酸、雾化、化痰、补液等支持治疗，嘱患者主动咳嗽、咳痰，术后第 1 天开始进行抗凝治疗。术后观察胸腔引流管引流量、引流液性状、是否漏气等。复查床边胸部X线片显示肺复张良好，胸腔引流管无漏气且引流量少于每天300 mL时拔除胸腔引流管。患者出院前应常规行床边纤维支气管镜检查，以确认支气管吻合是否满意。出院后1个月于门诊复查，一般行胸部CT检查，可根据情况选择性加做纤维支气管镜检查，如果患者行肺动脉袖式肺叶切除术，应复查胸部增强CT，以确认动脉吻合口有无狭窄。

八、并发症及防治

手术并发症与外科手术操作相关，但不仅仅由外科手术操作引起，导致手术并发症的原因很多，包括患者的自身条件、疾病的性质及轻重程度、外科医生的水平、围手术期的管理及护理等，这些原因在一定程度上都有可能成为决定性影响因素。袖式肺叶切除术是胸外科手术中难度较大的手术，术中涉及支气管成形操作，吻合支气管必然成为增高并发症发生率的潜在危险因素。可能发生的并发症如下。

1. 术中并发症 术中并发症指在手术进行过程中发生的并发症，导致术中并发症的原因很多，主要包括手术意外、手术技术不熟练等。术中并发症包括麻醉相关并发症，常见的有反流、误吸和吸入性肺炎。吸入性肺炎是严重的并发症。大出血、周围脏器或组织损伤也是手术操作过程中常见的并发症，如肺手术过程中肺血管、支气管损伤，清扫隆突下淋巴结时对侧支气管损伤等，造成此类并发症的原因主要是解剖畸形、病变复杂、手术技术水平不足以及手术操作意外。在袖式肺叶切除术中，吻合口出血及吻合口漏气属于特有并发症，吻合前应对吻合口彻底止血，如果吻合操作完成后有吻合口出血，可以先试行止血；若止血不满意，需先拆除吻合口彻底止血，再重新吻合。吻合操作完成后需冲洗胸腔，鼓肺，检查吻合口是否漏气，若吻合口漏气，需加固缝合。中晚期肺癌患者的肿瘤常已累及周围重要血管和支气管，导致组织脆性增加，手术游离过程中易造成损伤，导致肺动脉大出血、支气管壁损伤等。

2. 术后并发症 按照术后时间的长短可分为早期并发症和晚期并发症。

（1）早期并发症：一般指在术后1个月内出现的并发症。袖式肺叶切除术常见的术后早期并发症包括出血、早期吻合口瘘、乳糜胸、支气管胸膜瘘、迷走神经损伤所致的声音嘶哑或饮水呛咳等，均与手术操作技术和手术创伤直接相关，其中支气管内吻合口出血是支气管成形术的特有并发症。袖式肺叶切除术后需行纤维支气管镜检查，检查吻合是否满意，观察吻合口是否有持续性出血。支气管内吻合口出血可导致咯血或吸入性肺炎，吻合不当可引起肉芽组织增生和支气管狭窄。术中若发现吻合口吻合不当，需立即重新吻合。

广泛的淋巴结清扫，或者为减轻吻合口张力而留有较长的远侧支气管残端，均会导致吻合口远侧支气管缺血，大多数远侧支气管缺血为暂时性改变，只有少数会引起支气管狭窄或支气管胸膜瘘。当吻合口离肺动脉残端较近或肺动脉受累时，会发生支气管血管瘘，术中包埋支气管可避免其发生。支气管成形术中支气管缩短，会造成肺动脉扭曲和狭窄。还有的早期并发症由围手术期处理不及时或不恰当引起，如术后拔除胸腔引流管过早引起的胸腔积气或胸腔积液、术后呼吸道管理不到位引起的肺不张等。有些并发症与手术本身无直接关系，而是因手术创伤使原有症状加重，或由术后卧床等因素引起，也应属于早期并发症的范畴，如手术创伤引起患者原有哮喘发作，术后卧床引起下肢静脉血栓形成或静脉炎等。康复治疗、早期活动和锻炼有助于避免术后肺部并发症。

（2）晚期并发症：一般指在术后1个月以上出现，与该手术有关的并发症。袖式肺叶切除术最严重的晚期并发症为支气管胸膜瘘或支气管血管瘘，其主要由术前放疗、化疗和支气管动脉切除术引起的缺血性改变导致。技术原因造成的吻合口瘘一般在术后数日内出现。当吻合口瘘发生后再次行吻合口修补,常常无济于事,应行全肺切除术。袖式肺叶切除术另一常见的晚期并发症为吻合口狭窄,常见的原因为吻合不当,可采用扩张方法进行治疗。若吻合口狭窄由肉芽组织增生引起,可采用激光或电灼治疗,也可使用支架置入治疗。

晚期并发症的种类很多。恶性肿瘤复发不应归于晚期并发症之列,但如果是因为手术技术水平不高或操作过程中的无瘤原则观念不强而造成的复发、种植转移、血行播散,则应视为晚期并发症。

(矫文捷)

九、技术现状及展望

袖式肺叶切除术加淋巴结清扫是侵犯段、叶支气管乃至局部主支气管的中央型肺癌的外科标准治疗手段。相比于全肺切除术,选择袖式肺叶切除术意味着可以更大限度地保留正常肺组织,提高术后生活质量。但由于涉及胸腔深部的气管和血管重建,袖式肺叶切除术是胸外科手术中较有代表性的复杂手术之一。达芬奇机器人手术系统,基于机械臂的高活动度、高控制性和其三维高清视觉成像系统,为袖式肺叶切除术提供了新的可能。

机器人辅助袖式肺叶切除术的技术难点较多:一是机器人辅助袖式肺叶切除术涉及众多术式,需要术者对解剖结构有详尽了解,且具备丰富的开放手术和传统微创手术经验;二是行支气管袖式吻合时,往往因周围血管遮挡而受到影响,如右肺中叶袖式切除后行支气管吻合时会受肺动脉遮挡;三是支气管吻合时管径可能存在较大差距;四是深部组织暴露不足,主要见于涉及隆突的袖式肺叶切除术,由于隆突很深,吻合较为困难;五是与麻醉医生的配合问题,主要见于涉及隆突的手术,麻醉医生需要在吻合过程中配合术者用吸痰管对健侧肺进行高频喷射通气。

目前的研究证据表明,对于经验丰富的胸外科团队,机器人辅助袖式肺叶切除术是安全可行的,在短期术后结果和中期生存率方面均可取得良好结果。2020 年发表于 *J Thorac Cardiovasc Surg* 的研究对比了 49 例接受机器人辅助袖式肺叶切除术、73 例接受胸腔镜辅助袖式肺叶切除术和 66 例接受开胸袖式肺叶切除术的患者,发现 3 组患者 90 天死亡率、术后并发症发生率、肿瘤学结果无明显差异。与胸腔镜组和开胸组比较,接受机器人辅助袖式肺叶切除术的患者具有更少的术中出血、更短的手术时间和术后引流时间。Gu 等比较了 17 例接受机器人辅助袖式肺叶切除术和 86 例接受开胸袖式肺叶切除术的患者,术后 3 年生存率相似。

机器人辅助袖式肺叶切除术自开始应用至今仅十年,对于这一充满挑战的手术技术,我们仍然需要更大样本量和更高等级的证据,如前瞻性、多中心、随机对照研究的证据,来证明其安全性和有效性。同时,从技术发展和患者获益角度,机器人辅助袖式肺叶切除术仍然有比较大的进步空间,主要表现在以下两个方面。

第一,达芬奇机器人手术费用对患者而言是较大的经济负担,其开机费用高、耗材成本昂贵,每次开机费用达数万元,且在过去较长时间内直觉外科(Intuitive Surgical)公司所生产的达芬奇机器人手术系统在临床上处于垄断地位。近年来,Medtronic、VERAN 等国际医疗器械公司,以及越来越多的国内医疗器械公司加大了在机器人手术系统研发方面的投入,如我国研发的图迈微创机器人已逐步投入临床试验和应用。未来,机器人手术的费用有望进一步降低,这对于机器人辅助袖式肺叶切除术等复杂胸部手术的推广是十分有利的。

第二，机器人手术设备目前仍然具有功能上的局限性，无法完全满足胸外科手术的诊断、定位、切除需求。临床上一些有效的早期肺癌病灶精确定位和诊断技术，如电磁导航支气管镜、三维 CT 重建技术等，目前还是单独存在的。多通道、多镜机器人诊疗平台是未来的重要发展方向，其是包括经胸壁和气管两条途径，经皮、经气管、经胸腔镜等通道，集合射频消融、激光治疗、术中摄片等功能，从而最终实现检查、诊断、介入治疗和手术治疗为一体的综合化肺癌诊治平台。

（李鹤成）

参考文献

[1] KENT M, WANG T, WHYTE R, et al. Open, video-assisted thoracic surgery, and robotic lobectomy: review of a national database[J]. Ann Thorac Surg,2014,97(1):236-244.

[2] 王述民，童向东，刘博，等. 达芬奇机器人左肺上叶切除术和淋巴结清除术治疗非小细胞肺癌[J]. 中国胸心血管外科临床杂志，2015，22(3)：215-219.

[3] AGZARIAN J, FAHIM C, SHARGALL Y, et al. The use of robotic-assisted thoracic surgery for lung resection: a comprehensive systematic review[J]. Semin Thorac Cardiovasc Surg,2016,28(1):182-192.

[4] 同李平，郑晓庆，段鸿涛，等. 达芬奇机器人左肺上叶切除术治疗肺癌的近期临床效果分析[J]. 中国胸心血管外科临床杂志，2020，27(2)：183-189.

[5] MA Z Y, DONG A Q, FAN J Q, et al. Does sleeve lobectomy concomitant with or without pulmonary artery reconstruction (double sleeve) have favorable results for non-small cell lung cancer compared with pneumonectomy? A meta-analysis[J]. Eur J Cardiothorac Surg,2007,32(1):20-28.

[6] CHEN J, SOULTANIS K M, SUN F, et al. Outcomes of sleeve lobectomy versus pneumonectomy: a propensity score-matched study[J]. J Thorac Cardiovasc Surg, 2021,162(6):1619-1628. e4.

[7] PAGÈS P B, MORDANT P, RENAUD S, et al. Sleeve lobectomy may provide better outcomes than pneumonectomy for non-small cell lung cancer. A decade in a nationwide study[J]. J Thorac Cardiovasc Surg,2017,53(1):184-195. e3.

[8] LI Z J, CHEN W, XIA M Z, et al. Sleeve lobectomy compared with pneumonectomy for operable centrally located non-small cell lung cancer: a meta-analysis[J]. Transl Lung Cancer Res,2019,8(6):775-786.

[9] D'ANDRILLI A, MAURIZI G, CICCONE A M, et al. Long-segment pulmonary artery resection to avoid pneumonectomy: long-term results after prosthetic replacement[J]. Eur J Cardiothorac Surg,2018,53(2):331-335.

[10] JIAO W J, ZHAO Y D, QIU T, et al. Robotic bronchial sleeve lobectomy for central lung tumors: technique and outcome[J]. Ann Thorac Surg,2019,108(1):211-218.

[11] CERFOLIO R, LOUIE B E, FARIVAR A S, et al. Consensus statement on

definitions and nomenclature for robotic thoracic surgery[J]. J Thorac Cardiovasc Surg,2017,154(3):1065-1069.

[12] SHANAHAN B, O'SULLIVAN K E, REDMOND K C. Robotic sleeve lobectomy-recent advances[J]. J Thorac Dis,2019,11(4):1074-1075.

[13] 倪恒,周春琳,王莺,等. 中央型肺癌机器人袖式肺叶切除进展及前景展望[J]. 临床外科杂志,2022,30(8):714-717.

[14] QIU T, ZHAO Y D, XUAN Y P, et al. Robotic sleeve lobectomy for centrally located non-small cell lung cancer: a propensity score-weighted comparison with thoracoscopic and open surgery[J]. J Thorac Cardiovasc Surg,2020,160(3):838-846. e2.

[15] GU C, PAN X F, CHEN Y, et al. Short-term and mid-term survival in bronchial sleeve resection by robotic system versus thoracotomy for centrally located lung cancer[J]. Eur J Cardiothorac Surg,2018,53(3):648-655.

[16] 潘亮,何天煜,吕望,等. 早期肺癌三通道多镜机器人杂交诊疗及前景展望[J]. 中国胸心血管外科临床杂志,2022,29(4):411-416.

第四节　机器人辅助气管手术

一、概况

气管隆突切除重建手术对胸外科医生来说是难度极高的手术,吻合口的策略选择和实际操作更具挑战性。近年来,机器人辅助胸外科手术(RATS)因其较低的围手术期死亡率和开胸率已逐渐成为肺癌微创手术的替代方法。随着机器人手术实践的不断深入,我们发现达芬奇机器人手术系统在气管吻合中具有多种优势,机器人辅助气管手术日益受到重视。

二、适应证和禁忌证

(一)手术适应证

支气管内肿瘤,小肿瘤(直径<5 cm),支气管周围淋巴结有肿瘤直接浸润或转移,肿瘤未侵犯周围器官,无广泛肺动脉侵犯,支气管周围或血管周围淋巴结无严重钙化,经机器人标准肺叶切除术后冰冻切片病理检查确定支气管切缘阳性。

(二)绝对禁忌证

(1)已有远处转移或伴有对侧胸腔(肺门、纵隔)淋巴结转移的Ⅲb期、Ⅳ期肺癌患者。

(2)胸腔内器官广泛受累的局部晚期肿瘤患者。

(3)不能耐受手术治疗的严重心肺功能不全者,伴有严重肝、肾功能不全者,出血性疾病患者或全身情况不良的恶病质患者。

(三)相对禁忌证

(1)隆突增宽、固定者。

(2)肺功能轻、中度损害,并伴有其他器官功能损害者。

(3)大量胸腔积液者。

三、术前准备

常规的术前检查及评估包括胸腹部 CT 增强扫描、纤维支气管镜检查、肺功能测定、PET-CT 检查、全身骨显像、头颅磁共振成像、动脉血气分析、心脏功能评估等。每例患者术前必须行纤维支气管镜检查、多点活检，以确定肿瘤切除范围。

四、体位和麻醉

根据肿瘤的位置，患者取侧卧位，使用单腔 6.5 mm 气管导管单肺通气联合全身麻醉。

五、机器人定泊和套管定位

达芬奇机器人手术系统与患者以 45°角对接。放置机器人机械臂的端口如图 2-4-1 所示。机器人胸腔镜观察孔位于腋前线第 6 肋间隙。主手术孔位于腋中线第 4 肋间隙。辅助孔（1 cm）位于腋后线第 7 肋间隙。

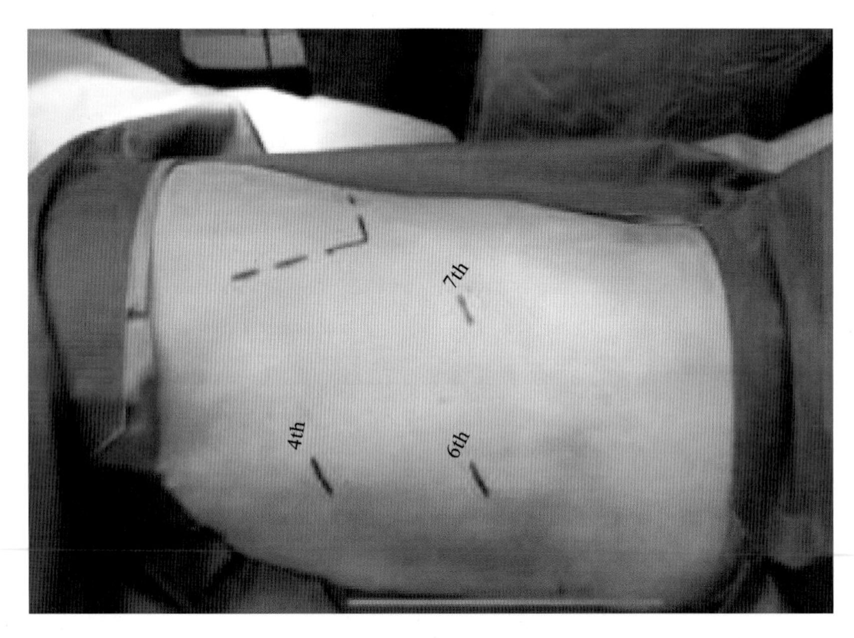

图 2-4-1　放置机器人机械臂的端口

六、手术步骤

1. 显露气管　充分解剖胸腔广泛粘连组织，利用血管切割闭合器解剖和分离奇静脉，沿着上腔静脉的外侧，向顶端进行分离，打开胸膜顶，在解剖过程中特别注意保护支气管动脉和迷走神经。对肺门、隆突下淋巴结和其他气管旁淋巴结进行清扫，显露隆突。识别右侧喉返神经，并用 3-0 PROLENE 线小心地将其悬挂在胸壁后部。以上这些操作有助于暴露气管和双侧近端支气管。

2. 切除　术中采用纤维支气管镜及荧光镜辅助定位肿瘤后切除肿瘤，并切除肿瘤边缘 0.5～1 cm 的正常组织。术中冰冻切片病理检查显示肿瘤切除边缘为阴性，确认已行根治性肿瘤切除（图 2-4-2）。对于恶性病变，行肺门和纵隔淋巴结清扫术。

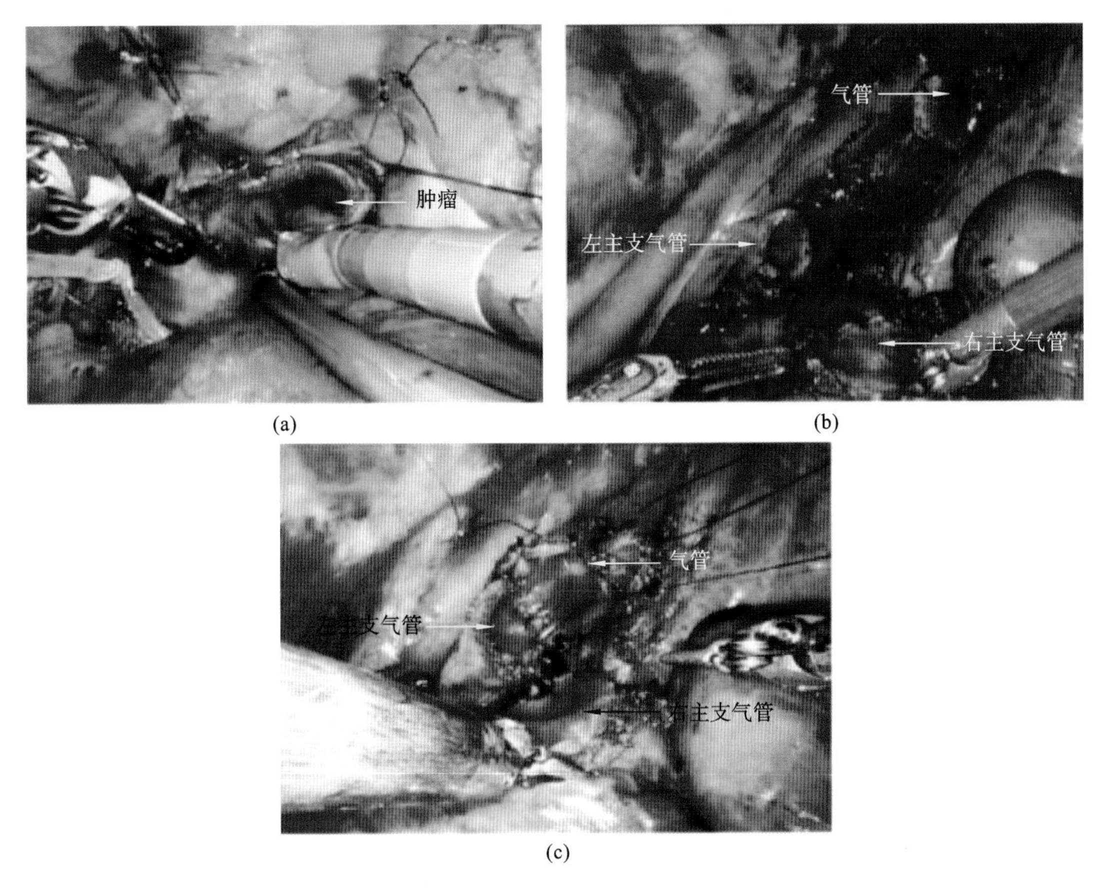

图 2-4-2　切除肿瘤

3. 气管、隆突重建

(1)右主支气管切除＋部分隆突重建术(图 2-4-3):关键原则是确保切除后支气管口与气管或隆突口之间的吻合口匹配。可用 3-0 PROLENE 线缝合,缩小气管侧壁开口。右主支气管远端行连续缝合吻合术。

(2)气管切除重建术:将病变气管切除后,向左主支气管引入额外的支气管内管进行体外通气,以保证患者生命体征的稳定。然后使用 2-0 PROLENE 线从后壁开始对气管进行连续缝合,后壁缝合完成后,拔除支气管内管,再完成前壁其余部分的缝合(图 2-4-4)。

(3)气管、右主支气管切除＋隆突重建术:切除肿瘤后,将支气管内管插入左主支气管。左主支气管后壁与气管后壁用 3-0 PROLENE 线连续缝合,绕支气管内管向前壁继续缝合。后壁吻合完成后,拔除支气管内管,使麻醉用气管导管进入左主支气管。气管和左主支气管形成的游离前缘随后被塑造成与右主支气管相适应的开口(用缝线缩小开口或用主动脉扩张器扩张气管)。行右主支气管吻合术时,先从左主支气管前壁外侧用3-0 PROLENE线连续缝合,然后逆时针向气管前壁进行缝合,完成二者端侧吻合(图 2-4-5)。

(4)左主支气管切除＋隆突重建术:手术和通气原理与气管、右主支气管切除＋隆突重建术相似,但为了确保充分切除和无张力吻合,可以通过完全清扫第 4L 组和第 7 组淋巴结来增加左主支气管的长度。此外,用 3-0 PROLENE 线让上腔静脉壁层胸膜远离气管,从而提供更好的气道可视化效果和活动度。

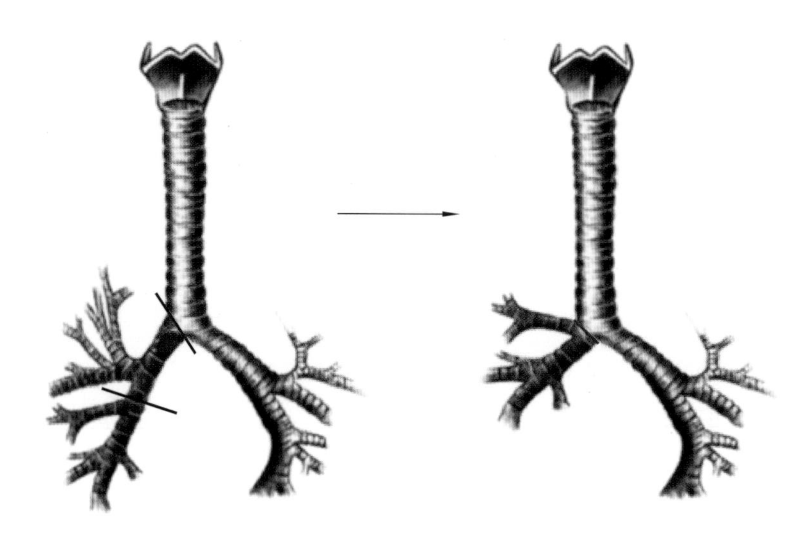

图 2-4-3　右主支气管切除＋部分隆突重建示意图

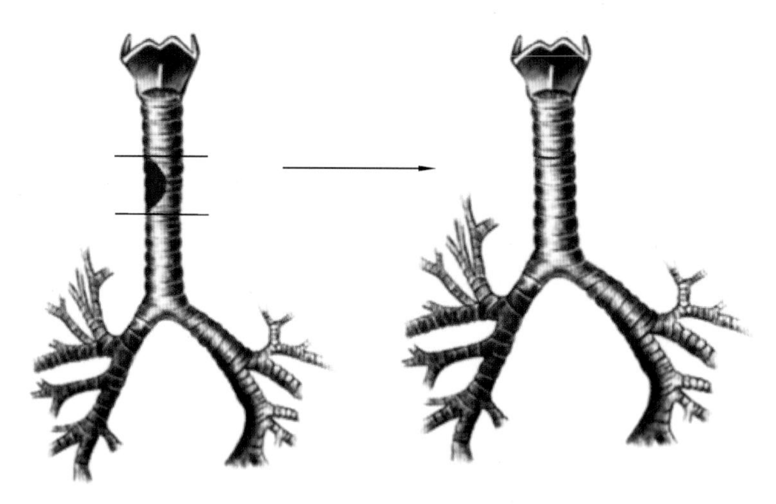

图 2-4-4　气管切除重建示意图

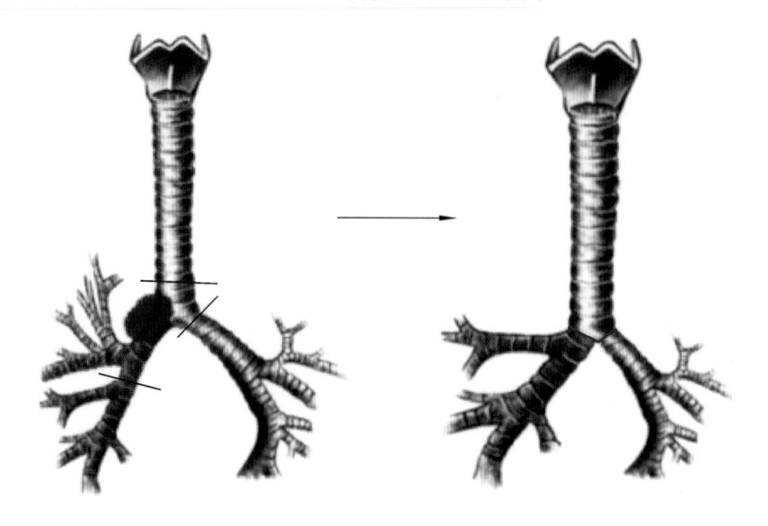

图 2-4-5　气管、右主支气管切除＋隆突重建示意图

(5)用 2-0 PROLENE 线连续缝合气管，用 3-0 PROLENE 线连续缝合支气管，最后用 3 支 4-0 MONOCRYL 线间歇缝合加固。可用前纵隔脂肪瓣、心包脂肪垫覆盖缝合口。

4. 重建完成　在重建完成后，进行通气试验，确认没有出血和漏气后，放置一次性胸腔引流管，关闭胸腔。

七、术后处理

术后第 1 天动员患者开始做肺功能康复训练，术后如有痰潴留，需行纤维支气管镜检查，以清除气道分泌物，并检查吻合口情况。拔除胸腔引流管前行胸部 X 线检查和超声检查，以确定无气胸或无胸腔积液残留。术后第 7 天或出院前 1 天行纤维支气管镜检查，观察吻合口情况。作为预防措施，所有患者颈部活动应受限制，持续 2 周。术后 1 个月复查胸部 CT。术后 2 个月复查纤维支气管镜。

八、并发症及防治

(1)肺血管出血：保持胸腔引流管通畅并严密观察出血量及出血速度。对术后渗血较多的病例，应适量输血并予止血药物。如果经过积极输血，血压仍不能维持在正常水平；单位时间内胸腔引流量不减少，并有休克倾向，应考虑及时开胸止血。如果疑为大血管破裂，应立即经原切口紧急开胸止血，并积极输血，迅速补充血容量。如果胸内渗血已凝成大量血凝块，严重压迫心、肺，影响心肺功能，也应及早开胸清除胸内积血或血凝块，解除对心、大血管及肺的压迫，以避免术后由血凝块诱发的胸腔感染。

(2)支气管吻合口并发症：吻合口过小、对合不佳及缝线过粗致吻合口肉芽组织增生、感染、残留肿物复发等均可引起支气管吻合口狭窄等并发症。术中支气管切除和重建过程中应高度重视保护支气管血供，同时避免支气管吻合口紧张。术后支气管吻合口狭窄者可能需要行气管内介入激光消融治疗。

(3)支气管胸膜瘘：新发皮下气肿或皮下气肿逐渐加重，呼吸困难较前加重甚至出现低血压时，应怀疑发生支气管胸膜瘘。依个体情况应用非手术治疗、内镜治疗或外科治疗。

(4)需行纤维支气管镜检查的其他并发症。

九、技术现状与展望

有研究表明，与胸腔镜辅助手术、开胸手术相比，达芬奇机器人辅助手术的优势包括手术切口较小、中转开胸手术的概率较低、术后疼痛减轻、卧床时间缩短、并发症发生率较低，以及更快的恢复时间及更高的生存率。达芬奇机器人辅助手术相比传统胸腔镜辅助手术，也可得到令人满意的结果。但鉴于大多数研究是基于回顾性观察的研究，并且没有各种手术方法结果的比较，长期获益仍然存在争议。

迄今为止，应用于手术的机器人手术系统大多由刚性部件组装而成，伸缩弯曲能力相对有限。柔性机器人手术系统或成为未来探究的热点。其具有更高的柔软性和灵活性，使经人体天然入路内镜手术成为可能。而随着机器人手术系统的发展，单孔机器人胸外科手术将在未来得到越来越广泛的应用，将成为更安全、患者痛苦更少和效果更好的手术治疗方法。

(何建行　李树本)

第三章　机器人辅助食管手术

第一节　机器人辅助 Ivor-Lewis 术

一、概况

食管癌属于上消化道恶性肿瘤，发病率高，预后差。根治性手术是其主要治疗手段之一，经胸腹二切口食管切除术（Ivor-Lewis 术）是常用术式。腔镜辅助微创食管切除术（VAMIE）已得到较为广泛的应用，但其存在二维视野、使用长直刚性器械以及主刀医生需要依赖助手控制镜头等局限，为 Ivor-Lewis 术的复杂操作带来困难。达芬奇机器人手术系统作为新一代的微创手术系统，灵活性、精确性及稳定性高，机器人辅助 Ivor-Lewis 术（RAILE）克服了 VAMIE 的局限性，学习曲线明显缩短。

二、适应证和禁忌证

常见的 RAILE 适应证为胸中下段食管恶性肿瘤、胃-食管交界部恶性肿瘤累及食管近端 35 cm 以上和需切除食管的食管功能性疾病等。在保证切缘阴性或 3～5 cm 安全切缘的前提下，部分较低位置的胸上段食管癌也有可能通过机器人手术来完成。

无法实现 R0 切除（切缘阴性的完全切除）为 RAILE 的相对禁忌证；T_{4b}期肿瘤若累及心脏、大血管、气管、椎体或邻近腹腔器官（包括肝脏、胰腺、脾脏）被认为不可切除。肿瘤位于胃-食管交界部伴锁骨上淋巴结转移应考虑为不可切除。胸腔或腹腔严重粘连患者施行微创手术较为困难，RAILE 可能不适用于此类患者。

此外，严重心肺功能不全而无法耐受手术或无手术意愿均为 RAILE 禁忌证。

三、术前准备

（一）患者生理状态

根治性手术是可切除食管癌患者的主要治疗方式，可提高患者长期生存率，但仍有部分患者的预后不佳，手术相关并发症是导致不良预后的重要原因之一，术前对食管癌患者进行充分的生理状态评估尤为重要。

首先，应对患者一般情况是否能耐受手术进行评估，要求患者一般情况良好，无严重合并疾病，心肺功能可以耐受单肺通气和 RAILE。其次，应对患者进行围手术期营养状况评估，必要时予以治疗。

（二）消化道准备

食管癌患者术前消化道准备包括口腔准备、食管准备和肠道准备。研究表明，食管癌患者口腔及食管内的菌群改变与术后肺炎及吻合口瘘的发生相关，良好的术前消化道准备可以降低术中医源性感染的风险，为吻合口愈合创造良好条件；同时也可促进术后肠蠕动，为术后早期肠内营养做准备。

（三）新辅助治疗

新辅助治疗是目前局部晚期可切除食管癌的首选治疗方案。对于食管鳞癌患者，推荐新辅助同步放化疗。新辅助治疗后建议的手术时机：在患者身体条件允许情况下，放化疗结束后 4～8 周，化疗结束后 3～6 周。

四、体位和麻醉

1. 腹部操作 全身麻醉，行双腔支气管插管，双肺通气，患者取平卧位。

2. 胸部操作 患者腹部操作完成后改为左侧卧(90°)位，稍前倾，左侧单肺通气。

五、机器人定泊和套管定位

（一）机器人定泊

1. 胸部操作 机器人机械臂经手术床侧方（患者背侧）连接，1 号臂置入电凝钩或马里兰钳，2 号臂置入 CADIERE 抓钳，3 号臂置入双极电凝抓钳。辅助孔置入 12 mm 套管（Trocar）。同时注入 CO_2 气体。

2. 腹部操作 机器人机械臂经手术床正上方连接，1 号臂置入超声刀，2 号臂置入 CADIERE 抓钳，3 号臂置入双极电凝抓钳。辅助孔置入 12 mm 套管。同时注入 CO_2 气体。

（二）套管定位

1. 腹部操作 腹部切口：采用五孔法，脐孔下 2 cm 置入 12 mm 套管，作为观察孔；左腋前线肋弓下 2 cm 水平置入 8 mm 套管，作为 1 号臂操作孔；右锁骨中线、脐孔上 1 cm 水平置入 8 mm 套管，作为 2 号臂操作孔；右腋前线肋弓下 2 cm 水平置入 8 mm 套管，作为 3 号臂操作孔；左锁骨中线、脐孔上 1 cm 水平置入 12 mm 套管，作为辅助孔，助手通过此孔进行牵拉、钳夹、吸引和操作切割闭合器。做管状胃时撤去 2 号臂，置入切割闭合器。

2. 胸部操作 胸部切口：采用五孔法，观察孔位于右腋前线第 5 肋间，1 号臂操作孔位于右腋后线第 3 肋间，2 号臂操作孔位于右腋后线第 8 肋间，3 号臂操作孔位于右腋后线第 10 肋间，右腋前线第 7 肋间置入 12 mm 套管作为辅助孔。

六、手术步骤

（一）腹部手术操作

（1）用荷包线悬吊肝脏：沿肝总动脉表面打开小网膜囊，切除相应的淋巴组织、脂肪组织，直视下将荷包针自上腹部刺入、穿出腹壁，于肝脏下方用 Hem-o-lok 夹夹闭荷包线，悬吊肝脏（图 3-1-1）。

（2）沿肝总动脉、腹腔干及脾动脉完整清扫淋巴结：裸化肝总动脉、腹腔干及脾动脉，清扫周围淋巴结（图 3-1-2）。

（3）清扫胃左血管旁淋巴结，骨骼化胃左血管并离断：沿肝总动脉向头侧分离至胃左血管根部，完整清扫血管根部淋巴结，分别分离并暴露胃左血管及冠状静脉，于血管根部用 Hem-o-lok 夹双重夹闭后用超声刀离断（图 3-1-3、图 3-1-4）。注意保护胰腺。

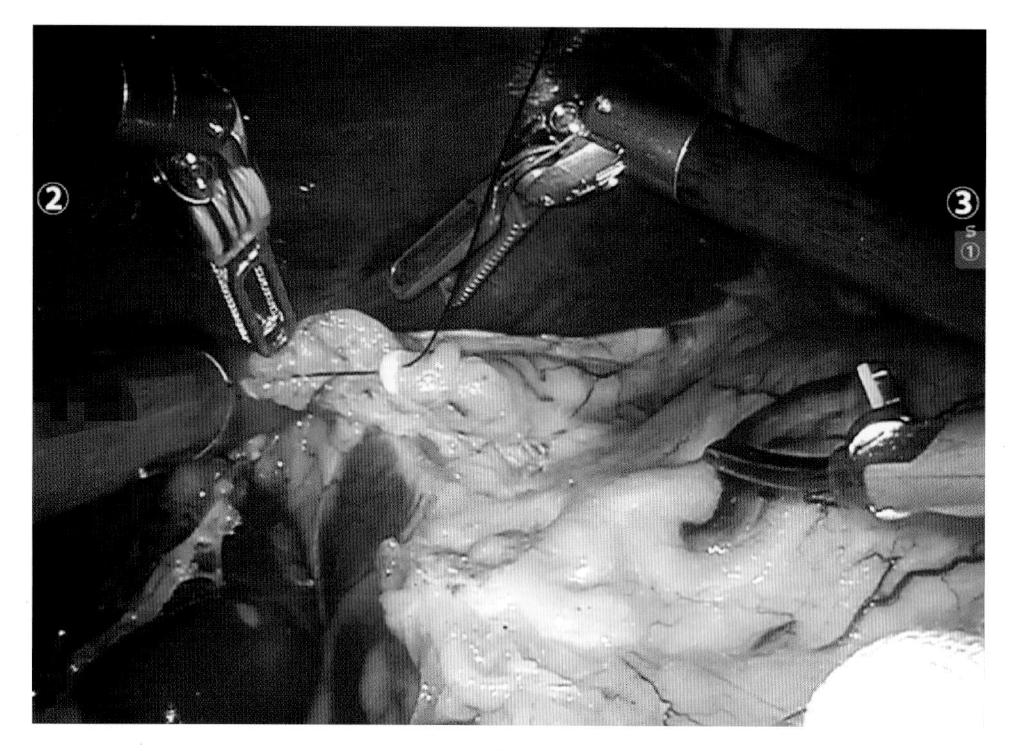

图 3-1-1　用荷包线悬吊肝脏

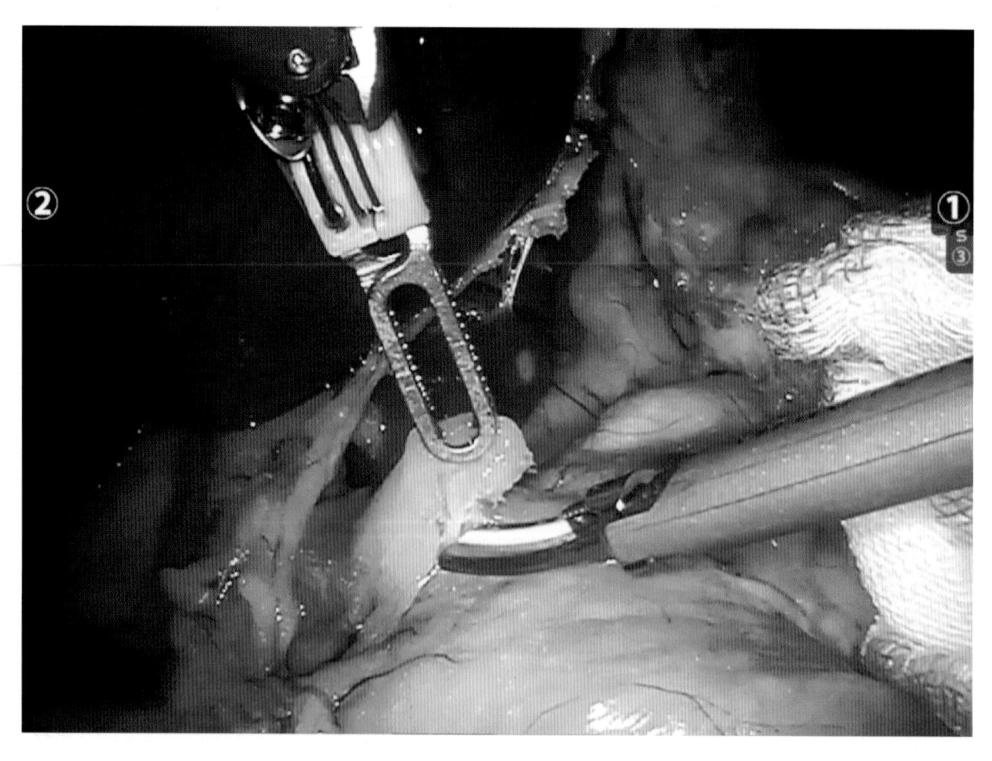

图 3-1-2　清扫肝总动脉、腹腔干及脾动脉周围淋巴结

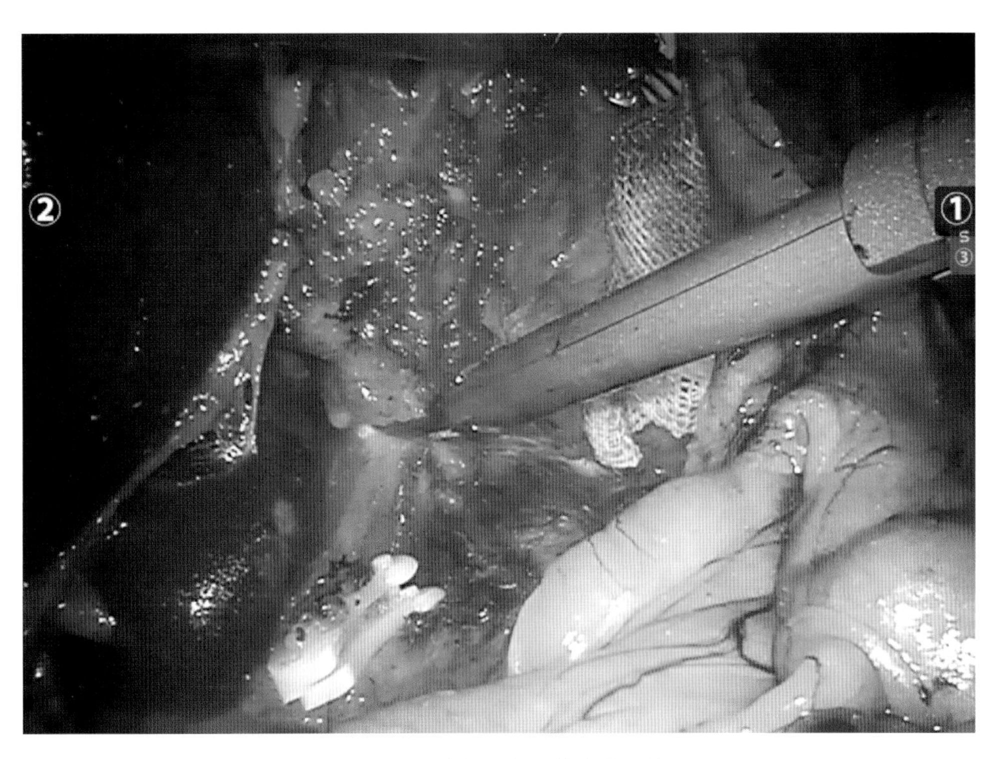

图 3-1-3　清扫胃左血管旁淋巴结

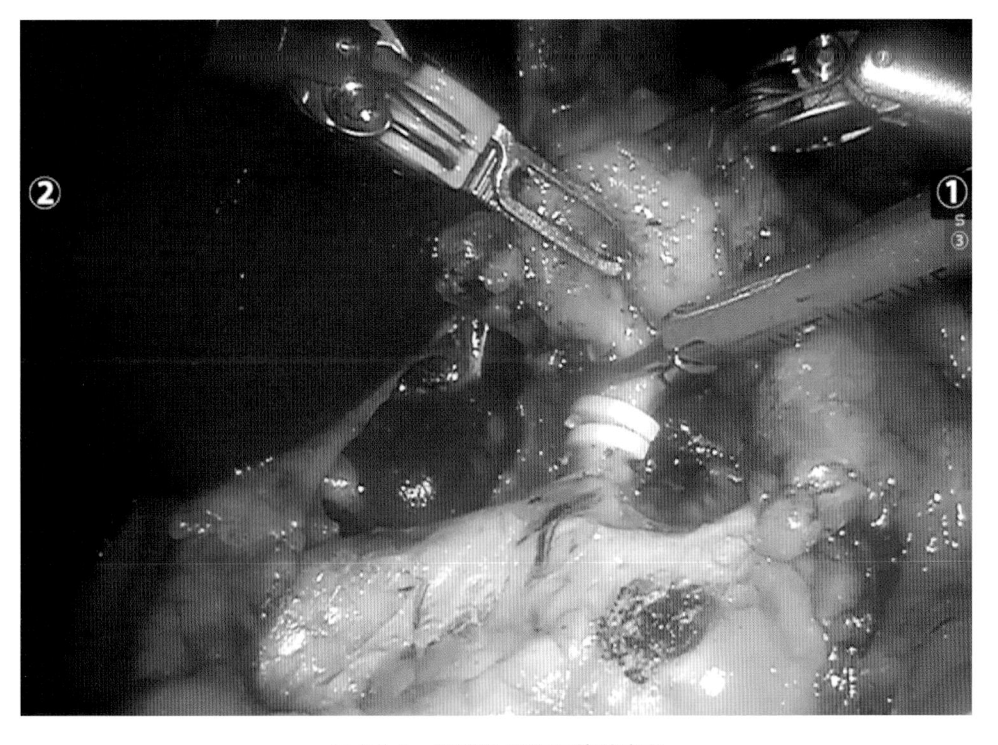

图 3-1-4　骨骼化胃左血管并离断

(4)游离膈肌食管裂孔(图 3-1-5)。

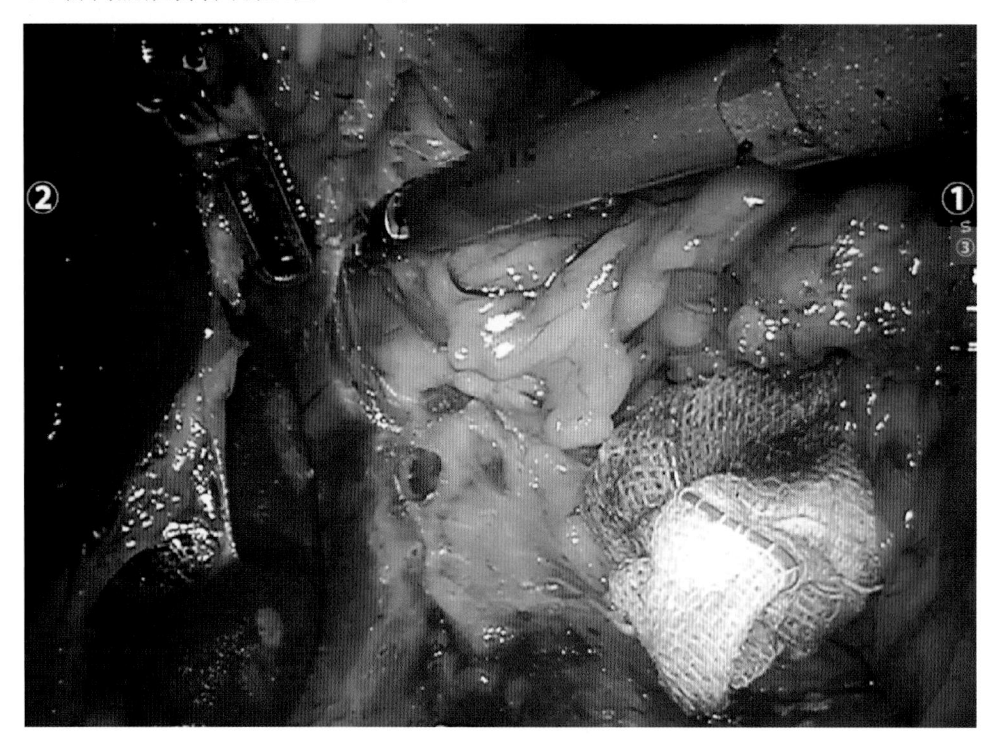

图 3-1-5　游离膈肌食管裂孔

(5)沿胃大弯侧打开胃结肠韧带(图 3-1-6),切断胃网膜左血管:沿胃大弯侧打开胃结肠韧带,向头侧分离大网膜,注意保护胃网膜血管弓及脾脏,离断胃网膜左血管。

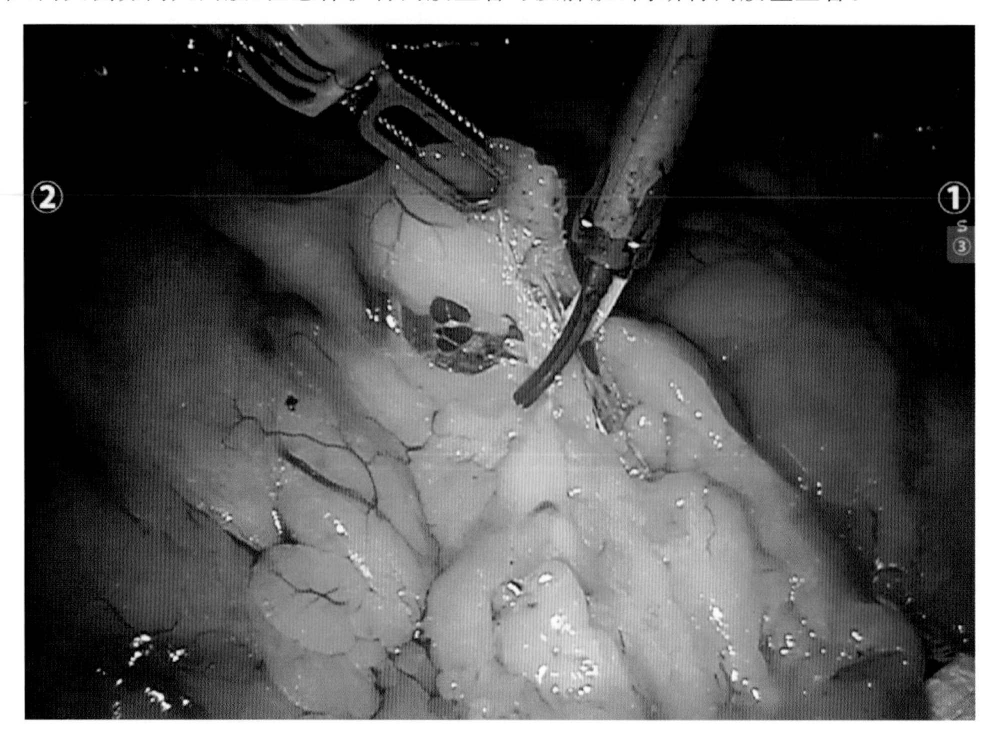

图 3-1-6　沿胃大弯侧打开胃结肠韧带

（6）切断各支胃短血管：继续沿胃大弯侧向头侧游离大网膜，离断胃短血管及胃后血管，完整游离胃体及胃底（图 3-1-7、图 3-1-8）。

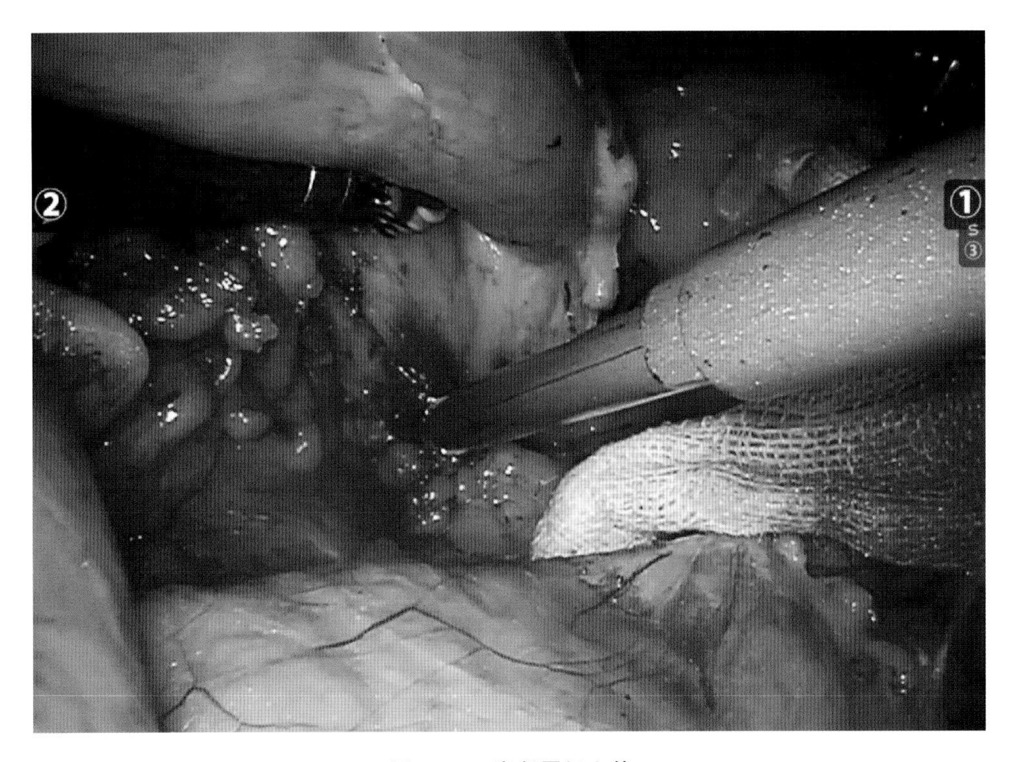

图 3-1-7 离断胃短血管

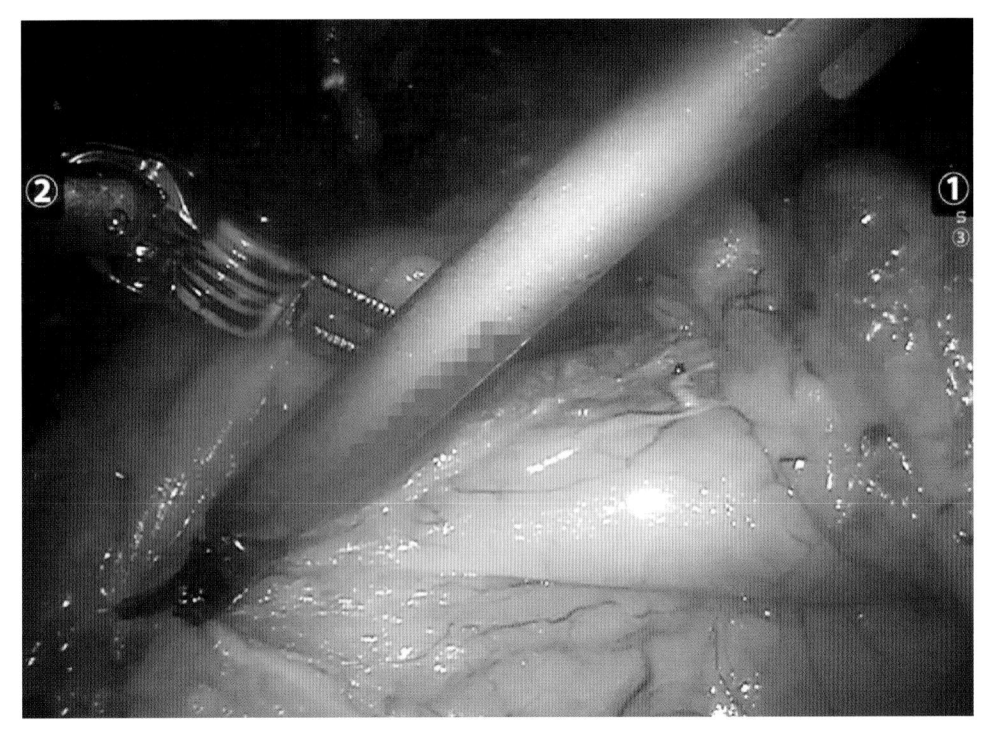

图 3-1-8 离断胃大弯幽门侧

(7)清扫胃右动脉旁淋巴结，制作管状胃：胃体完全游离后，沿胃小弯侧用切割闭合器制作管状胃至胃底，管状胃宽度为4～5 cm，于浆肌层包埋管状胃切缘(图3-1-9至图3-1-12)。

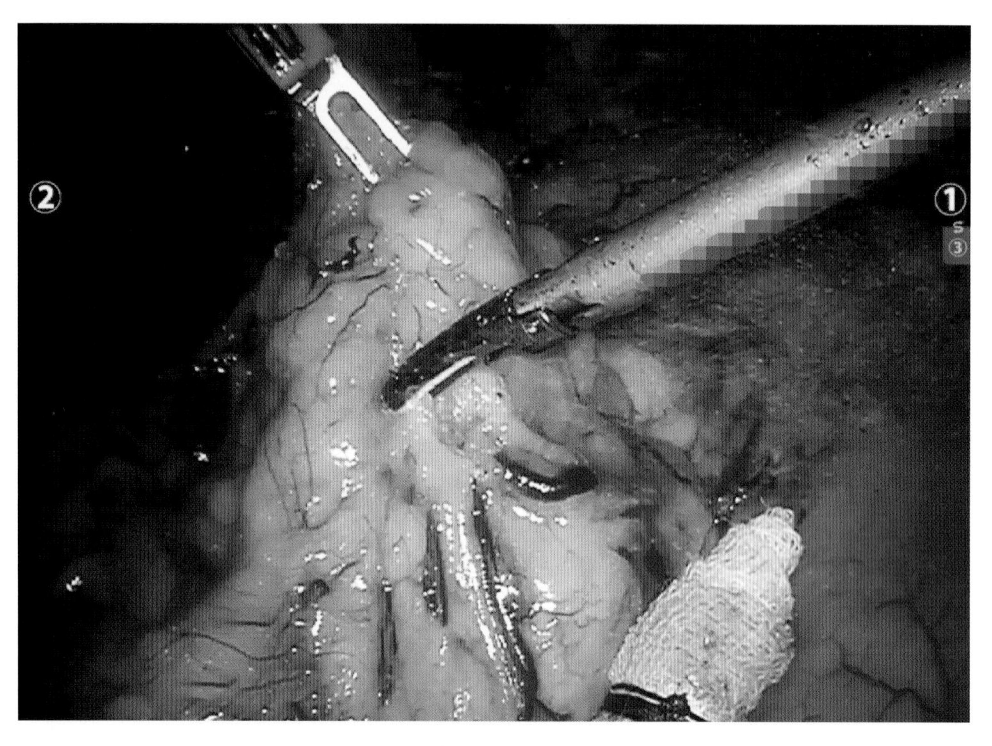

图3-1-9　清扫胃右动脉旁淋巴结

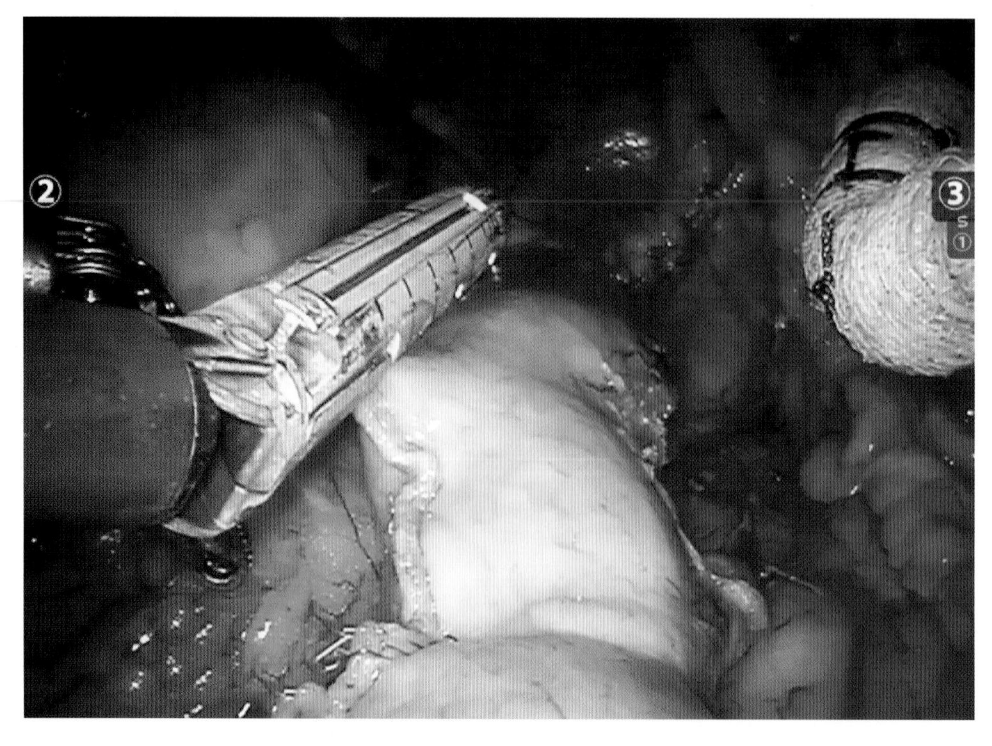

图3-1-10　沿胃小弯侧制作管状胃

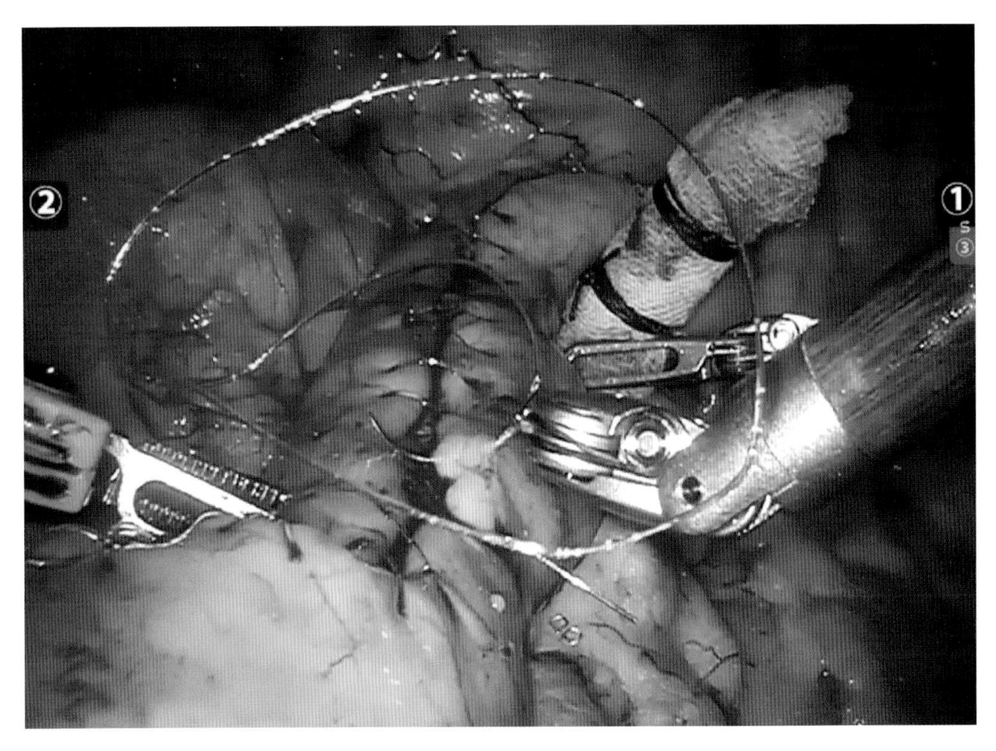

图 3-1-11　于浆肌层包埋管状胃切缘

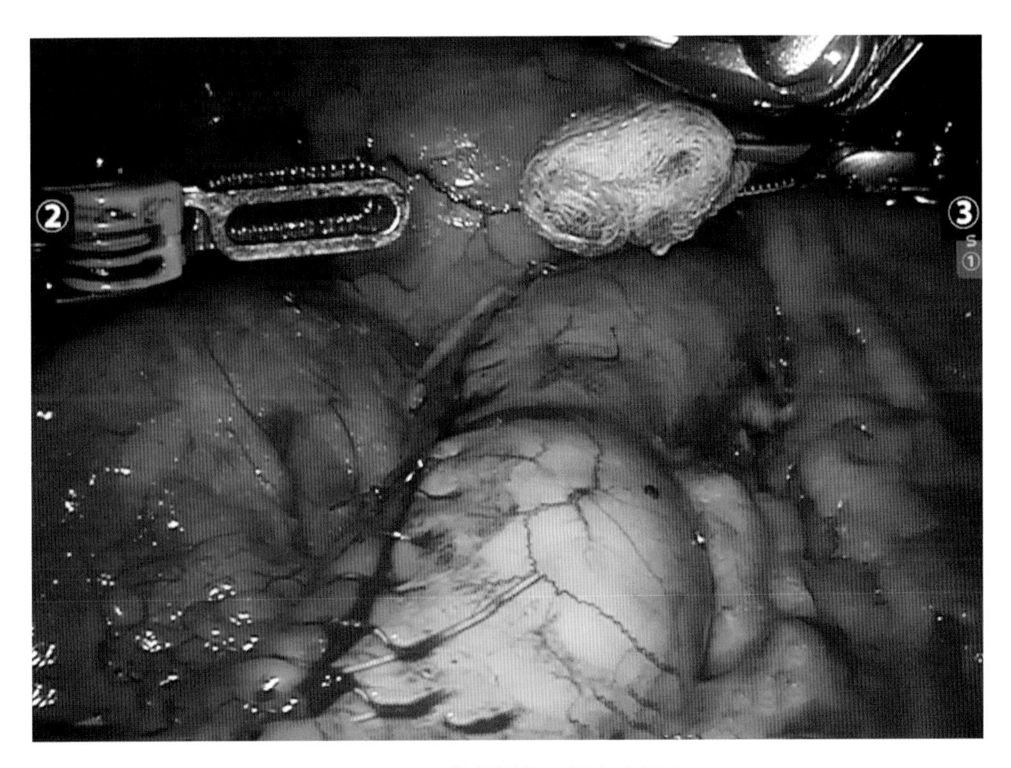

图 3-1-12　管状胃长度及宽度展示

管状胃长度:33 cm,宽度(包埋后):3.5 cm

(二)胸部手术操作

(1)清扫上纵隔淋巴结:辨认迷走神经,在迷走神经旁打开纵隔胸膜,向胸膜顶分离,暴露并辨认右侧喉返神经,完整清扫右侧喉返神经旁淋巴结及脂肪组织,注意保护右侧喉返神经(图 3-1-13 至图 3-1-15)。

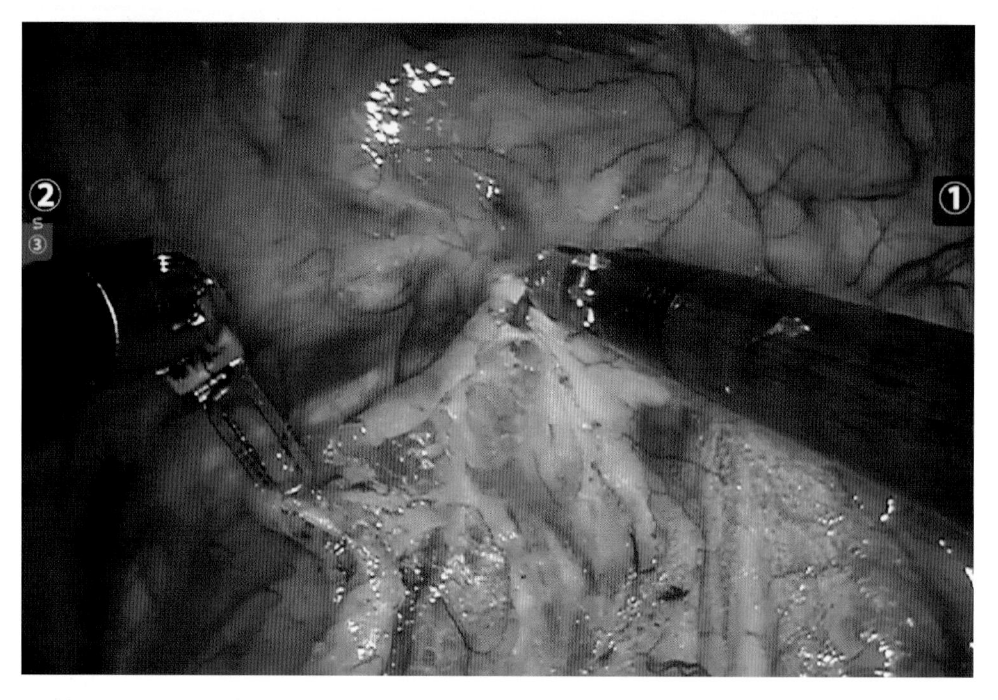

图 3-1-13　沿迷走神经向上打开纵隔胸膜

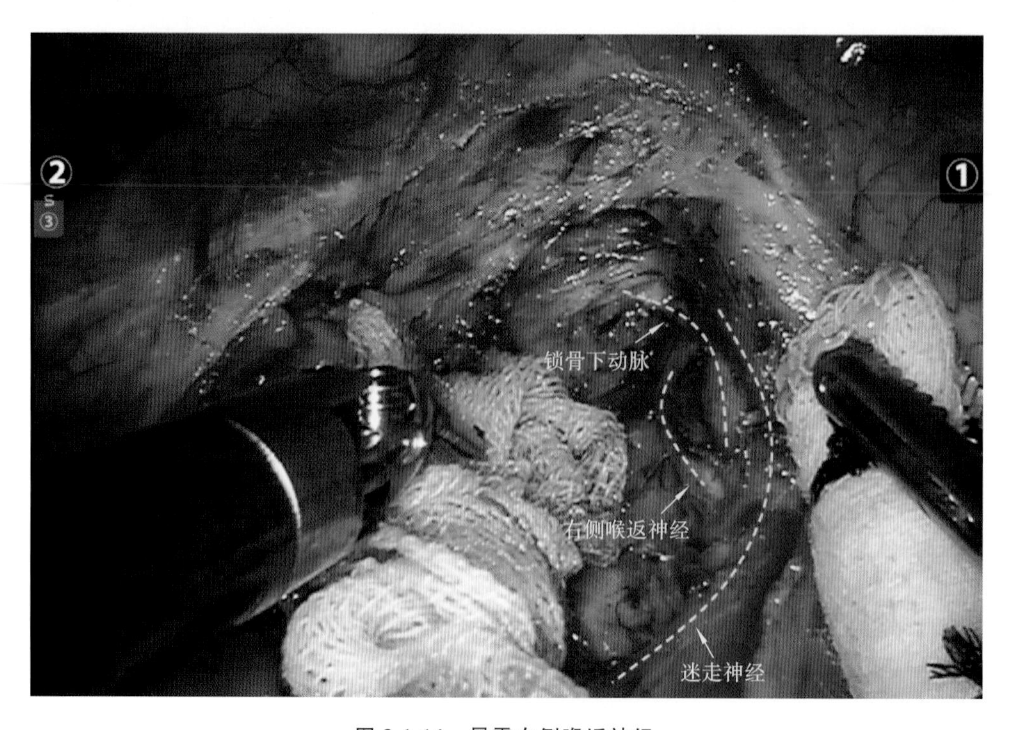

图 3-1-14　暴露右侧喉返神经

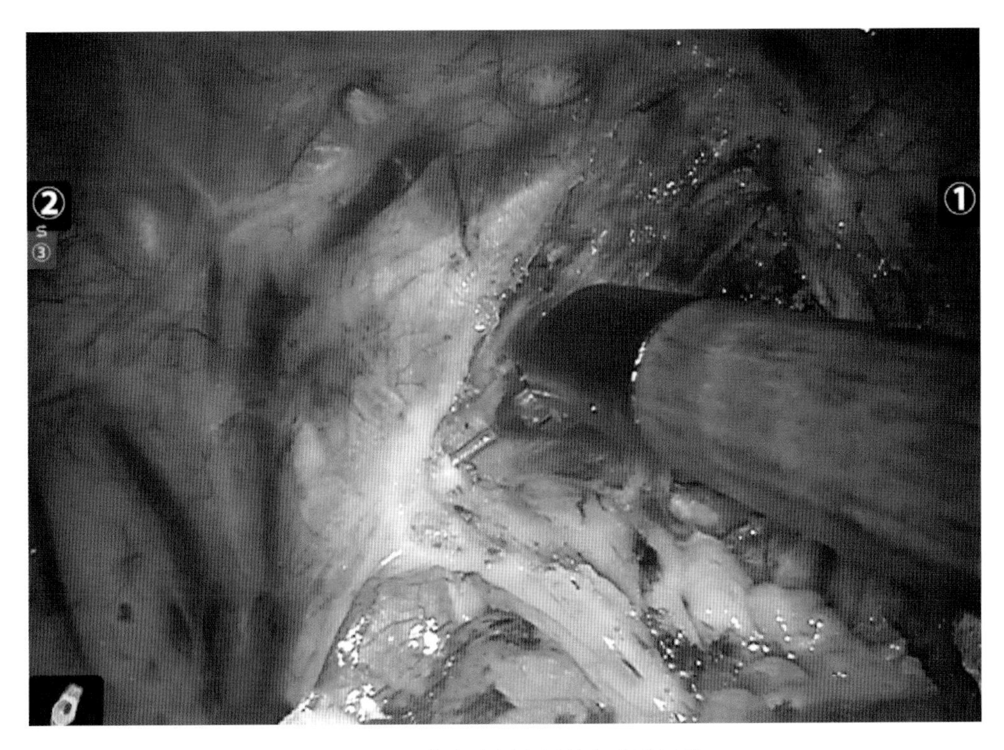

图 3-1-15　游离右侧喉返神经旁淋巴结

(2)离断奇静脉弓:充分游离奇静脉弓后用切割闭合器离断(图 3-1-16)。

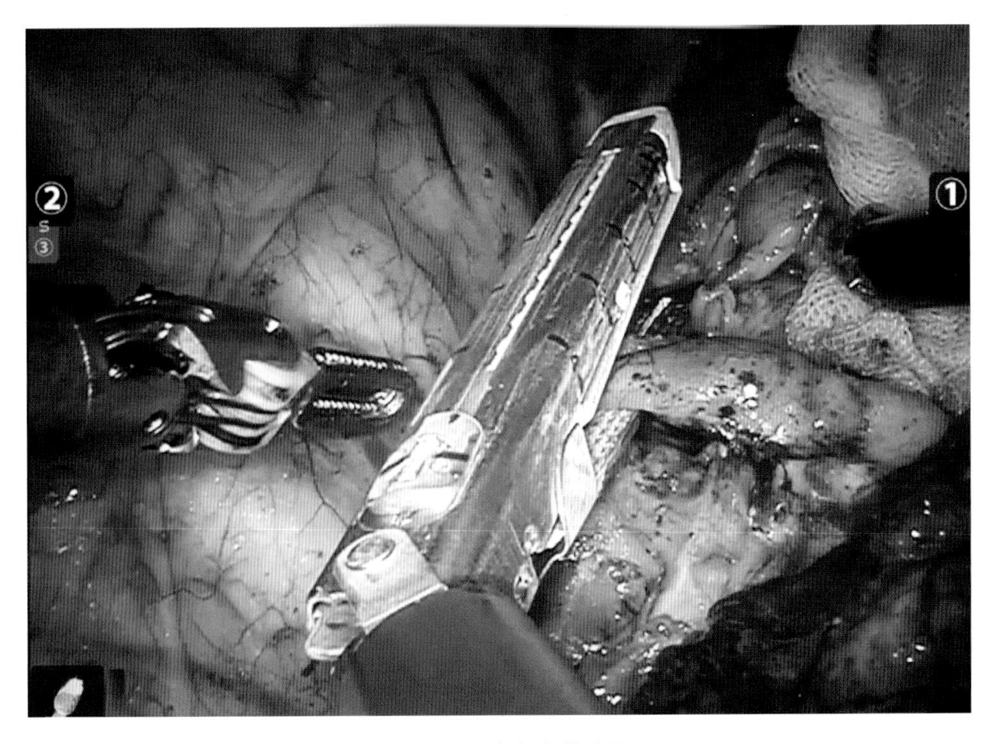

图 3-1-16　离断奇静脉弓

(3)游离食管，清扫左肺下叶静脉旁淋巴结(图 3-1-17 至图 3-1-19)。

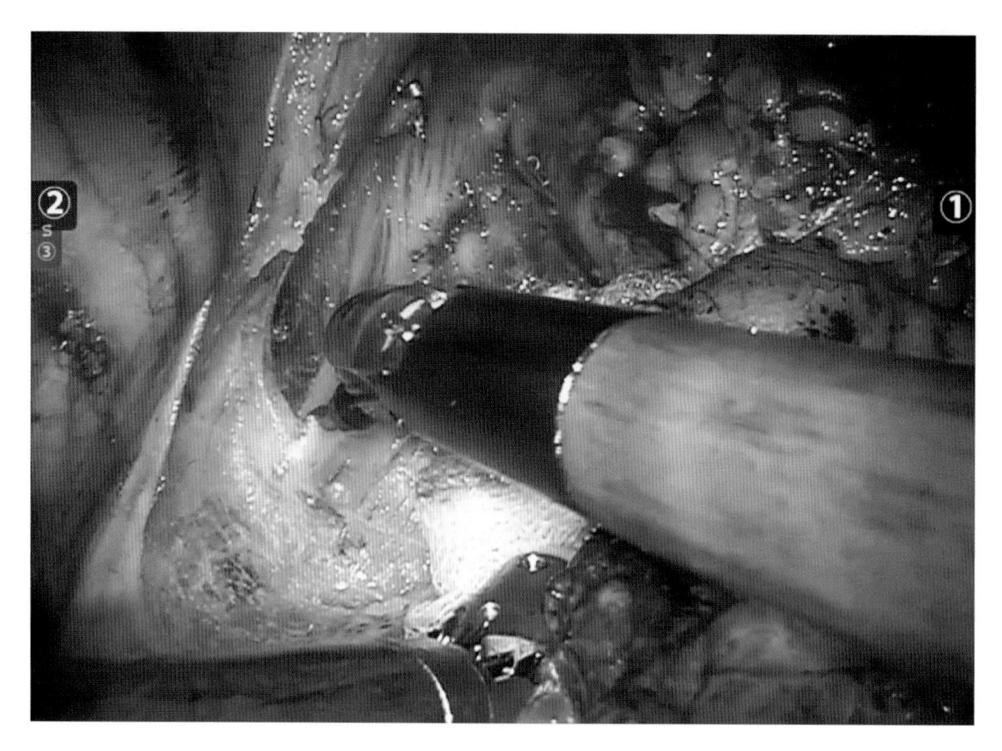

图 3-1-17 游离食管脊柱侧

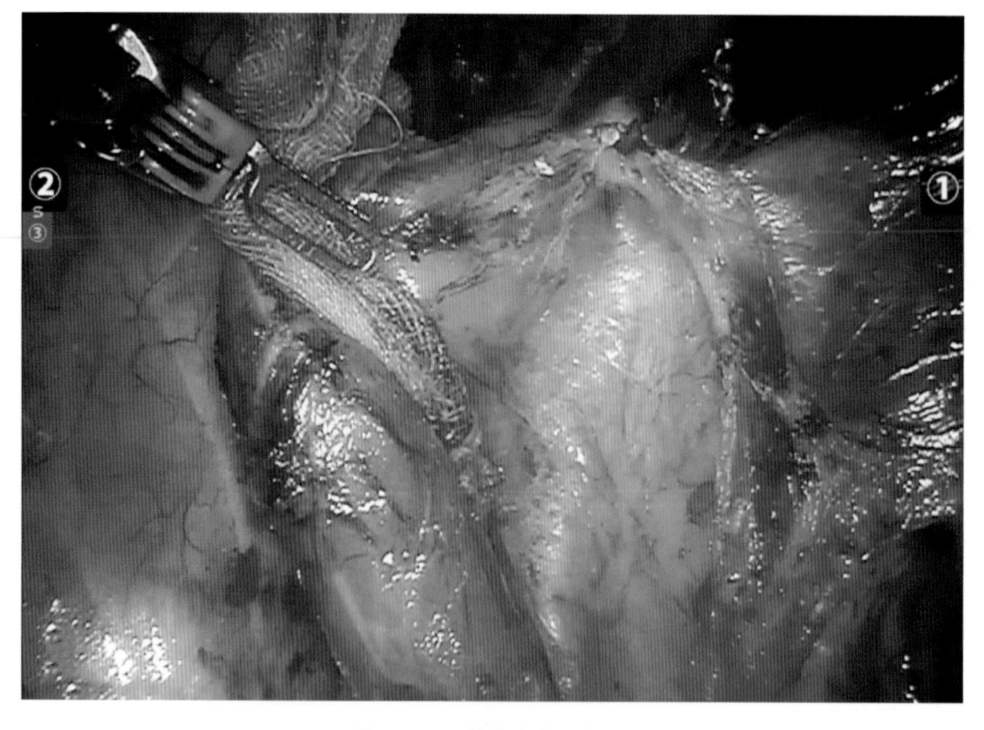

图 3-1-18 游离食管心包侧

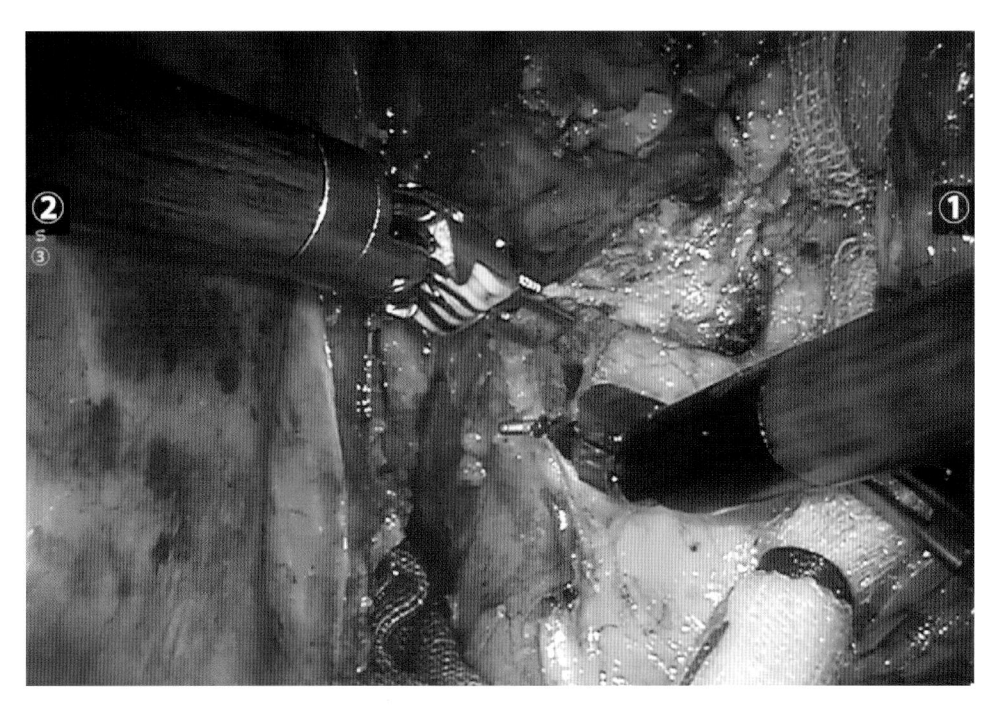

图 3-1-19　清扫左肺下叶静脉旁淋巴结

(4)清扫隆突下淋巴结及右、左主支气管旁淋巴结：向下打开纵隔胸膜，清扫隆突下淋巴结及右、左主支气管旁淋巴结(图 3-1-20、图 3-1-21)，注意保护支气管膜部。

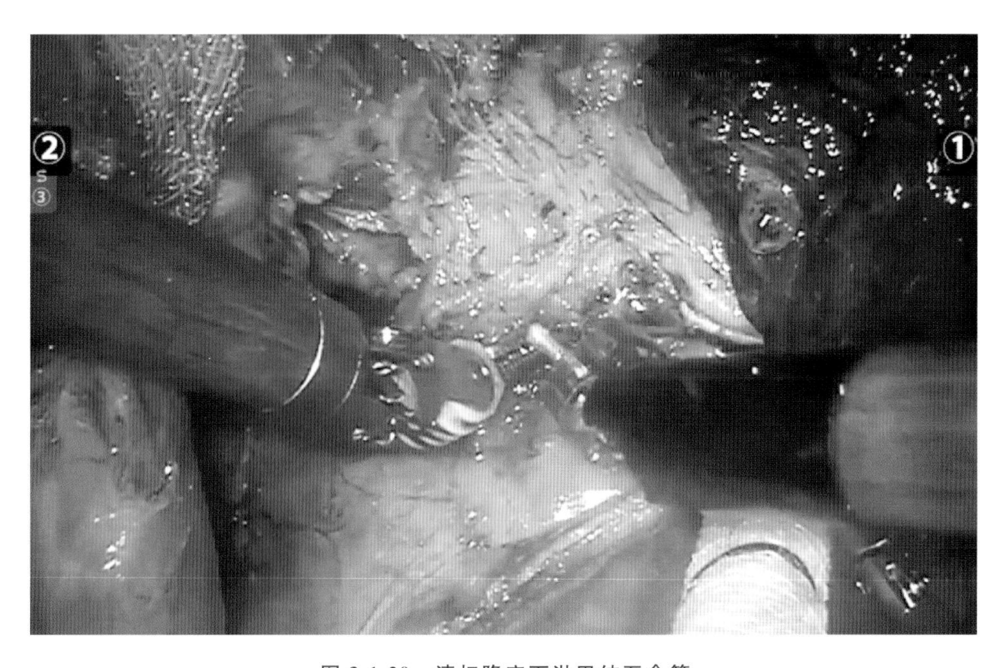

图 3-1-20　清扫隆突下淋巴结至食管

(5)用纱条悬吊食管：继续向下打开纵隔胸膜，游离胸中段食管，分离食管系膜，注意保护食管肌层及主动脉发出的营养食管的血管。用纱条穿过并游离食管，向侧方牵拉暴露未分离的食管系膜，并逐层游离。

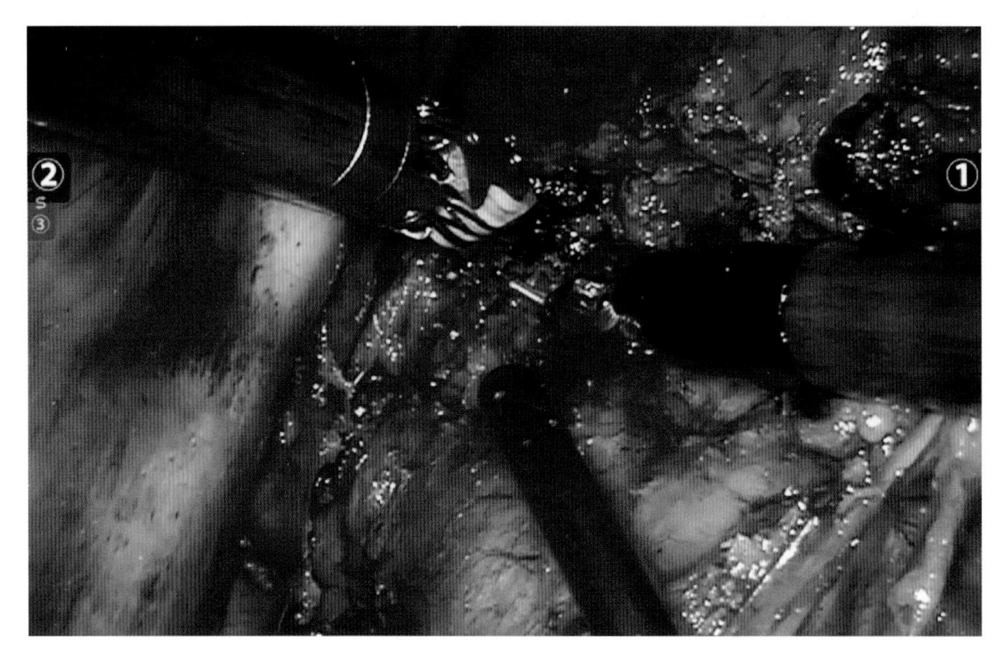

图 3-1-21 清扫左主支气管旁淋巴结

(6)完整清扫左侧喉返神经旁淋巴结(图 3-1-22):清扫食管旁淋巴结后,将食管向上方牵拉,暴露出主动脉弓,在反折处暴露左侧喉返神经,沿左侧喉返神经向上清扫淋巴结,注意保护其下方的左锁骨下动脉。

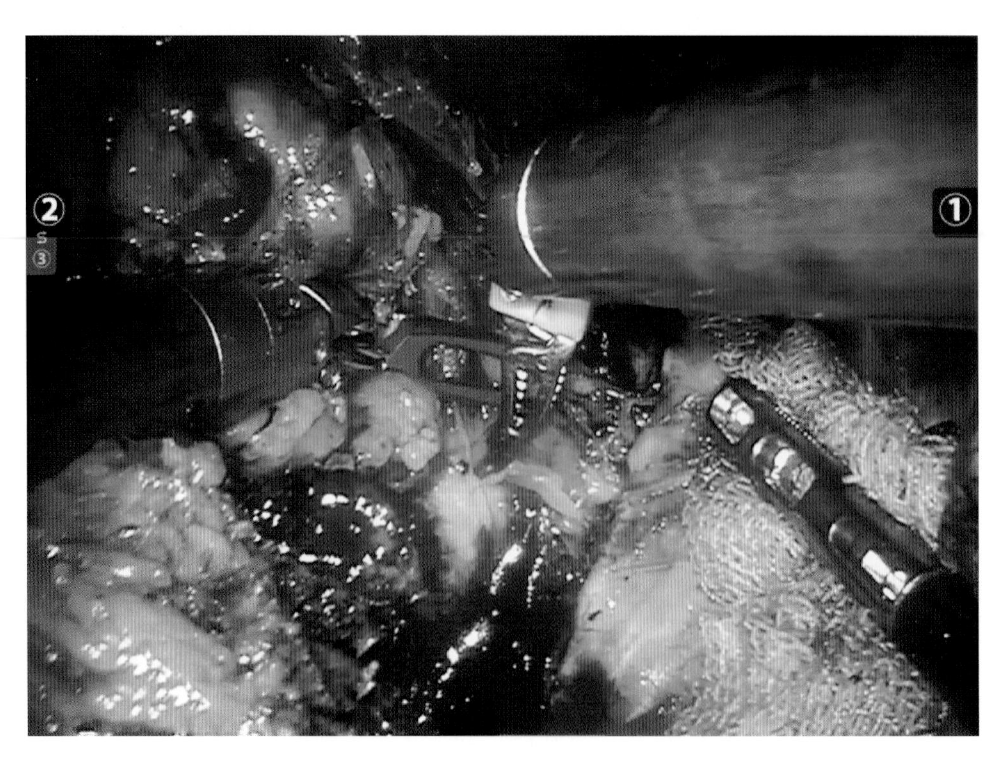

图 3-1-22 清扫左侧喉返神经旁淋巴结

(7)在肿瘤上方行荷包缝合后离断食管，用无损伤钳将吻合器底座置入食管残端，双荷包缝合固定吻合器底座(图 3-1-23 至图 3-1-25)。

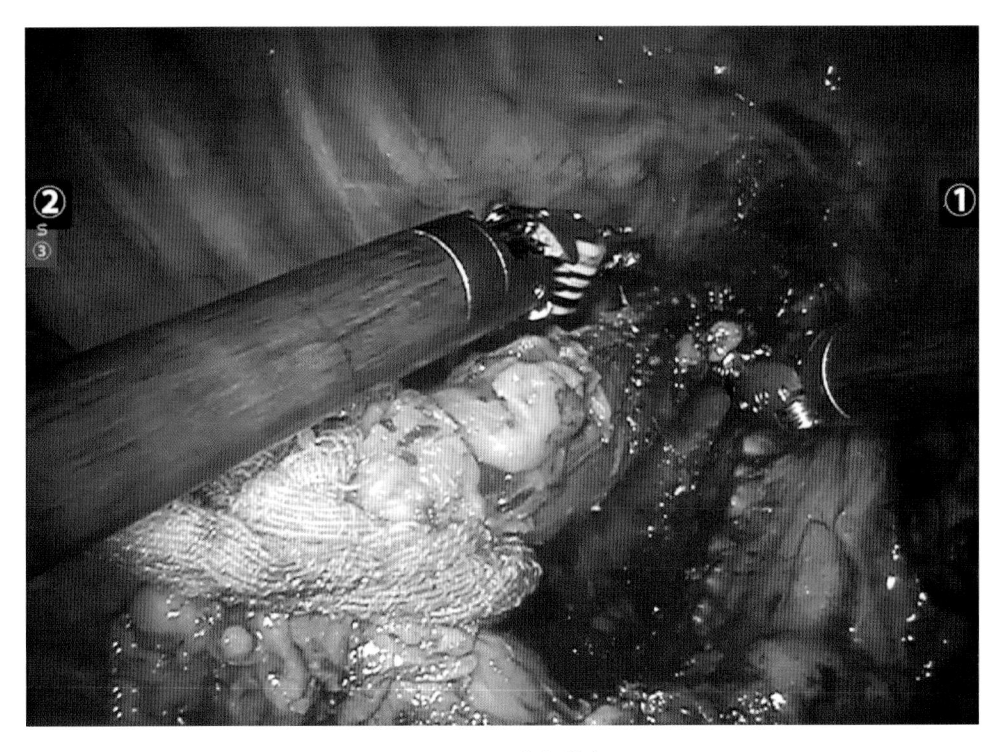

图 3-1-23　荷包缝合

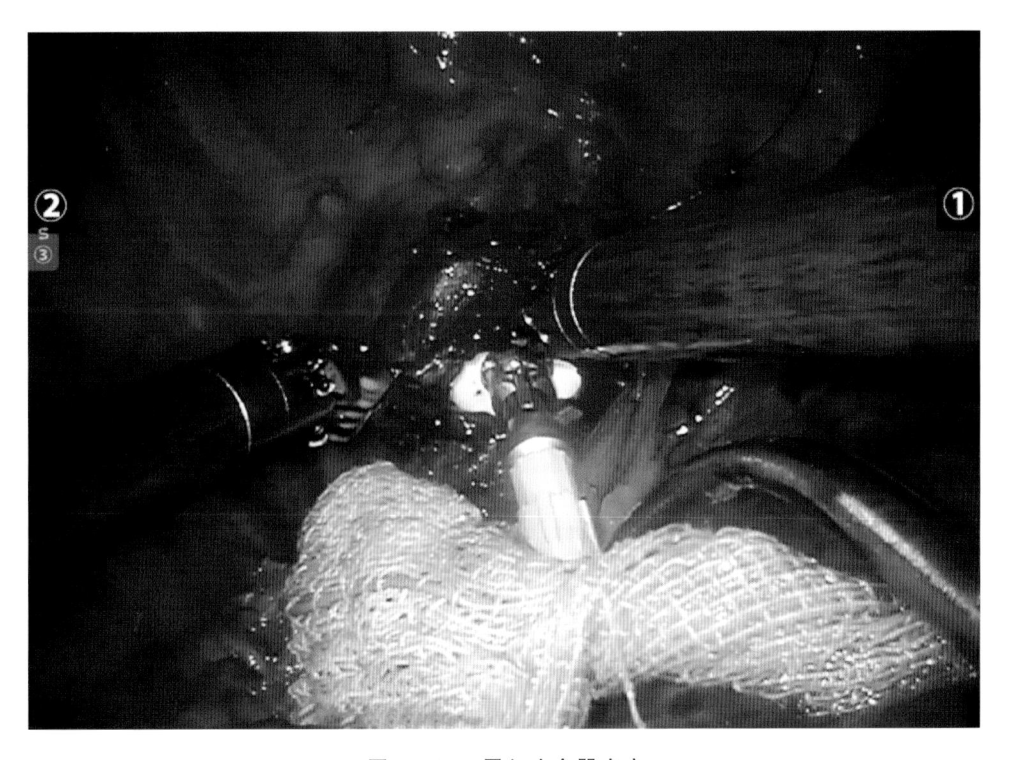

图 3-1-24　置入吻合器底座

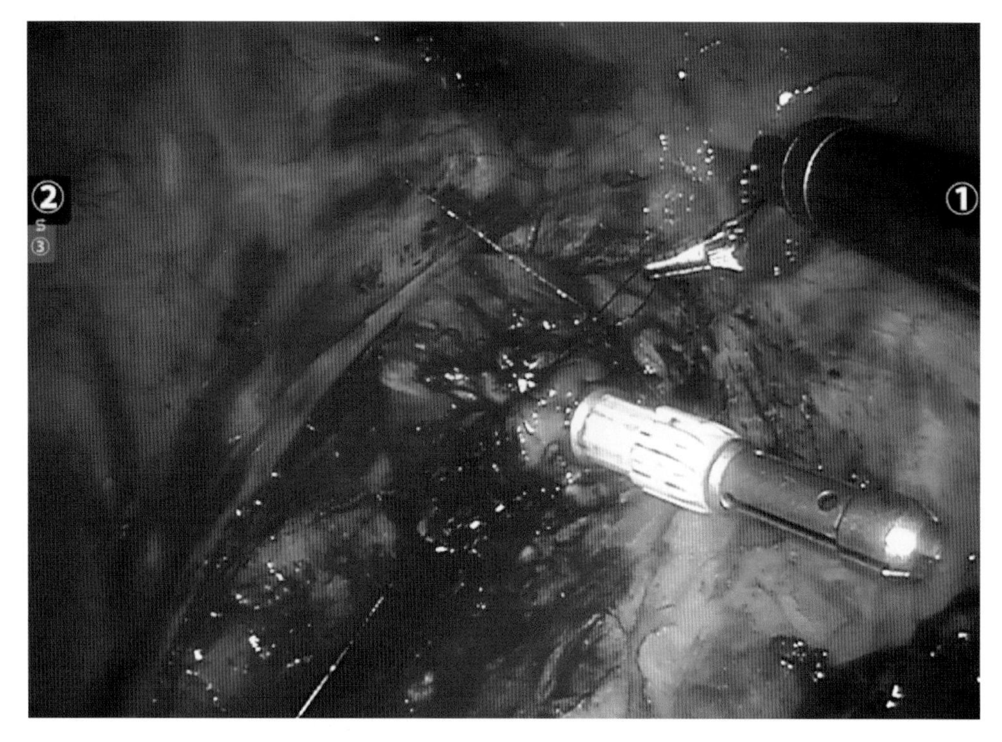

图 3-1-25 双荷包缝合固定吻合器底座

(8)将管状胃上提入胸腔,注意避免管状胃旋转移位,在管状胃侧壁做一切口,将管状吻合器置入管状胃(图 3-1-26 至图 3-1-28)。

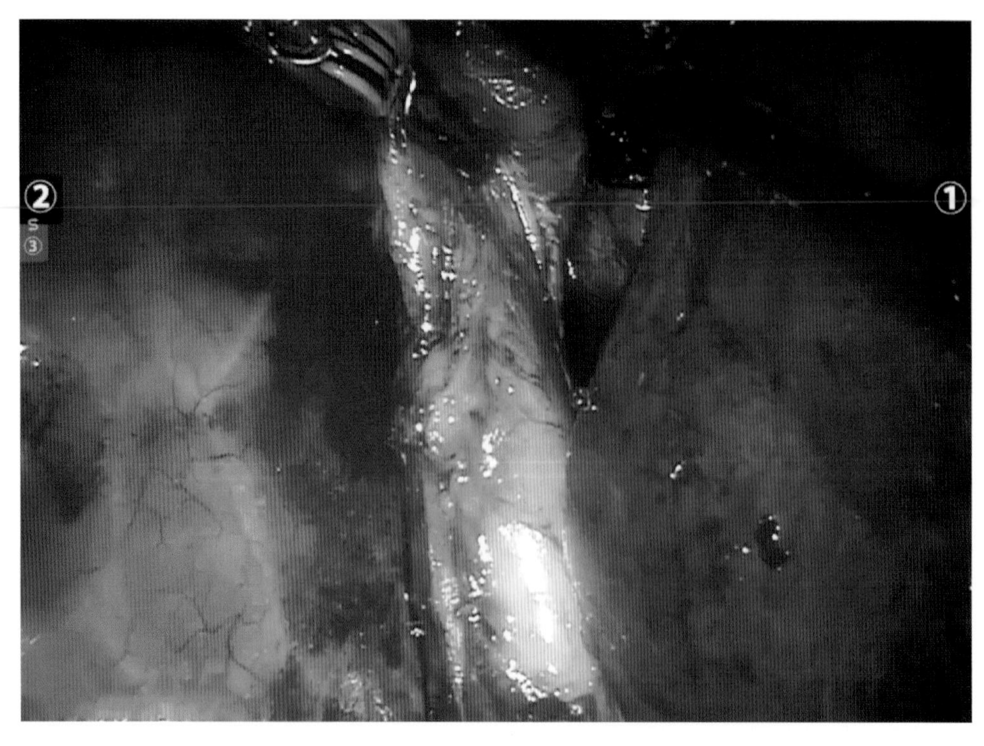

图 3-1-26 上提管状胃至胸腔

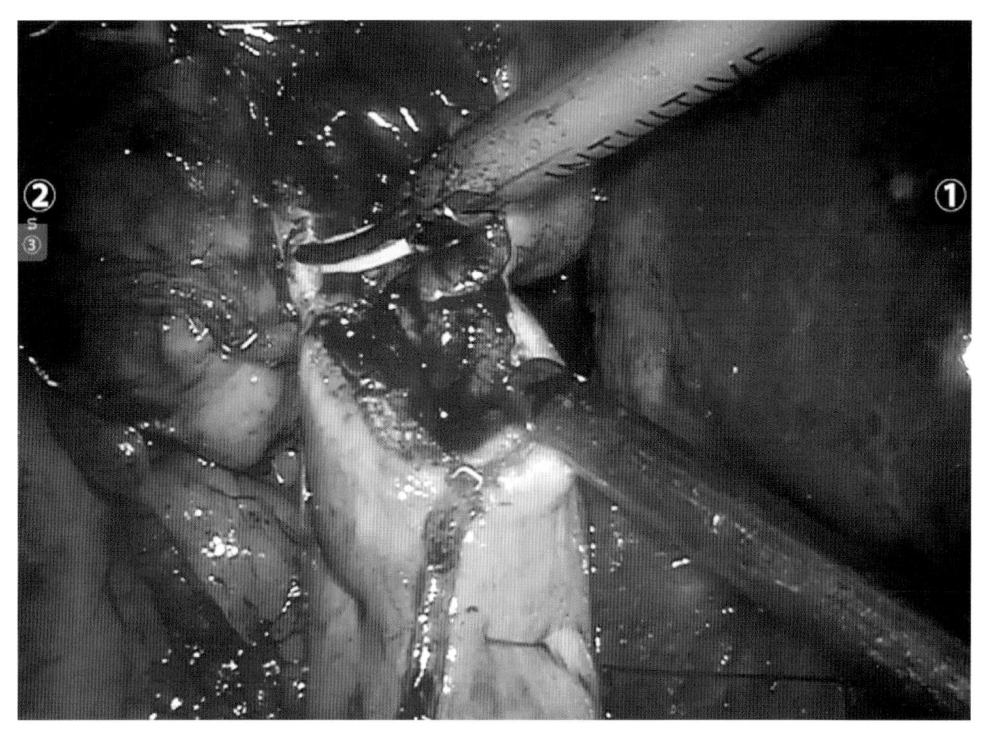

图 3-1-27 在管状胃侧壁做一切口

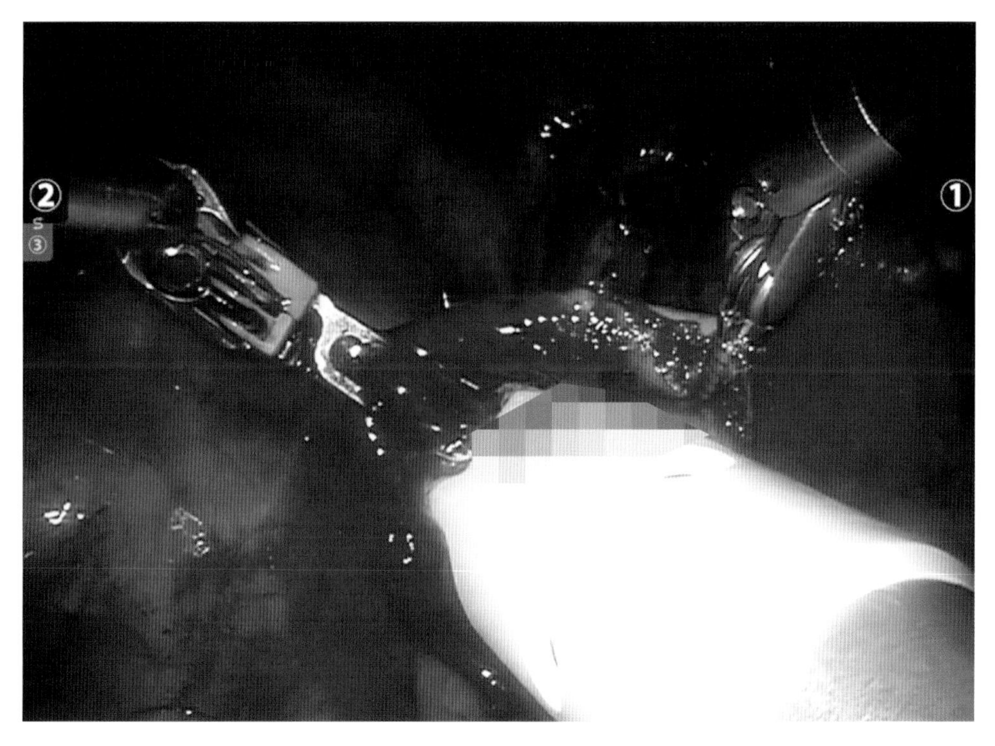

图 3-1-28 将管状吻合器置入管状胃

(9)食管残端与胃后壁吻合:将吻合器底座纳入管状吻合器,旋转收紧,注意避免网膜及管状胃侧壁牵拉至吻合口中。激发吻合器,完成食管残端与胃后壁端侧吻合(图 3-1-29)。

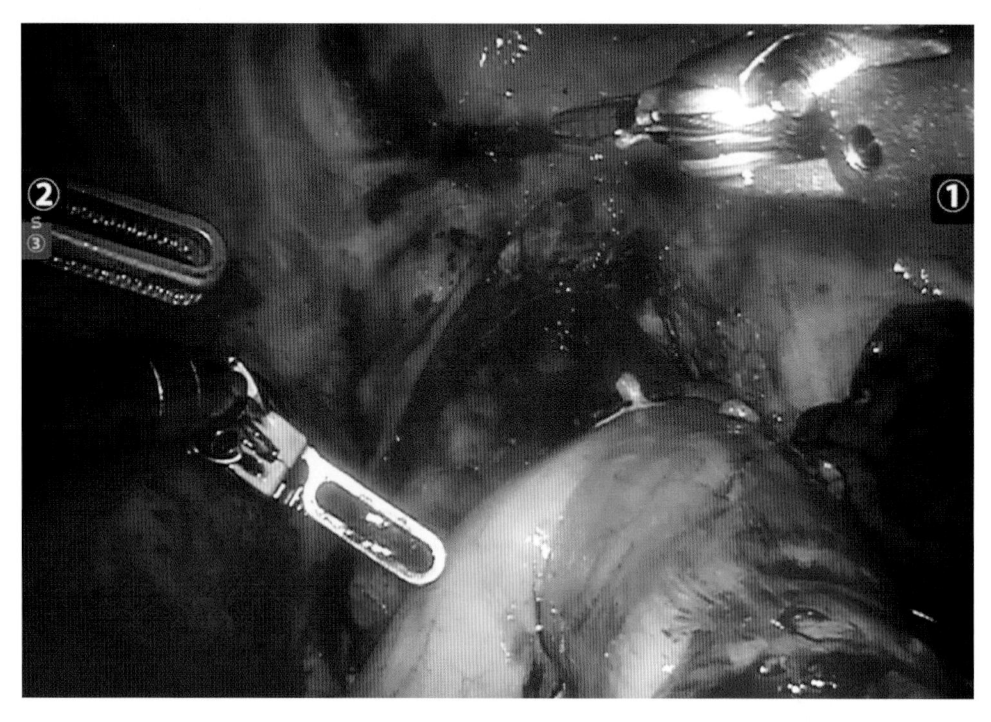

图 3-1-29　食管残端与胃后壁端侧吻合

(10)关闭管状胃残端,肿瘤标本送检(图 3-1-30、图 3-1-31)。

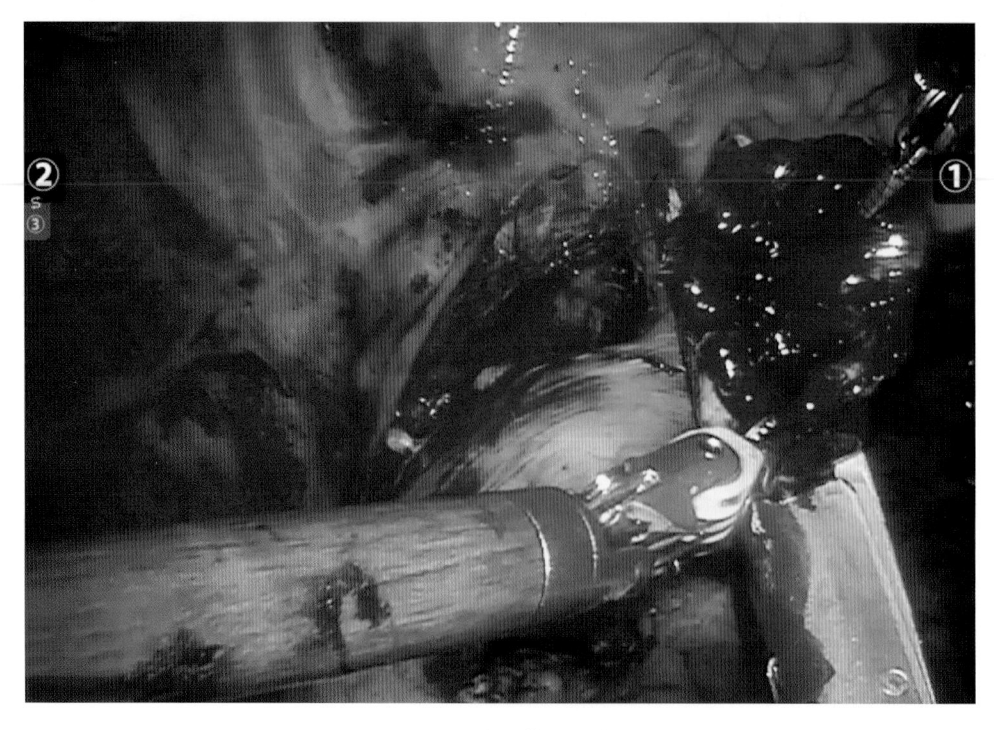

图 3-1-30　关闭管状胃残端

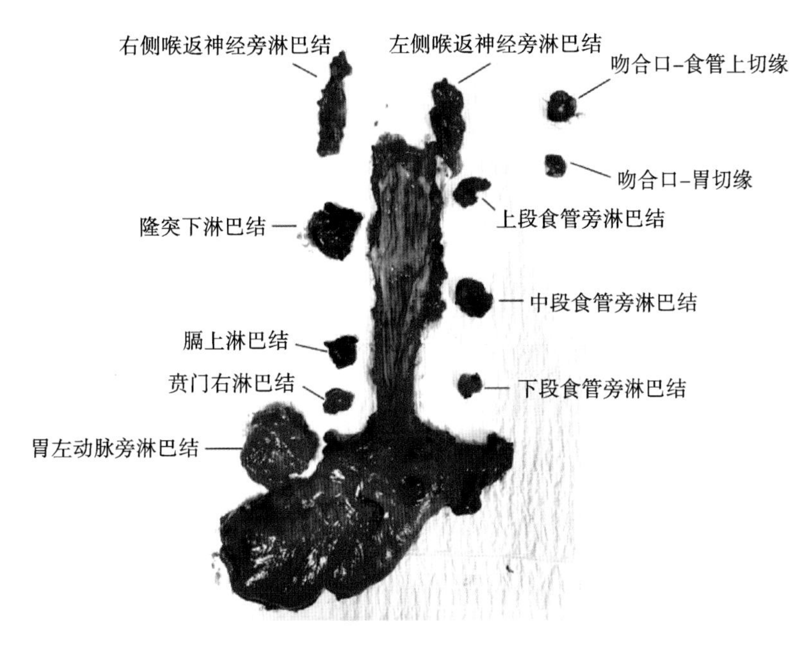

图 3-1-31 食管癌标本展示

(11)术毕，止血确切后于第 8 肋间放置胸腔引流管、第 10 肋间放置食管床负压引流管。左下腹留置腹腔脾窝引流管。

七、术后处理

术后给予患者常规抗感染、肠内营养、化痰、护胃等治疗，术后第 2 日拔除胸腔引流管。术后第 6 日进流质食物，术后第 8 日进半流质食物后出院。

八、并发症及防治

RAILE 后常见的并发症包括吻合口瘘、吻合口狭窄、肺部并发症、乳糜胸和喉返神经损伤等。

(一)吻合口瘘

吻合口瘘是 RAILE 后最严重也是常见的并发症之一，也是患者围手术期死亡的重要原因。吻合口瘘指吻合口处组织连续性缺损，导致重建后消化道的内容物由管腔内向管腔外溢出。吻合口瘘会增加患者死亡风险、延长住院时间，可能延误术后治疗而导致肿瘤复发。不同的关于 RAILE 的研究显示，吻合方式、使用的吻合器以及新辅助治疗等因素均有可能影响吻合口瘘的发生率。

(二)吻合口狭窄

吻合口狭窄是 RAILE 后另一种常见的并发症。恶性狭窄由吻合口肿瘤复发引起，而良性狭窄主要由吻合口周围瘢痕或者肉芽组织增生导致，与吻合口瘘、血流供应不足和吻合方式等关系密切，常会引起患者不同程度的吞咽梗阻症状甚至无法进食，影响患者生活。良性吻合口狭窄的发生与吻合方式关系密切，吻合器应根据患者个体情况选择，应优先选择较大直径的吻合器，但在 25 mm 和 28 mm 吻合器之间并不存在良性吻合口狭窄发生率的显著差异。吻合口扩张是良性吻合口狭窄的主要治疗方法，可以采用内镜下探条扩张术、内镜或 DSA 下球囊扩张术，但扩张治疗后部分患者狭窄段可能出现纤维瘢痕增生、肥厚，以致再发狭窄。对于扩张无效的难治性吻合口狭窄，可以采用食管支架置入术，以缓解吞咽困难症状。

(三)肺部并发症

肺炎和其他肺部并发症也会影响食管癌术后患者的生存率。有研究发现，术后肺炎使围手术期死亡率增高了近 10%，5 年总生存率降低了 12%。术前肺功能检测可以预测肺部并发症的发生，第 1 秒用力呼气容积低于正常值 60%的患者，术后出现肺部并发症的概率会增高 3 倍。有研究发现，术前患者身体机能会影响该并发症的发生，许多食管癌患者因长期吸烟，肺储备功能会下降，因此日常的戒烟教育有可能改善这部分患者的预后。

九、技术现状及展望

外科手术是食管癌治疗的标准方式，传统开放手术后患者死亡率及并发症发生率高。微创手术的应用降低了食管癌术后并发症发生率及死亡率。然而由于传统腔镜手术的二维视野及器械操作的限制，微创食管癌手术操作较为复杂、困难。机器人手术具有三维高清视野，器械操作灵活度高，在一定程度上克服了以上困难。RAILE 完美整合了机器人辅助外科手术以及 Ivor-Lewis 术的优点，相较于三切口食管切除术(McKeown 术)，在减少术后并发症和改善患者生活质量方面占优势，手术医生和患者均可从中获益。对于手术医生，机器人手术系统灵活性、精确性及稳定性高，有助于高难度手术操作的实施，也可缩短学习曲线。对于特定的需接受食管切除术的患者，RAILE 既能保证较好的治疗效果，也可提高患者术后的生活质量。初步结果表明该术式安全并符合肿瘤根治原则，在一定程度上弥补了传统腔镜手术的缺点。

(李成强)

参考文献

[1] 中国临床肿瘤学会指南工作委员会. 中国临床肿瘤学会(CSCO)食管癌诊疗指南 2023[M]. 北京：人民卫生出版社，2023.

[2] VAN WORKUM F, SLAMAN A E, VAN BERGE HENEGOUWEN M I, et al. Propensity score-matched analysis comparing minimally invasive Ivor Lewis versus minimally invasive Mckeown esophagectomy[J]. Ann Surg, 2020, 271(1): 128-133.

[3] 徐杨，申翼. 达芬奇机器人在食管外科中的应用[J]. 医学研究生学报，2021，34(1)：1-7.

[4] VAN WORKUM F, STENSTRA M H B C, BERKELMANS G H K, et al. Learning curve and associated morbidity of minimally invasive esophagectomy: a retrospective multicenter study[J]. Ann Surg, 2019, 269(1): 88-94.

[5] JIN R S, XIANG J, HAN D P, et al. Robot-assisted Ivor-Lewis esophagectomy with intrathoracic robot-sewn anastomosis[J]. J Thorac Dis, 2017, 9(11): E990-E993.

[6] ZHANG Y, XIANG J, HAN Y, et al. Initial experience of robot-assisted Ivor-Lewis esophagectomy: 61 consecutive cases from a single Chinese institution[J]. Dis Esophagus, 2018, 31(12): 1-8.
[7] CLAASSEN L, HANNINK G, LUYER M D P, et al. Learning curves of Ivor Lewis totally minimally invasive esophagectomy by hospital and surgeon characteristics: a retrospective multinational cohort study[J]. Ann Surg, 2022, 275(5): 911-918.
[8] HAN Y, ZHANG Y J, ZHANG W T, et al. Learning curve for robot-assisted Ivor Lewis esophagectomy[J]. Dis Esophagus, 2022, 35(2): doab026.
[9] ZHANG Y J, HAN Y, GAN Q Y, et al. Early outcomes of robot-assisted versus thoracoscopic-assisted Ivor Lewis esophagectomy for esophageal cancer: a propensity score-matched study[J]. Ann Surg Oncol, 2019, 26(5): 1284-1291.
[10] KANAMORI J, WATANABE M, MARUYAMA S, et al. Current status of robot-assisted minimally invasive esophagectomy: what is the real benefit? [J]. Surg Today, 2022, 52(9): 1246-1253.

第二节　机器人辅助三切口食管切除术

一、概况

微创食管切除术(minimally invasive esophagectomy，MIE)在食管癌治疗中逐渐得到认可及应用。但是传统腔镜的二维视野、长直器械等使其在狭小空间内进行精细手术操作受到限制。机器人辅助微创食管切除术(robot-assisted minimally invasive esophagectomy，RAMIE)是食管癌微创领域的一项新技术，其克服了传统腔镜手术的局限性，便于在狭小空间内完成高难度和高精度的外科操作。

RAMIE 的手术入路选择与传统食管切除术相同，主要分为经食管裂孔入路和经胸入路。经胸入路主要包括右胸-上腹入路(经上腹游离胃＋经右胸游离食管＋胸内吻合术，Ivor-Lewis 术)和右胸-上腹-左颈入路[经右胸游离食管＋经上腹游离胃＋颈部吻合术，McKeown 术(也称三切口食管切除术)]。Ivor-Lewis 术适用于病变位于食管下段及胃-食管交界部的患者，欧美国家多采取这种术式，这与其食管下段及胃-食管交界部腺癌高发的流行病学特点有关。而亚洲国家食管鳞状细胞癌(简称食管鳞癌)高发，且食管上中段病变占较高比例，很多治疗中心选择 McKeown 术。

二、适应证和禁忌证

(一)适应证

机器人辅助 McKeown 术的适应证等同于传统腔镜辅助 MIE，要求患者一般情况良好，无严重合并症，心肺功能可以耐受单肺通气和开胸手术。

(1)病变未侵及重要器官($T_{0\sim4a}$)，淋巴结无转移或转移不广泛($N_{0\sim2}$)，身体其他器官无转移(M_0)。

(2)术前新辅助化疗和(或)放疗后，身体条件较好，可耐受开胸手术。

(3)放疗后病情未控制或复发病例，无局部明显外侵或远处转移征象。

(4)少数虽高龄(>80 岁)但身体强健无伴随其他疾病，且重要脏器储备功能良好的患者，可慎重考虑手术治疗。

(5)无严重心、脑、肝、肺、肾等重要器官功能障碍，无严重伴随疾病，身体状况可耐受开胸手术。

(二)禁忌证

(1)一般情况和营养状况很差，严重恶病质。

(2)病变严重外侵(T_{4b})，多野(两野以上)和多个淋巴结转移(N_3)，有全身其他器官转移征象(M_1)。

(3)心、肺、肝、脑、肾等重要器官有严重功能不全。

三、术前准备

(1)吸烟者应戒烟 2 周及以上。

(2)术前 1 周可行呼吸功能锻炼。

(3)控制血压、血糖等，必要时给予肠内营养，改善全身营养状况。

(4)术前半小时可给予抗生素预防感染。

四、体位和麻醉

行胸部操作时，患者取左侧卧(90°)位，上肢固定于托手架上或自然放在手术床前上部，髋部及膝部以盆托及固定带固定；手术床弓背向上，使患者肋间隙扩大，以利于手术；取适当头高足低位，以避免机械臂碰撞患者骨盆而造成损伤及避免镜头臂活动范围被限制(图 3-2-1)。

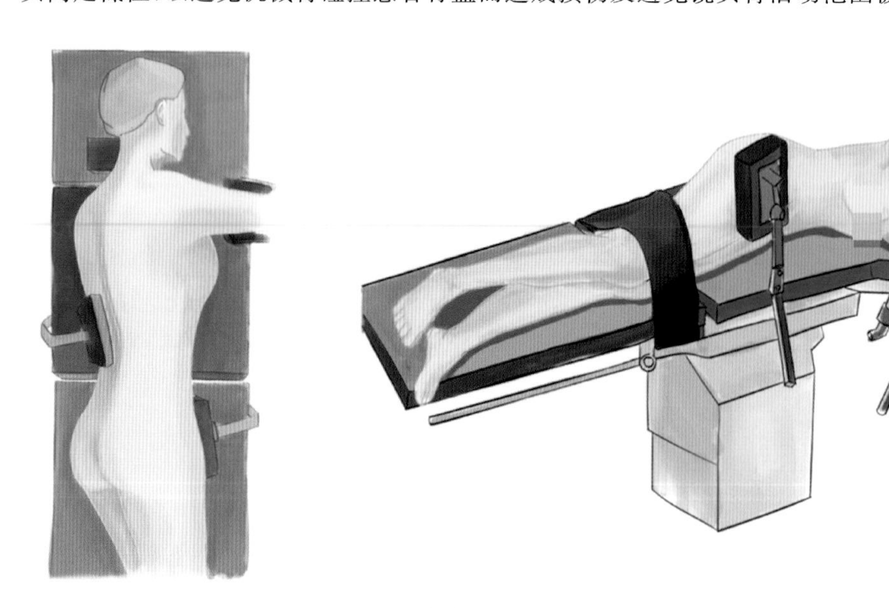

图 3-2-1 机器人辅助 McKeown 术胸部操作时患者体位

行腹部及颈部操作时，患者取平卧位(图 3-2-2)，颈部垫高，头轻度后仰并偏向右侧。麻醉方式采用单腔插管吸入及静脉注射复合全身麻醉，术中全程双肺通气。

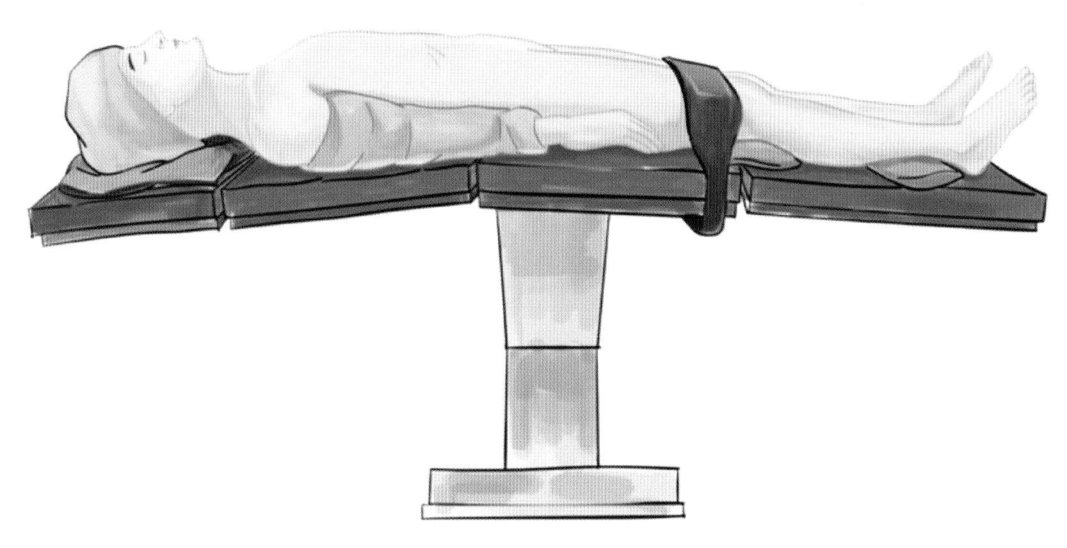

图 3-2-2　机器人辅助 McKeown 术腹部操作时患者体位

五、机器人定泊和套管定位

1. 胸部切口　采用五孔法(图 3-2-3),观察孔位于右腋中线第 8 肋间,1 号臂操作孔位于右腋前线第 5～6 肋间,2 号臂操作孔位于右腋后线第 8 肋间,3 号臂操作孔位于第 8 肋间、脊柱和肩胛骨内侧缘之间,右腋前线第 7 肋间置入 12 mm 套管(Trocar)作为辅助孔。根据操作难易程度,3 号臂可选择不用。

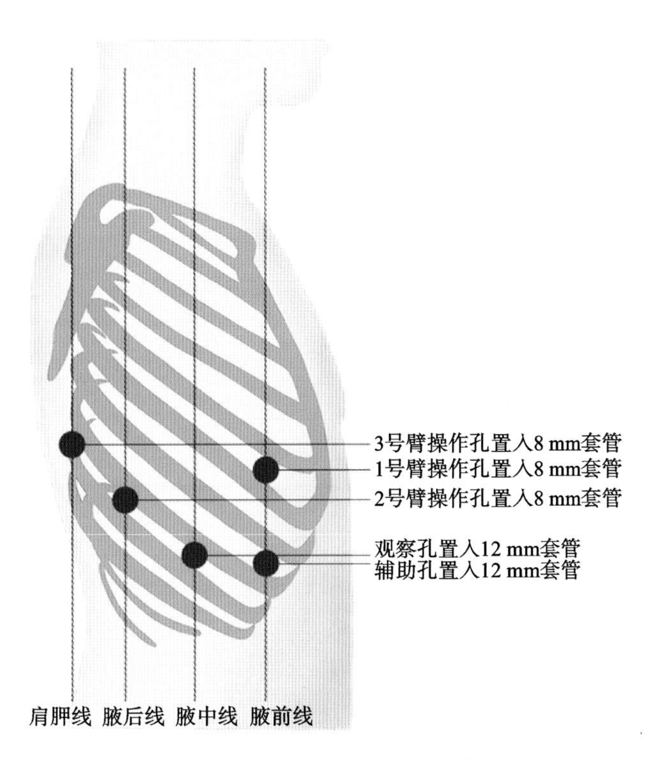

图 3-2-3　机器人辅助 McKeown 术胸部操作孔位

2. 腹部切口 采用五孔法(图 3-2-4),脐下 2 cm 置入 12 mm 套管,作为观察孔;左锁骨中线脐上 1 cm 水平置入 8 mm 套管,作为 1 号臂操作孔;右腋前线肋弓下 2 cm 水平置入 8 mm套管,作为 2 号臂操作孔;左腋前线肋弓下 2 cm 水平置入 8 mm 套管,作为 3 号臂操作孔;右锁骨中线脐上 1 cm 水平置入 12 mm 套管,作为辅助孔。

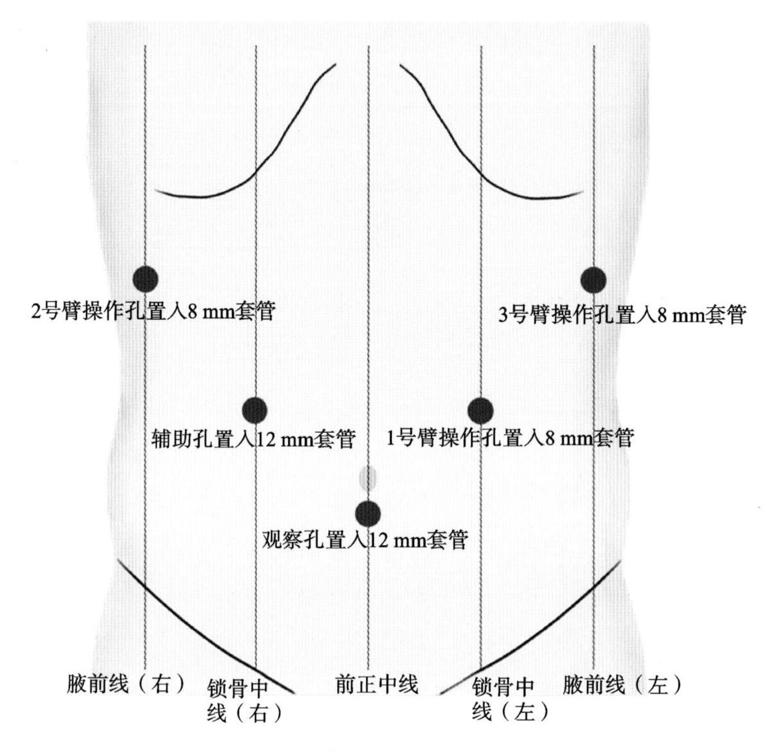

图 3-2-4 机器人辅助 McKeown 术腹部操作孔位

六、手术步骤

(一)胸部手术操作

(1)清扫右侧喉返神经旁淋巴结:辨认迷走神经,沿右侧迷走神经打开纵隔胸膜,向胸膜顶分离,暴露并辨认右侧喉返神经,清扫右侧喉返神经旁淋巴结(图 3-2-5),注意保护右侧喉返神经。

(2)游离胸上段食管:离断奇静脉弓(图 3-2-6,部分患者可保留),注意处理右侧支气管动脉防止出血。后用电凝钩游离胸上段食管。

(3)游离胸中段食管:继续向下打开纵隔胸膜,分离食管系膜,完整游离胸中段食管(图 3-2-7),注意仔细处理主动脉发出的营养食管的血管。用纱条穿过游离食管并向侧方牵拉,暴露未分离的食管系膜(图 3-2-8、图 3-2-9)。向下打开纵隔胸膜,清扫隆突下淋巴结(图 3-2-10),与食管一同整块切除。

(4)游离胸下段食管:分离充分暴露的食管系膜,向尾侧游离胸下段食管至食管裂孔(图 3-2-11),将食管旁淋巴结与食管一同整块切除。

(5)清扫左侧喉返神经旁淋巴结:充分游离食管后,将食管向腹侧牵拉,助手牵拉气管,用电凝钩将左侧喉返神经旁脂肪组织、淋巴结充分游离,使用双极马里兰钳钝性结合锐性分离,完整清扫左侧喉返神经旁淋巴结(图 3-2-12)。

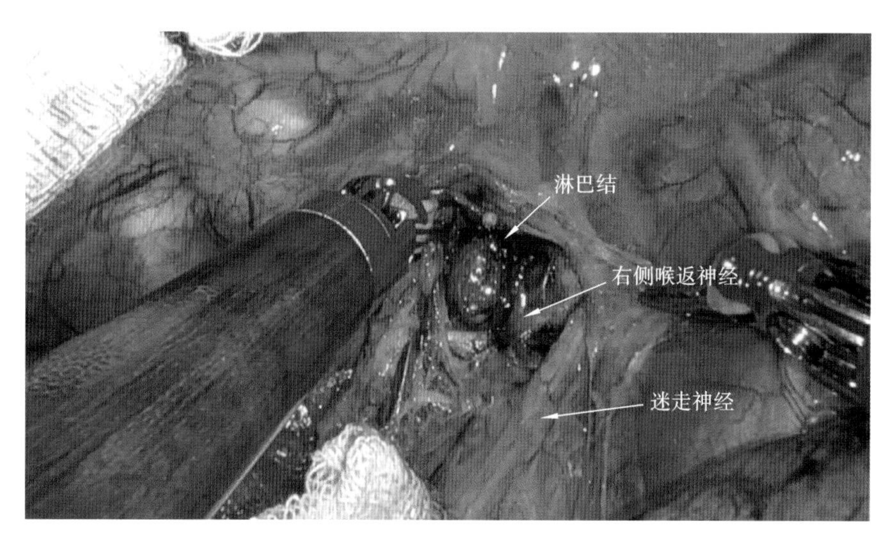

图 3-2-5 清扫右侧喉返神经旁淋巴结

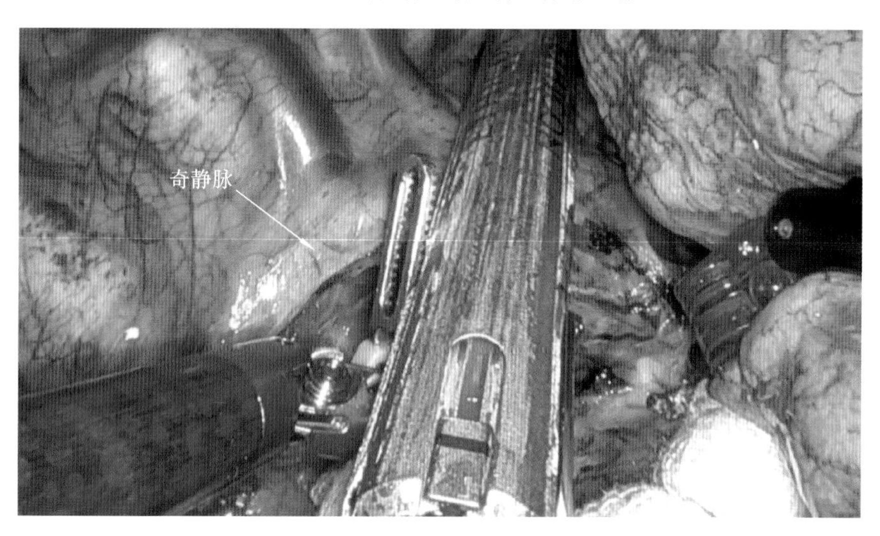

图 3-2-6 离断奇静脉弓

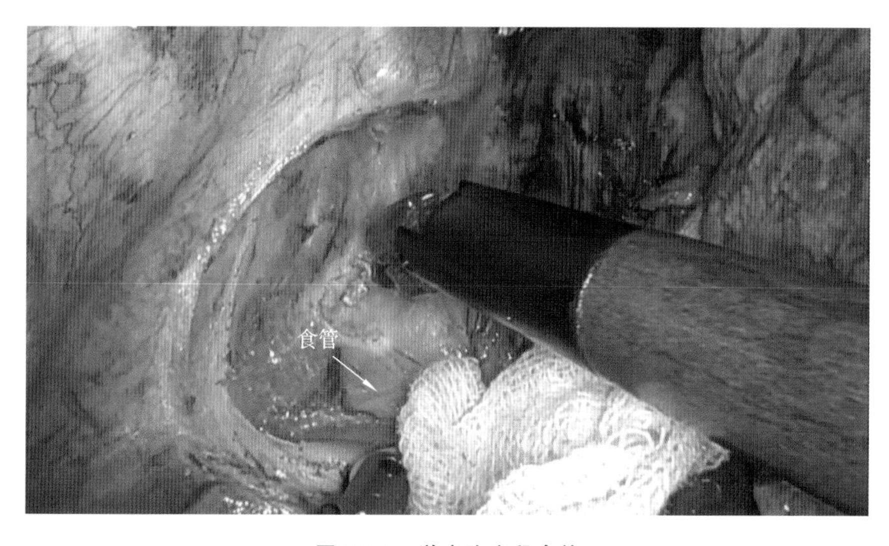

图 3-2-7 游离胸中段食管

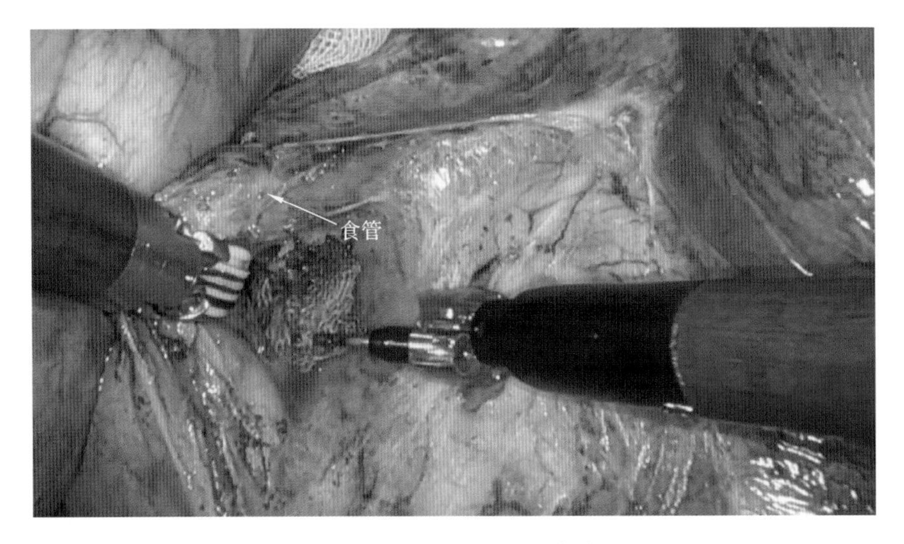

图 3-2-8 纱条穿过游离食管

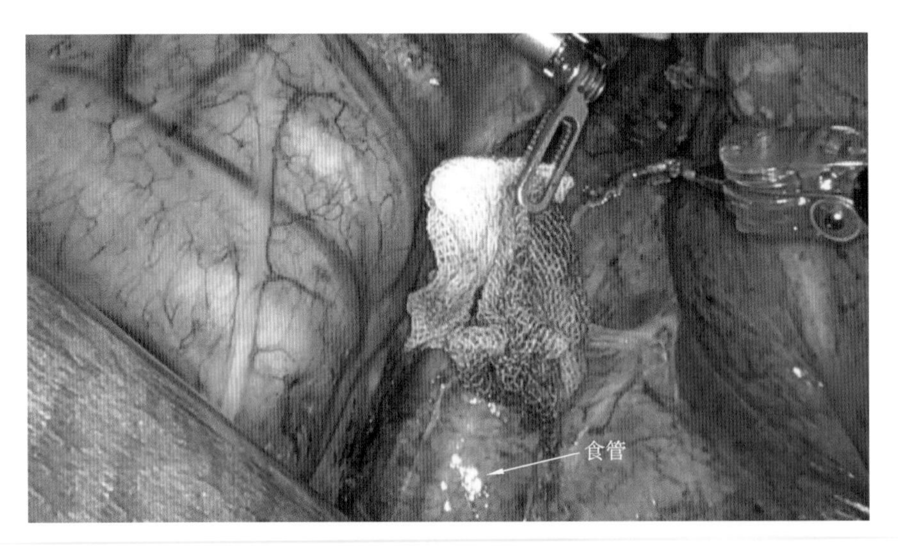

图 3-2-9 用纱条牵拉食管

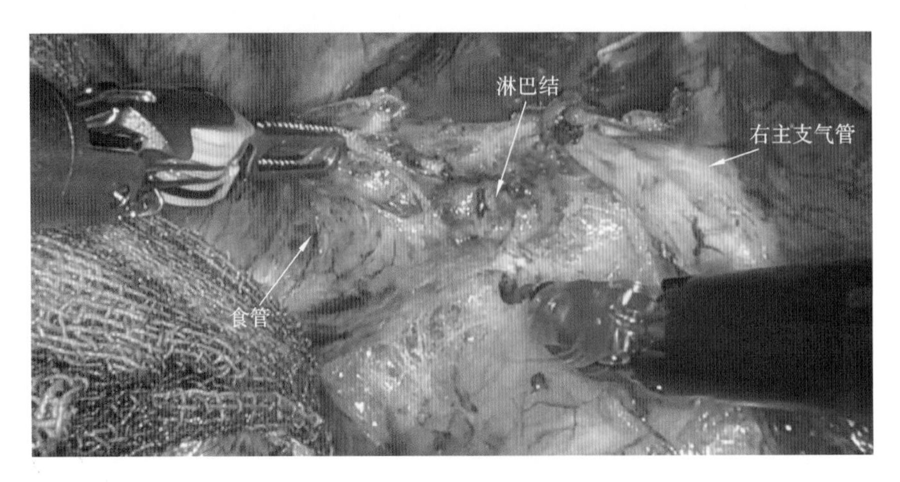

图 3-2-10 清扫隆突下淋巴结

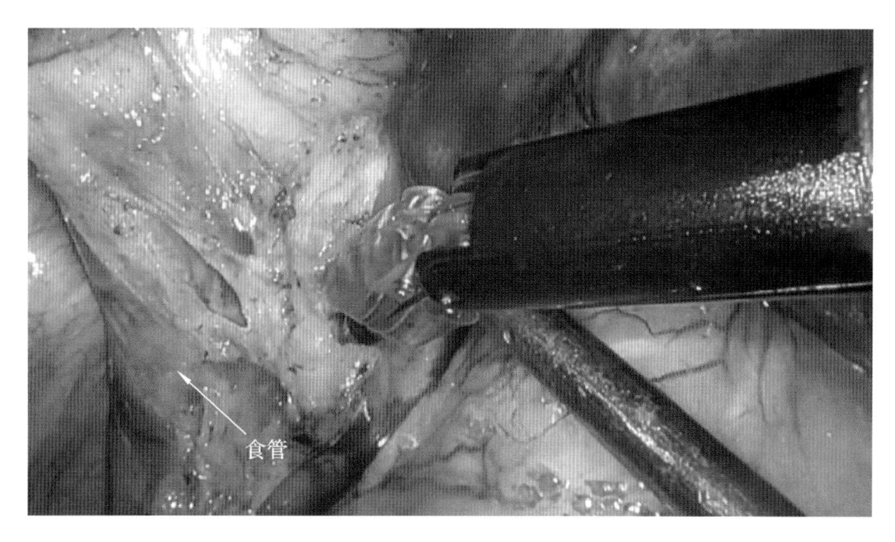

图 3-2-11 游离胸下段食管至食管裂孔

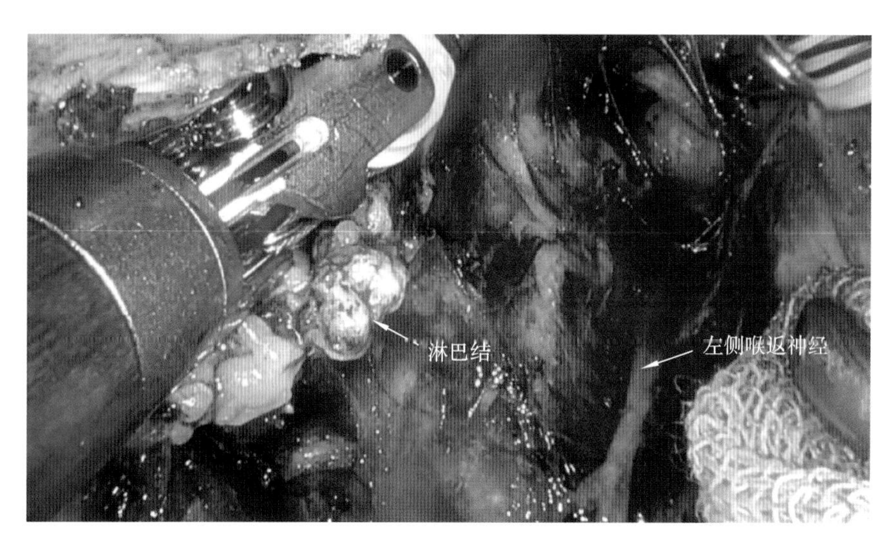

图 3-2-12 清扫左侧喉返神经旁淋巴结

(二)腹部手术操作

(1)切开小网膜囊:沿肝总动脉表面打开小网膜囊(图 3-2-13),清扫肝总动脉旁脂肪组织、淋巴结(图 3-2-14)。

(2)清扫胃左血管旁淋巴结:沿肝总动脉向头侧分离至胃左血管根部,完整清扫胃左血管旁淋巴结(图 3-2-15),游离并暴露胃左血管,于根部离断胃左血管(图 3-2-16)。操作过程中注意保护胰腺。

(3)游离胃:沿胃小弯侧向头侧分离,暴露左、右膈肌脚,游离贲门后沿胃壁游离胃底(图 3-2-17)及胃后壁与胰腺包膜之间的粘连(此时勿游离腹段食管,以防气体进入胸腔);沿胃大弯侧向头侧分离大网膜(图 3-2-18),注意保护胃网膜血管弓及脾脏,离断胃网膜左血管、胃短血管(图 3-2-19)及胃后血管,完整游离胃体及胃底;再沿胃大弯侧向尾侧分离,继续分离胃后壁与胰腺包膜之间的粘连,游离胃幽门部(图 3-2-20)。

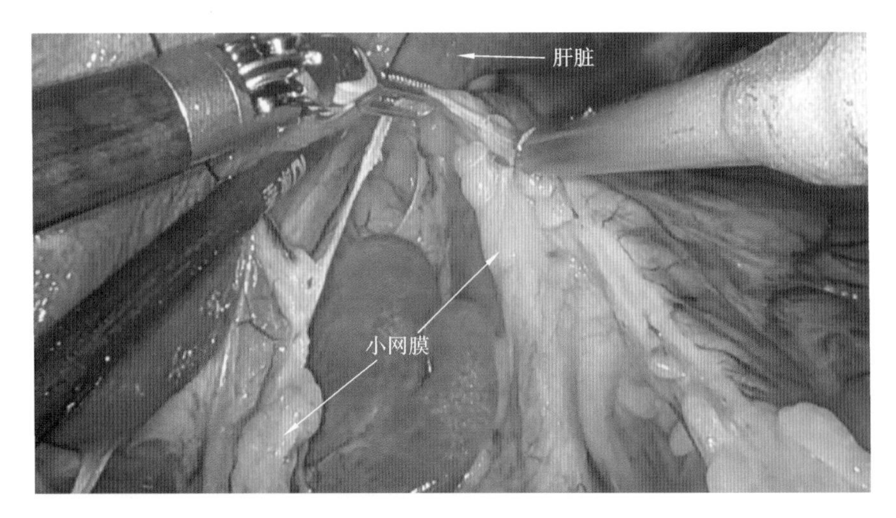

图 3-2-13　打开小网膜囊

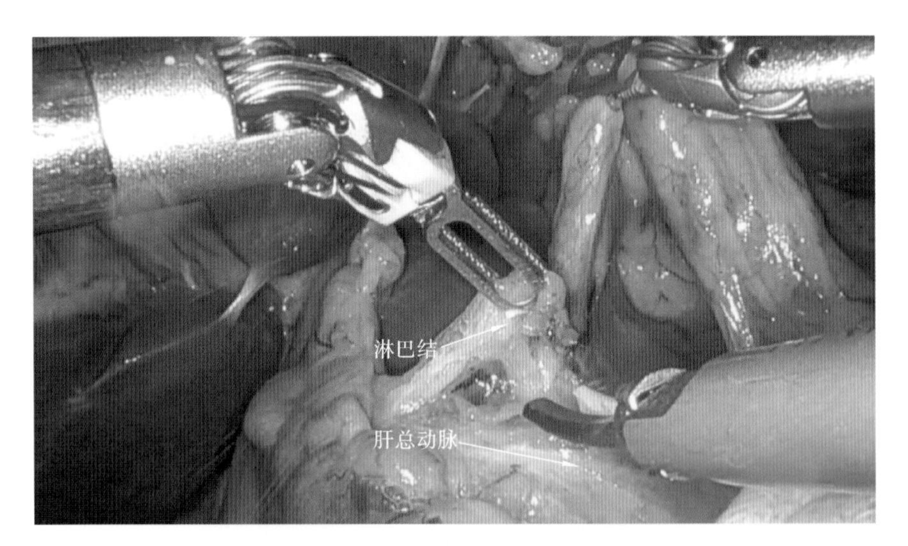

图 3-2-14　清扫肝总动脉旁淋巴结

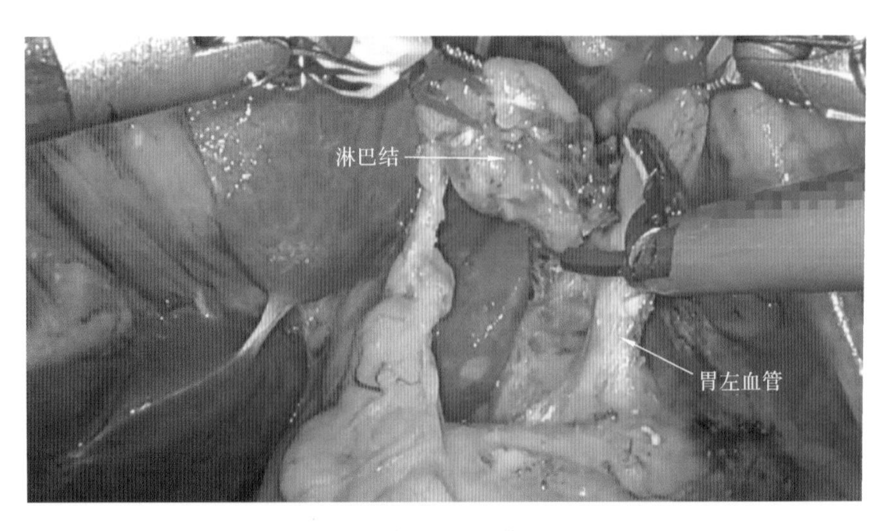

图 3-2-15　清扫胃左血管旁淋巴结

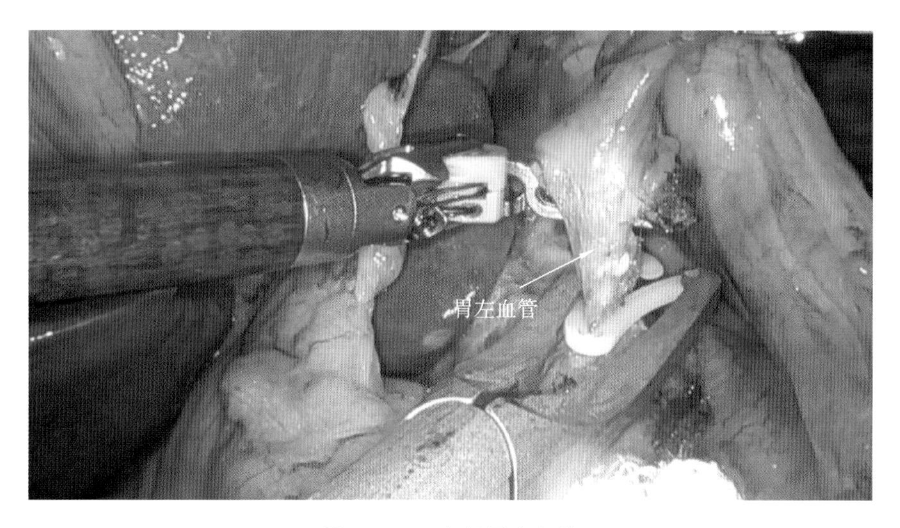

图 3-2-16 离断胃左血管

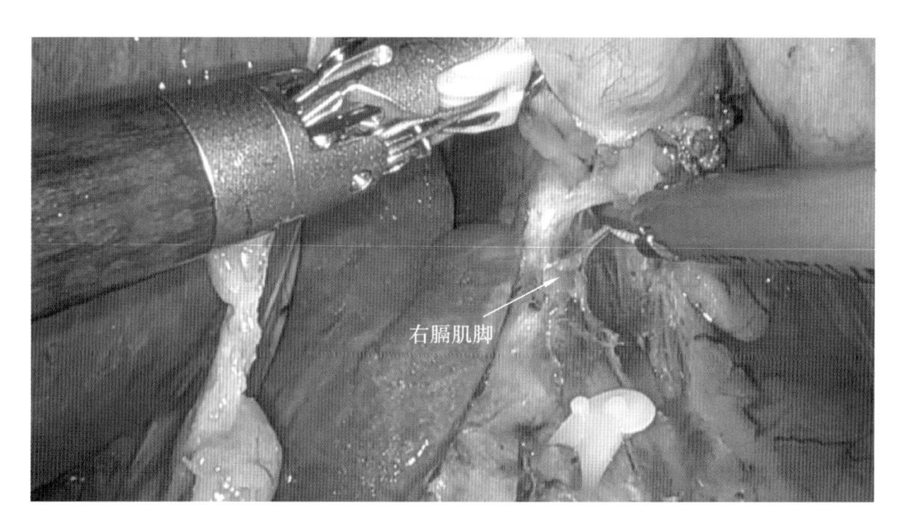

图 3-2-17 游离胃底

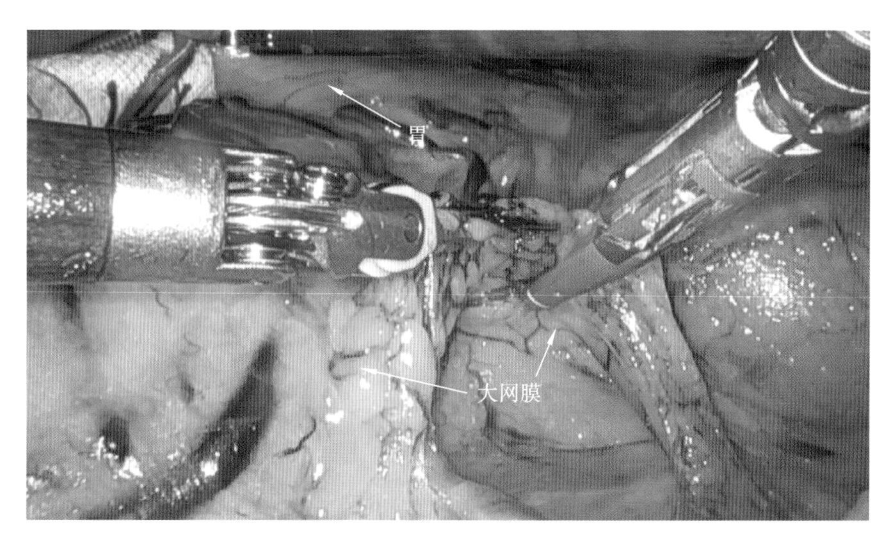

图 3-2-18 沿胃大弯侧向头侧分离大网膜

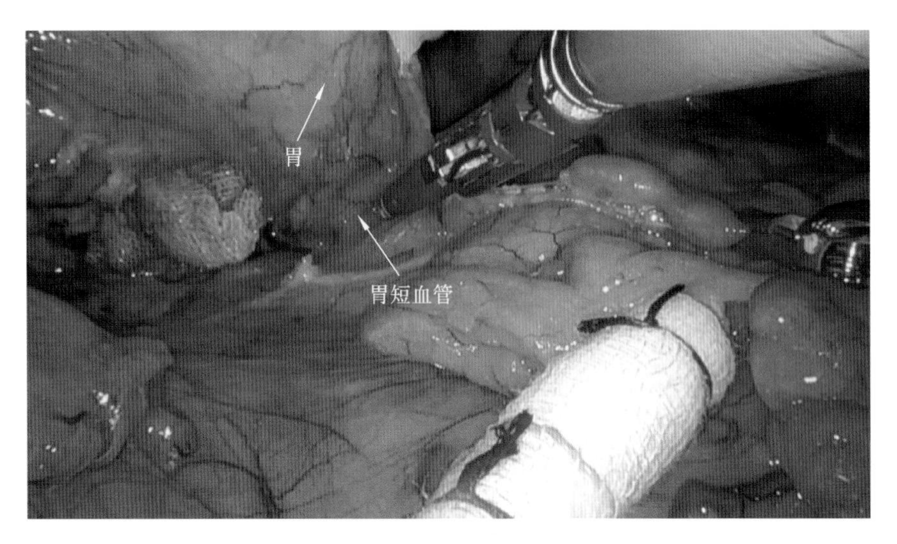

图 3-2-19 离断胃短血管

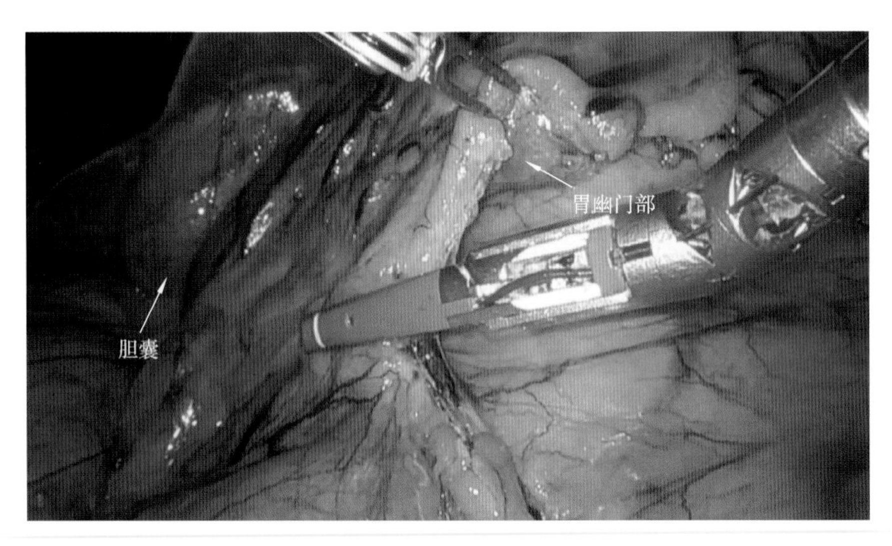

图 3-2-20 游离胃幽门部

(4)游离胃贲门部:完整游离胃贲门部及腹段食管(图 3-2-21)。

(5)制作管状胃:置入切割闭合器,从胃小弯侧向胃底切割胃体,制作管状胃(图 3-2-22)。管状胃宽度为 3～4 cm,切缘连续加固。

(6)连接管状胃及胃贲门部残端:管状胃制作完毕后,用缝线将胃贲门部残端与管状胃残端连接。

(三)颈部手术操作

(1)暴露食管:头略后仰,转向右侧,于左胸锁乳突肌前缘切开皮肤及颈阔肌,在胸锁乳突肌与肩胛舌骨肌之间分离至食管。

(2)颈部吻合:将颈段食管及管状胃从颈部切口拉出,注意保护颈内血管。可以选择手工吻合或吻合器吻合。

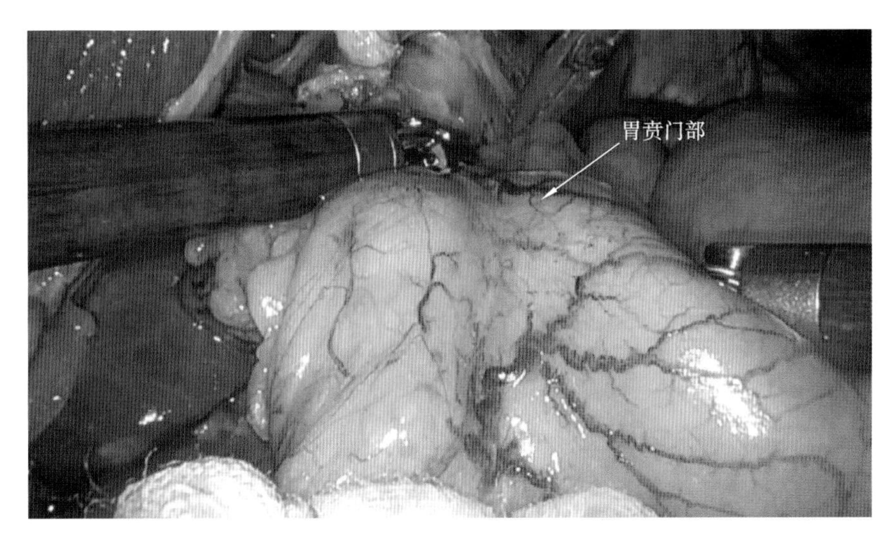

图 3-2-21 游离胃贲门部

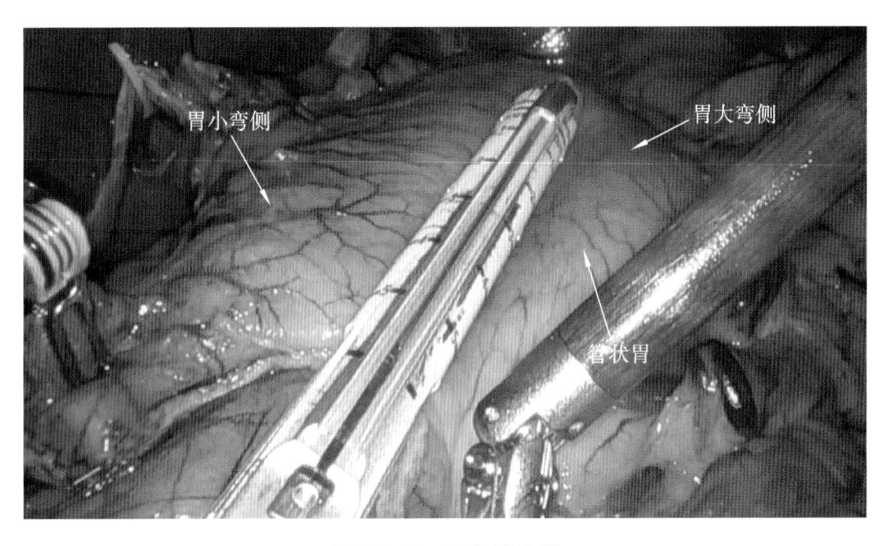

图 3-2-22 制作管状胃

七、术后处理

术后给予常规抗炎、化痰、肠内营养等治疗，每天观察引流管引流量及引流液性状，胸腔引流管引流量少于每天 200 mL 并且无漏气现象时可拔除引流管。术后 1 周口服造影剂行颈部、胸部、腹部 CT 检查，若无肺部感染、吻合口瘘等相关并发症，患者即可出院，饮食逐渐由饮水过渡为流食、半流食、普食。

八、并发症及防治

RAMIE 后并发症分类与传统腔镜辅助 MIE 相似，以肺部并发症最多见，其次为消化道并发症。各治疗中心 RAMIE 后并发症发生率因肿瘤组织学类型、手术方式、消化道重建入路及淋巴结清扫范围等的差异而不尽相同。

常见并发症的处理如下。

(1)肺部并发症:术后常见的肺部并发症包括肺炎、需要外科引流的胸腔积液、呼吸功能不全等。建议 RAMIE 后早期下床活动、咳嗽咳痰,加强雾化吸入[推荐应用糖皮质激素(如布地奈德)、支气管扩张剂(如特布他林)、黏液溶解剂(如 N-乙酰半胱氨酸)]、拍背,预防肺炎及肺不张的发生,通过痰培养指导抗生素的使用。当患者出现呼吸功能不全时选择加压面罩无创通气或气管插管呼吸机辅助通气,插管超过 48 h 且不能成功脱机时,果断行气管切开,以便于呼吸道管理和辅助通气。

(2)吻合口瘘:将术后食管、吻合口、管状胃机械闭合缘的缺损定义为吻合口瘘。根据国际食管并发症共识小组(ECCG)分级标准,吻合口瘘可分为 3 种类型:Ⅰ型,局部小缺损,无须改变治疗方法、治疗药物或进行饮食调整;Ⅱ型,需要介入但非手术治疗(如放射引导下放置引流管、支架置入或打开伤口行局部引流)的局部缺损;Ⅲ型,需要外科治疗的局部缺损。

(3)喉返神经麻痹:清扫喉返神经旁淋巴结可导致术后出现声音嘶哑和吞咽困难,可经纤维支气管镜或喉镜直视下证实和评估。根据 ECCG 分级标准,喉返神经麻痹可分为 3 种类型:Ⅰ型,无须治疗的短暂性损伤,可以通过改变食物性状减轻进食呛咳;Ⅱ型,需要选择性手术来矫正的损伤;Ⅲ型,因吸入或呼吸问题需要急诊手术干预的损伤。同时,根据损伤累及的范围其可分为单侧和双侧损伤。若怀疑术中双侧喉返神经损伤,建议术中即行预防性气管切开,避免术后呼吸功能不全及误吸。

(4)乳糜胸:根据 ECCG 分级标准,乳糜胸可分为以下 3 种类型。Ⅰ型,通过肠内低脂饮食便可控制;Ⅱ型,需要停止肠内营养,改为全静脉营养;Ⅲ型,需要放射介入或外科治疗。同时,乳糜胸严重程度可根据乳糜量的多少分为每天 1000 mL 以下、每天 1000 mL 及以上两种。

九、技术现状及展望

食管癌手术方式多样,且食管周围解剖结构复杂,术中如何快速、精确地游离食管,以及如何完整、安全地清扫淋巴结是手术难点之一。微创食管切除术(MIE)在具有微创优势的同时,还存在一些技术上的局限,如二维视野难以提供深度知觉信息;镜头视野具有镜面效应;笔直的手术器械在某些部位操作困难,往往需要更大力度牵拉暴露。达芬奇机器人手术系统的出现很好地克服了这些问题,其能提供三维立体术野;具有灵活的机械臂,在狭小空间也能实现 360°转向,并且能够过滤手部颤动,使操作更加稳定;操作平台简单易学,目前在全世界各外科领域已有非常广泛的应用。

2003 年 Horgan 等报道了世界首例 RAMIE。在机器人手术的发展过程中,RAMIE 相关研究相对较少,直到近几年才逐渐增多,这与 MIE 难度较大、对术者腔镜技术要求较高有关。国外相关研究多采用 McKeown 入路,颈部吻合操作由手动完成。2010 年,韩国 Kim 等报道了 21 例行机器人辅助 McKeown 术的病例资料,其中 20 例获得 R0 切除,平均淋巴结清扫数量为(38.0±14.2)个,机器人操作时间从最初 6 例的(176.3±12.3)min 缩短到最后 15 例的(81.7±16.5)min,术后均未并发肺炎,术后 90 天内无死亡病例,主要并发症有 4 例吻合口瘘、6 例声带麻痹以及 1 例腹腔内出血。2014 年,Kim 等又报道了 40 例行机器人辅助 McKeown 术合并纵隔淋巴结完全清扫的病例,其中 39 例完成手术,1 例死亡。平均手术时间为(428.6±75.0) min,平均机器人操作时间为(186.7±52.1)min,平均淋巴结清扫数量为(42.6±14.1)个,其中纵隔淋巴结和喉返神经旁淋巴结清扫数量分别为(25.5±9.6)

个和(9.6±6.5)个,肺炎和喉返神经麻痹的发生率分别为12.5%和20%,由此得出此种手术方法可行的结论。2013年日本Ishikawa等报道了4例行机器人辅助McKeown术的病例,以此证明该术式的可行性和安全性。2015年荷兰van der Sluis等分析了108例接受该术式患者的情况,中位手术时间为381 min(264~636 min),中位重症监护室时间为1天,中位住院时间为16天,院内死亡率为5%。95%(103例)的患者获得了R0切除,中位淋巴结清扫数量为26个。中位随访时间为58个月,5年生存率为42%,中位无瘤生存时间为21个月,中位总生存时间为29个月。51例患者复发,其中局部复发6例、系统复发31例、混合性复发14例。2015年印度Puntambekar等对83例接受该术式的患者进行了回顾性研究,其中50例男性、33例女性,平均年龄59.18岁。平均手术时间为204.94 min(180~300 min),平均出血量为86.75 mL(50~200 mL),平均淋巴结清扫数量为18.36个(13~24个)。平均重症监护室时间和住院时间分别为1天和10.37天。其中16例出现术后并发症,常见的并发症包括吞咽困难、胸腔积液以及吻合口瘘。经过10个月的随访,66例患者获得无瘤生存。此种术式在国内亦有应用。2010年复旦大学附属中山医院范虹等报道了2例行该术式的病例,术后均未发生并发症;2011年上海市胸科医院茅腾等报道了1例;2022年上海市胸科医院杨洋等发表了一项RAMIE对比传统MIE的多中心随机对照临床试验,结果表明机器人手术时间更短(203.8 min vs 244.9 min,$p<0.001$);对于新辅助治疗后患者,RAMIE在胸腔淋巴结清扫数量(15个vs 12个,$p=0.016$)、左侧喉返神经旁淋巴结清扫率(79.5% vs 67.6%,$p=0.001$)上更具优势;而RAMIE与传统MIE相比,在并发症发生率、术后90天死亡率、失血量、中转开放手术率、R0切除率方面无显著差异。基于现有的循证医学证据,上海交通大学医学院附属瑞金医院张亚杰等开展的系统综述与荟萃分析表明,RAMIE与传统MIE同样安全、可行,但RAMIE在腹腔淋巴结清扫、左侧喉返神经旁淋巴结清扫、3年无瘤生存率方面优于传统MIE。

在临床实践中,放大的三维视野结合过滤颤动的机械臂非常有利于精细操作,尤其是清扫喉返神经旁淋巴结时,能够仔细辨认及保护神经、血管,提高手术安全性。Suda等的研究表明,RAMIE能够显著降低声音嘶哑及声带麻痹的发生率。已有文献报道,创伤较小者恢复更快,RAMIE延续了MIE相对于传统手术的优势,出血更少,肺部并发症更少,住院时间及重症监护室时间缩短。

(李成强　李鹤成)

参考文献

[1] 中国抗癌协会食管癌专业委员会.机器人辅助食管切除术中国临床专家共识(2023版)[J].中华胸部外科电子杂志,2024,11(1):1-15.

[2] HORGAN S, BERGER R A, ELLI E F, et al. Robotic-assisted minimally invasive transhiatal esophagectomy[J]. Am Surg,2003,69(7):624-626.

[3] KIM D J, HYUNG W J, LEE C Y, et al. Thoracoscopic esophagectomy for esophageal cancer: feasibility and safety of robotic assistance in the prone position[J]. J Thorac Cardiovasc Surg,2010,139(1):53-59. e1.

[4] KIM D J, PARK S Y, LEE S, et al. Feasibility of a robot-assisted thoracoscopic lymphadenectomy along the recurrent laryngeal nerves in radical esophagectomy for

esophageal squamous carcinoma[J]. Surg Endosc,2014,28(6):1866-1873.

[5] ISHIKAWA N, KAWAGUCHI M, INAKI N, et al. Robot-assisted thoracoscopic hybrid esophagectomy in the semi-prone position under pneumothorax[J]. Artif Organs, 2013,37(6):576-580.

[6] VAN DER SLUIS P C, RUURDA J P, VERHAGE R J, et al. Oncologic long-term results of robot-assisted minimally invasive thoraco-laparoscopic esophagectomy with two-field lymphadenectomy for esophageal cancer[J]. Ann Surg Oncol,2015,22(Suppl 3): S1350-S1356.

[7] PUNTAMBEKAR S, KENAWADEKAR R, KUMAR S, et al. Robotic transthoracic esophagectomy[J]. BMC Surg,2015,15:47.

[8] 范虹,蒋伟,袁云锋,等. 达芬奇机器人辅助食管癌根治术2例报告[J]. 复旦学报(医学版),2010,37(4):502-503.

[9] 茅腾,方文涛,罗清泉,等. 机器人外科手术系统辅助食管癌切除术一例[J]. 上海医学,2011,34(1):85-86,前插1.

[10] YANG Y, LI B, YI J, et al. Robot-assisted versus conventional minimally invasive esophagectomy for resectable esophageal squamous cell carcinoma: early results of a multicenter randomized controlled trial: the RAMIE trial[J]. Ann Surg,2022,275(4):646-653.

[11] ZHANG Y J, DONG D, CAO Y Q, et al. Robotic versus conventional minimally invasive esophagectomy for esophageal cancer: a meta-analysis[J]. Ann Surg,2023,278(1):39-50.

[12] SUDA K, ISHIDA Y, KAWAMURA Y, et al. Robot-assisted thoracoscopic lymphadenectomy along the left recurrent laryngeal nerve for esophageal squamous cell carcinoma in the prone position:technical report and short-term outcomes[J]. World J Surg,2012,36(7):1608-1616.

[13] 韩丁培,项捷,高涛涛,等. 机器人辅助与传统 Ivor-Lewis 食管癌根治术近期疗效的比较[J]. 中国微创外科杂志,2016,16(5):404-407.

第三节 机器人辅助食管良性肿瘤切除术

一、概况

食管良性肿瘤为临床罕见疾病,患者发病年龄较小,病程和症状持续时间较长,占所有食管肿瘤的0.5%～0.8%。按组织起源其可分为食管黏膜上皮性起源、非上皮性起源和异位组织起源的食管良性肿瘤三大类。食管黏膜上皮性起源的食管良性肿瘤包括:①鳞状上皮来源的乳头状瘤和囊肿;②腺上皮来源的腺瘤和息肉。非上皮性起源的食管良性肿瘤包括:①肌瘤,如平滑肌瘤、纤维肌瘤、脂肪肌瘤等;②血管来源的毛细血管瘤和淋巴管瘤;③中胚叶及其他来源的肿瘤,如脂肪瘤、网织细胞瘤、神经纤维瘤、骨软骨瘤。异位组织起源的食管良性肿瘤包括从异位的胃黏膜、皮脂腺、胰腺、甲状腺等组织发生的颗粒细胞瘤等。

按组织来源食管良性肿瘤可分为三大类:①腔内型:肿瘤多有蒂,其中以息肉最多见,其次为乳头状瘤、纤维瘤、黏液瘤等。②壁内型：肿瘤发生于食管肌层，无蒂，其中以平滑肌瘤最多见，平滑肌瘤占所有食管良性肿瘤的 80%～90%。③黏膜下型：血管瘤、淋巴管瘤和颗粒细胞瘤。

对于腔内型食管良性肿瘤，瘤体小且内镜下可以安全处理瘤蒂时可选择经内镜下切除。如果肿瘤较大，经内镜下处理瘤蒂困难，则需要根据瘤体的位置选择经颈部切口手术或经胸手术摘除肿瘤。对于壁内型和黏膜下型肿瘤，除一些可经颈部切口切除的肿瘤外，其余的肿瘤多采用经胸手术摘除。目前临床上经胸切除食管良性肿瘤多采用开胸手术和胸腔镜手术，治疗效果显著。

基于机器人手术系统的三维清晰术野和高度灵敏的机械臂，机器人手术较传统胸腔镜手术在切除食管良性肿瘤方面具有独特优势。

二、适应证和禁忌证

（一）适应证

（1）食管良性肿瘤一经诊断，只要患者身体条件允许，均应行手术切除。腔内型、壁内型肿瘤不论大小均应行手术切除；黏膜下型肿瘤基底部较大，内镜下无法切除时也应行局部切除加食管修补。

（2）少数食管良性肿瘤需要切除部分食管，行胃-食管吻合术。主要包括以下类型：①瘤体巨大，包绕性生长的肿瘤；②肿瘤与食管黏膜紧密粘连无法分离，切除肿瘤会造成食管黏膜损伤严重不能修复；③弥漫多发性平滑肌瘤不易一一摘除的；④术中不能排除恶性可能的肿瘤。

（二）禁忌证

患者心肺功能差，不能耐受手术。

三、术前准备

术前充分戒烟，锻炼心肺功能，进行胃肠道准备。对于术中可能损伤食管黏膜的患者，术前应放置无侧孔胃管（剪除胃管远端侧孔），以备术中行漏气测试，有条件的可以安排术中行胃镜检查。另外，为减少乳糜胸的发生，可采用选择性胸导管结扎术（患者术前 4～12 h 口服食用橄榄油 120 mL。乳糜液呈白色，与胸腔内其他液体易于区别）。若术中发现术野有白色乳糜液外漏，则在瘘口近端和远端行双重结扎；若术中未发现乳糜液外漏，则不行胸导管结扎术。

四、体位和麻醉

肿瘤位于胸上段、胸中段及拟行部分食管切除、胃-食管吻合的患者，取左侧卧位，折刀位，右侧进胸；肿瘤位于胸下段的患者，取右侧卧位，折刀位，左侧进胸。行双腔支气管插管，全身复合麻醉。

五、机器人定泊和套管定位

观察孔位于腋中线第 8 肋间，1 号臂操作孔套管放置于观察孔右前方近肋弓处第 7 肋间，2 号、3 号臂操作孔套管则位于观察孔左前方（第 9 肋间）。以上 4 个孔位呈弧形排列，彼此之间相隔至少 8 cm。辅助孔位于腋前线前方第 4 肋间（图 3-3-1）。机器人操作台位于患者头侧，完成套管布局后，沿与患者身体纵轴平行的方向将机器人操作台自患者头侧推至手术床旁并定泊，机械臂沿与患者身体纵轴平行的方向展开。

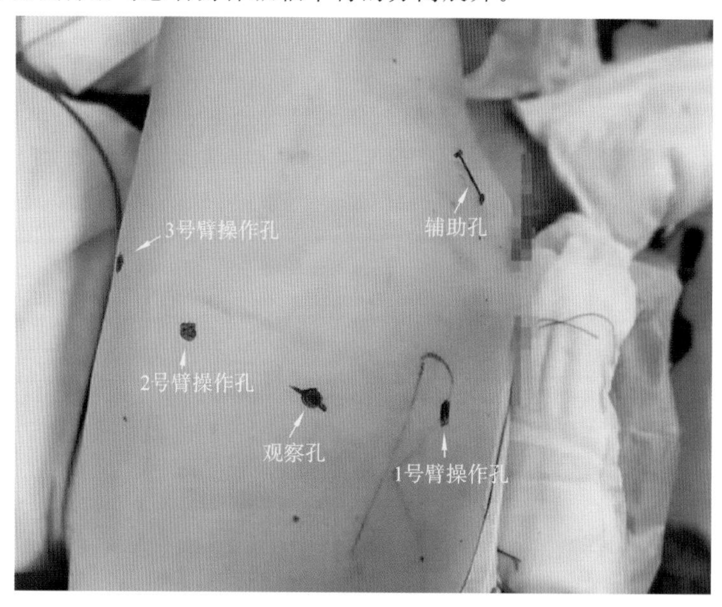

图 3-3-1　手术孔位

六、手术步骤

食管平滑肌瘤是最常见的食管良性肿瘤，本节手术步骤以机器人辅助食管平滑肌瘤切除术为例。

（一）单纯食管肿瘤切除术

(1)建立人工气胸，探查肿瘤位置(图 3-3-2)。打开纵隔胸膜，显露肿瘤所在部分的食管

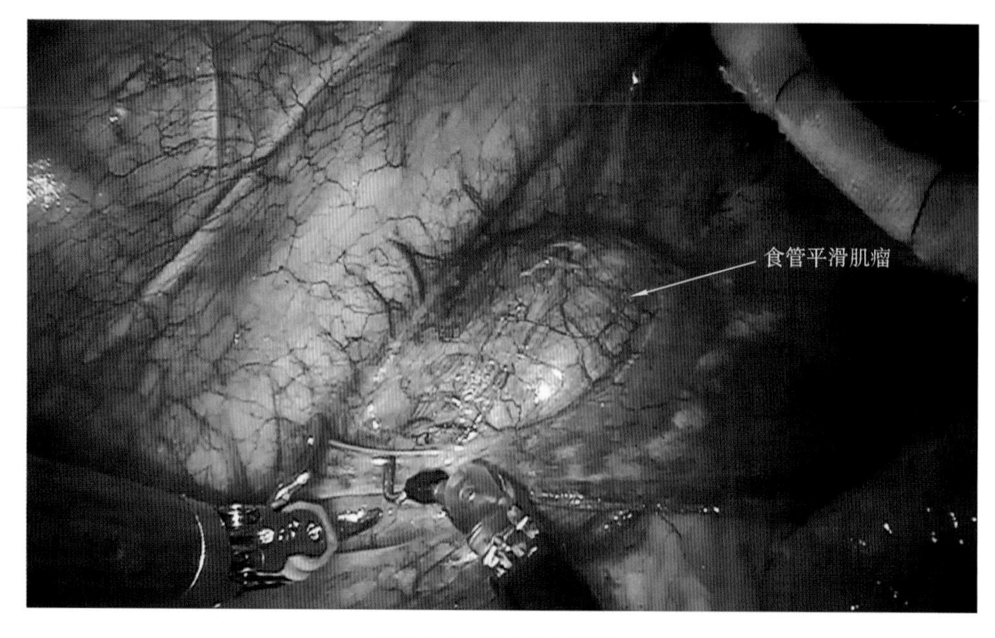

图 3-3-2　探查肿瘤位置

（图 3-3-3）。分离肿瘤与周围组织，覆盖肿瘤的肌纤维变薄后，纵向切开肿瘤表面食管肌层，暴露肿瘤（图 3-3-4）。保护好食管黏膜，钝性和锐性游离相结合，完整剥离肿瘤。根据情况用缝线牵引肿瘤，以方便游离肿瘤基底部。

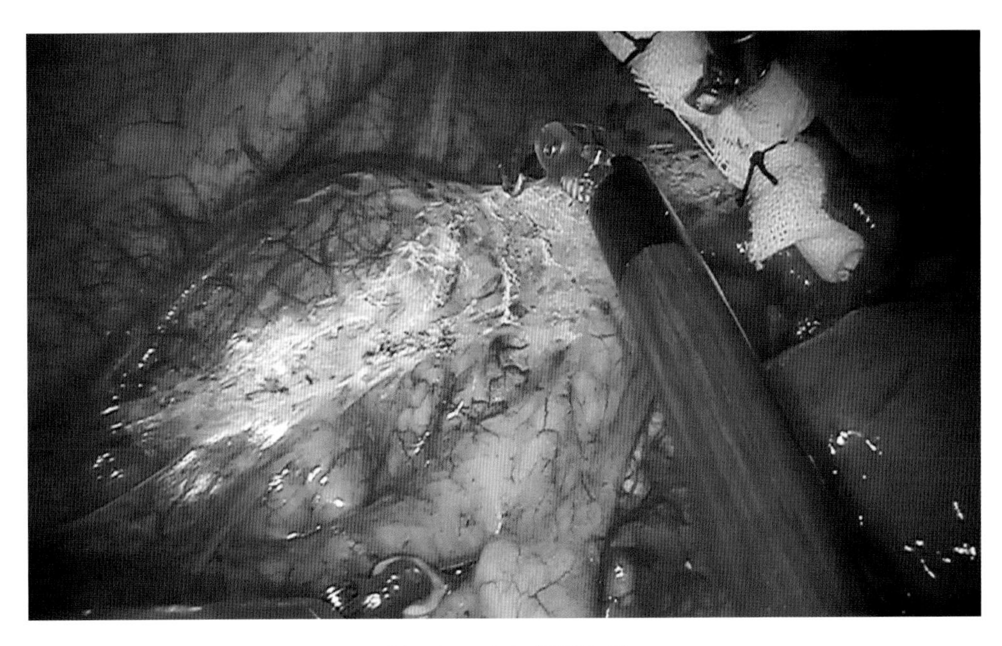

图 3-3-3　打开纵隔胸膜

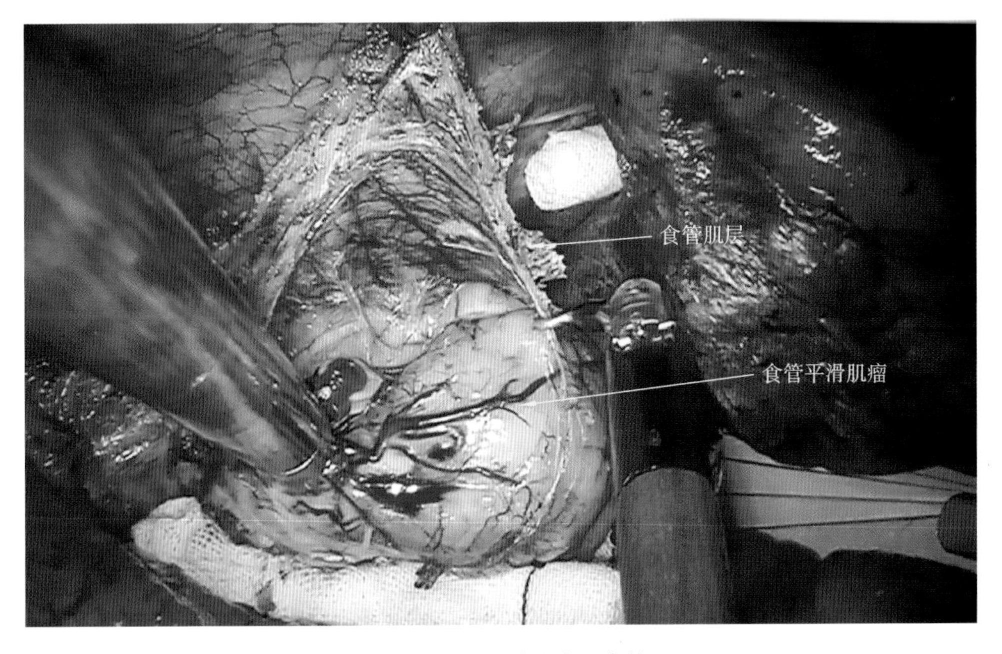

图 3-3-4　纵向切开肿瘤表面食管肌层

(2)肿瘤切除后,术野注水,经胃管注气,检查食管黏膜完整性,有条件的医院可运用术中胃镜。若黏膜层有破损,用可吸收线修补。用倒刺线缝合食管肌层分开处,如肌层已很薄,可利用附近纵隔胸膜加固(图 3-3-5)。放置胸腔引流管后关胸。

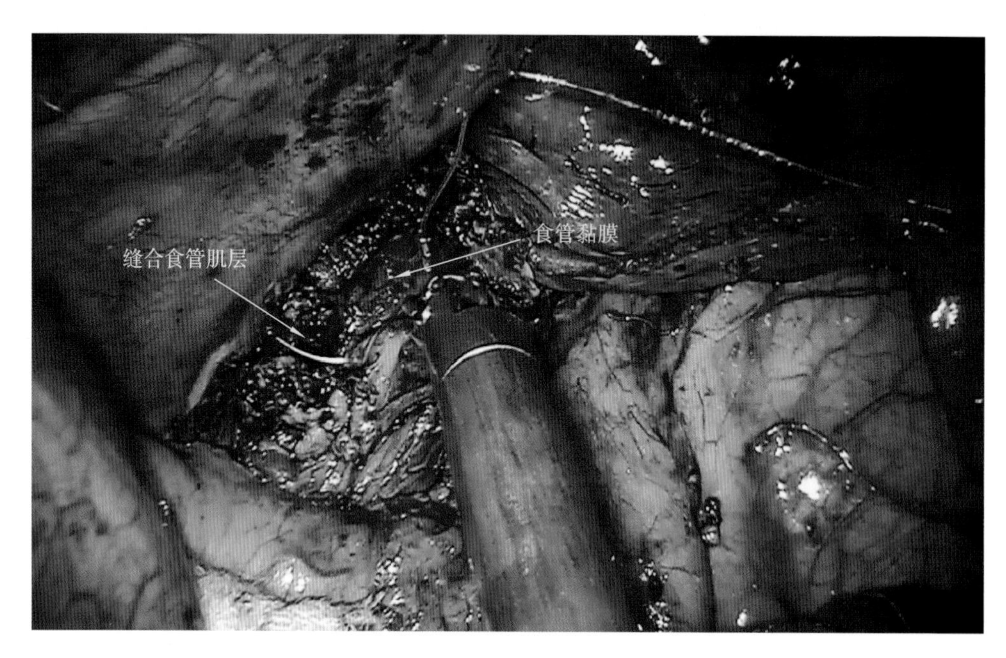

图 3-3-5　确认食管黏膜无损伤后,缝合食管肌层

(二)部分食管切除+胃-食管吻合术(胃-食管预制机器人胸内分层吻合术,PRILA)

(1)采用上述方法游离肿瘤,另需向上游离部分食管,以供吻合,离断食管切除肿瘤后,预制近端食管(图 3-3-6)。

(2)腹腔镜下游离胃,体外制作管状胃,并预制管状胃造口,仅剪开造口处肌层,保持管状胃黏膜层的完整性(图 3-3-7)。

(3)将预制好的管状胃经食管裂孔拉入胸腔,与近端食管吻合,用机器人剪刀修剪食管断端,剪开食管肌层,保持食管黏膜层的完整性,用 3-0 倒刺线缝合食管后壁肌层与管状胃造口后壁浆肌层(图 3-3-8、图 3-3-9)。

(4)用机器人冷剪刀剪开胃造口处黏膜层,修剪并剪开食管后壁黏膜,使用 4-0 抗菌薇乔线连续吻合食管后壁黏膜层与管状胃黏膜层(图 3-3-10 至图 3-3-12)。

(5)用机器人冷剪刀修剪食管前壁黏膜,移除修剪掉的食管组织,使用另一根 4-0 抗菌薇乔线连续缝合食管前壁黏膜层与管状胃黏膜层(图 3-3-13、图 3-3-14)。

(6)食管前壁黏膜层与管状胃黏膜层缝合完毕后,将两根 4-0 抗菌薇乔线分别在两端打结,关闭黏膜层。

(7)使用 3-0 倒刺线连续缝合食管前壁肌层与管状胃造口前壁浆肌层(图 3-3-15)。

(8)缝合过程中,使用温生理盐水间歇冲洗术野,并在后纵隔放置 1 根引流管接负压吸引装置持续吸引,以保证术野清晰,精准吻合。

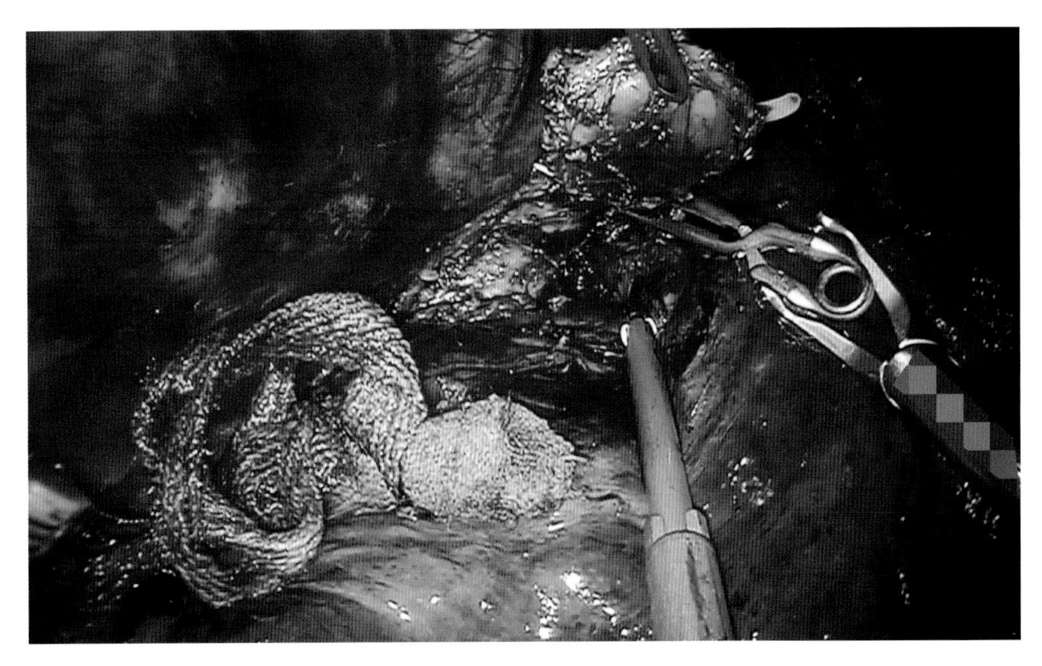

图 3-3-6　预制近端食管

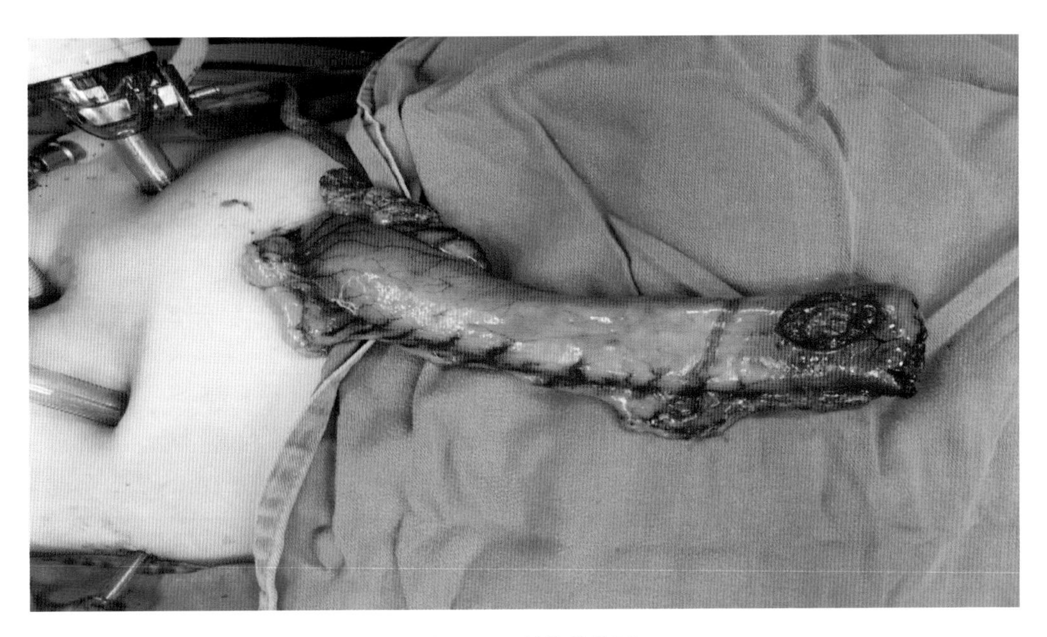

图 3-3-7　制作管状胃

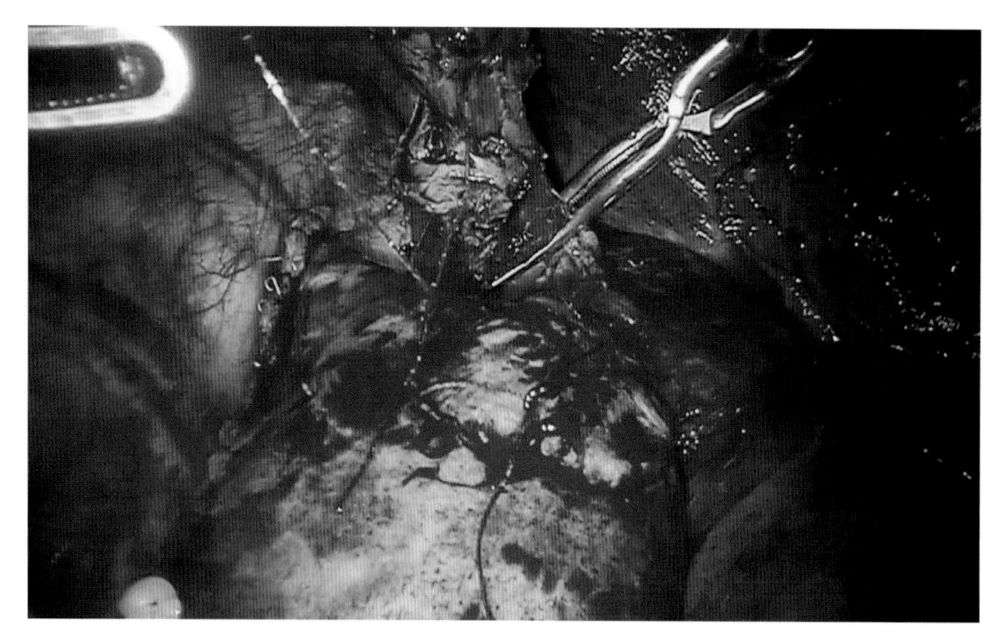

图 3-3-8 缝合食管后壁肌层与管状胃造口后壁浆肌层

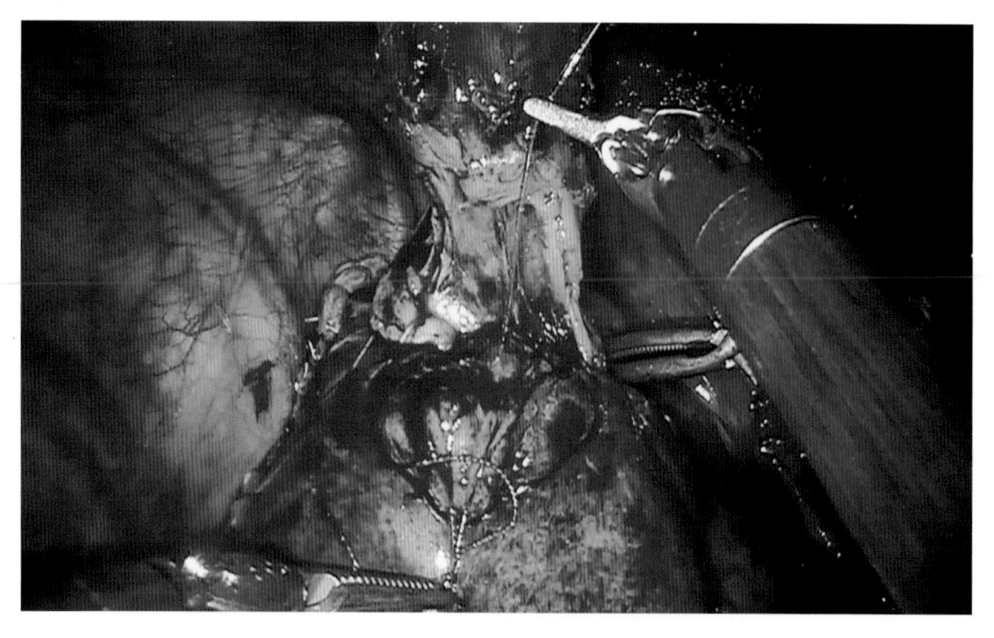

图 3-3-9 食管后壁肌层与管状胃造口后壁浆肌层缝合完成

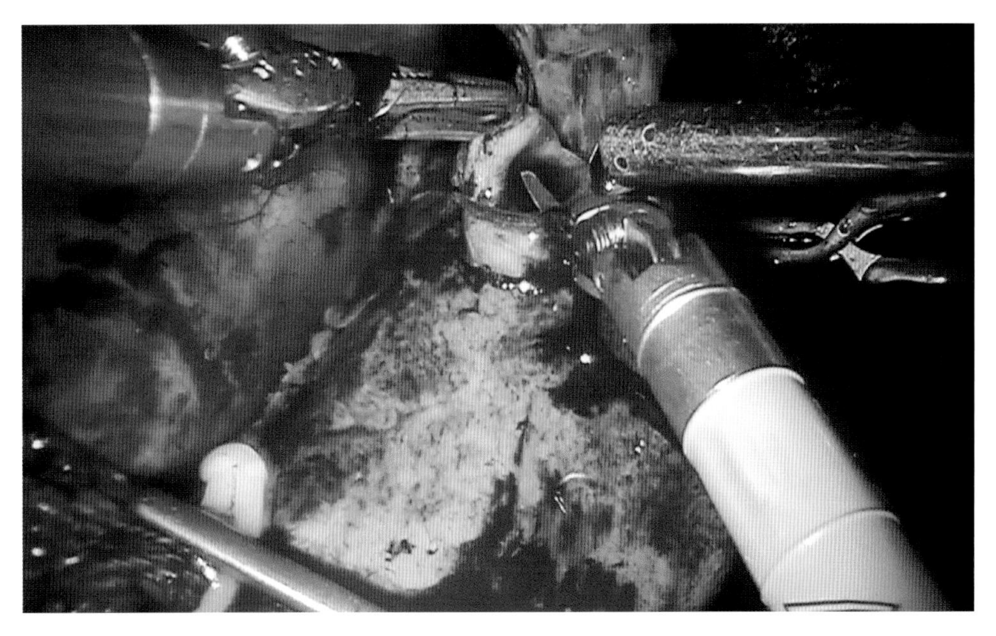

图 3-3-10 用机器人冷剪刀剪开胃造口处黏膜层

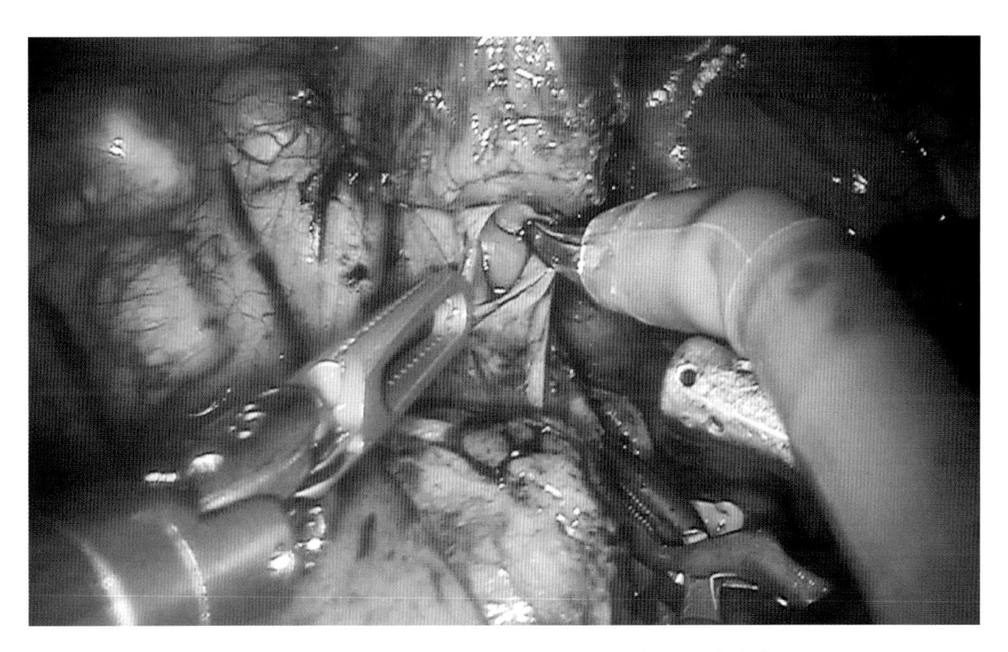

图 3-3-11 用机器人冷剪刀修剪并剪开食管后壁黏膜

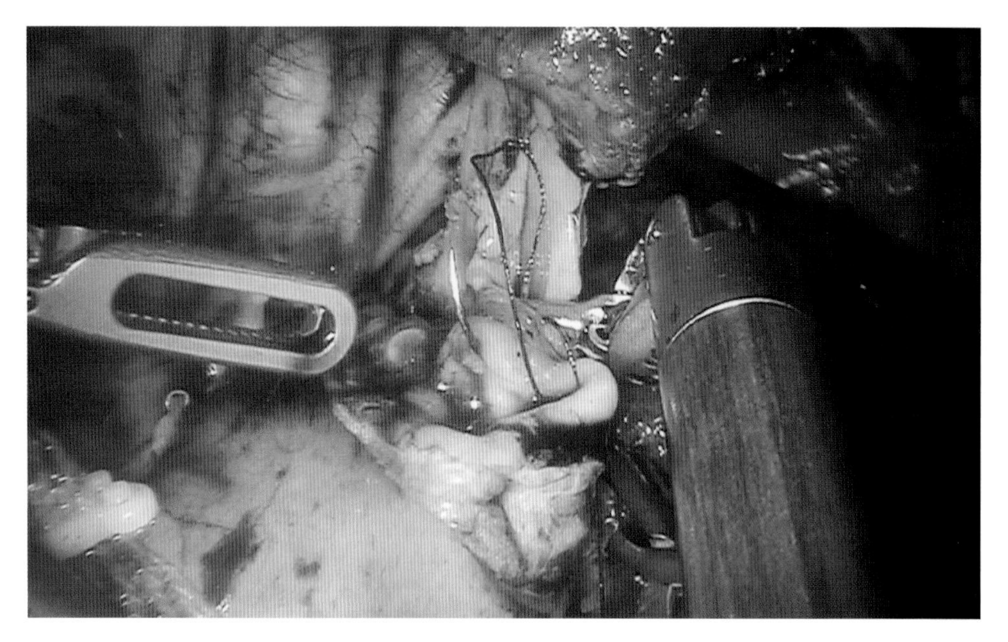

图 3-3-12 吻合食管后壁黏膜层与管状胃黏膜层

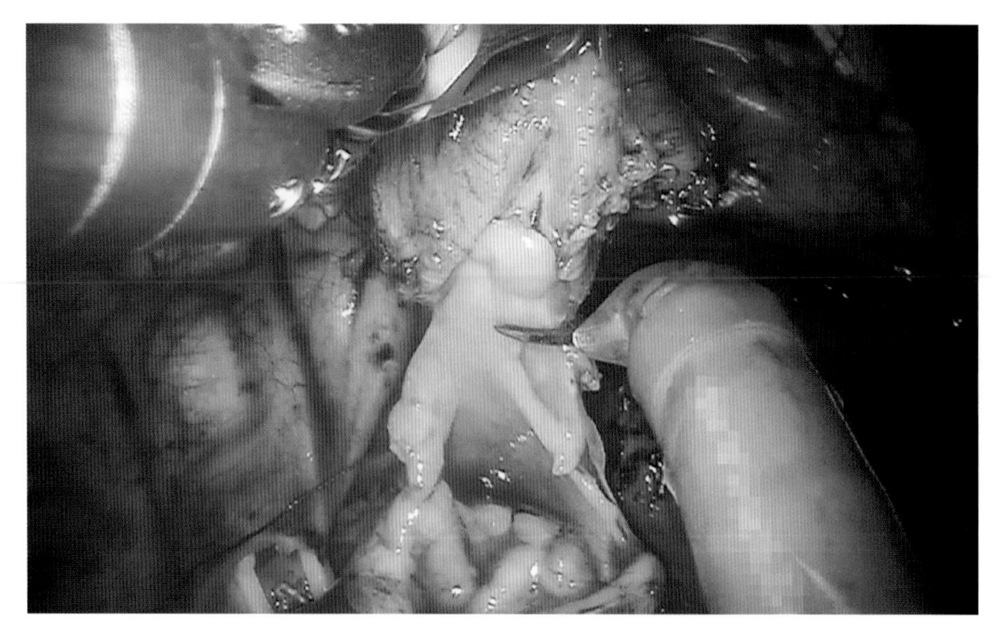

图 3-3-13 用机器人冷剪刀修剪食管前壁黏膜

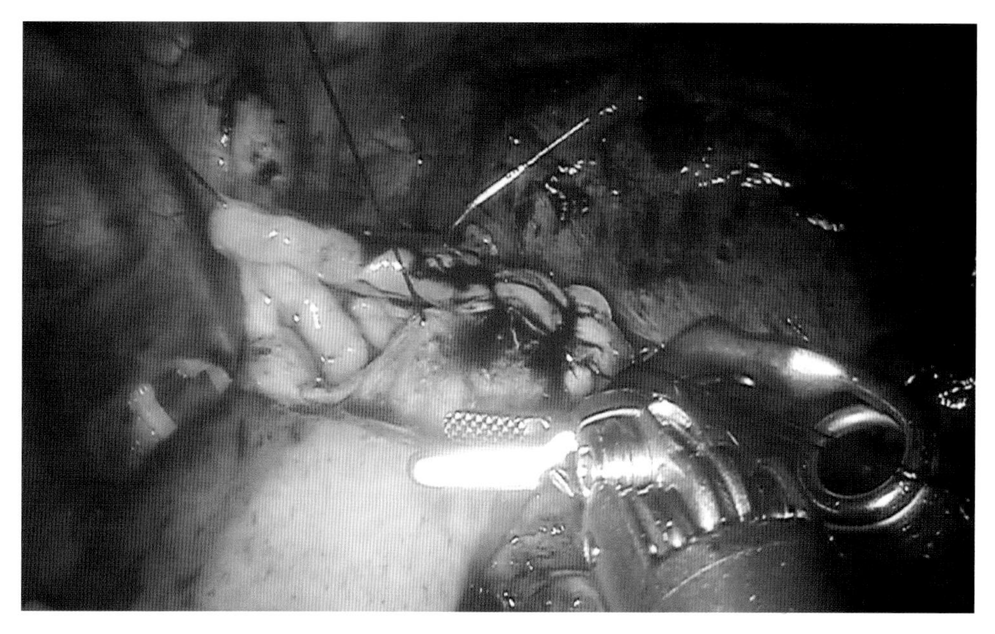

图 3-3-14　连续缝合食管前壁黏膜层与管状胃黏膜层

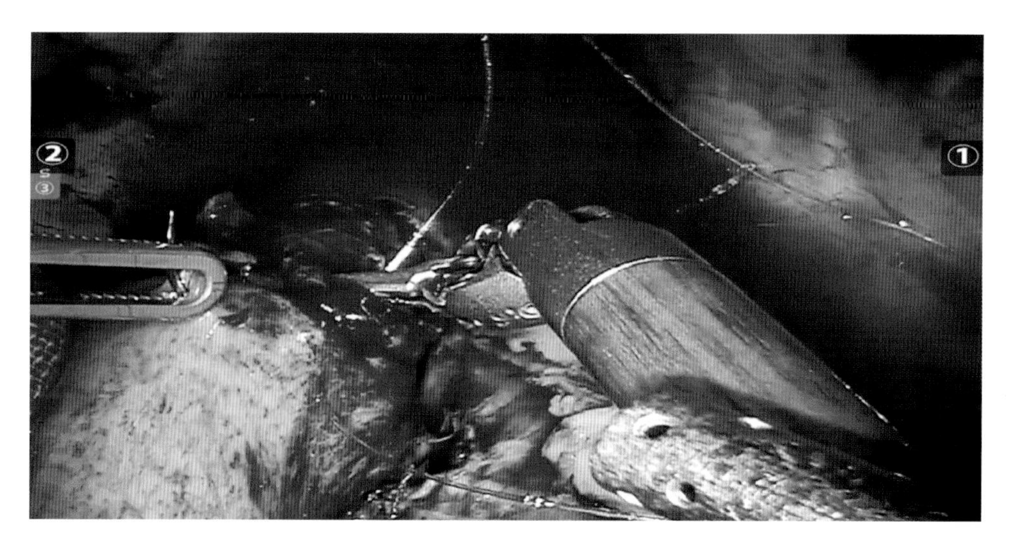

图 3-3-15　连续缝合食管前壁肌层与管状胃造口前壁浆肌层

七、术后处理

术后常规予以禁食、抗感染、补液等对症支持治疗，若术中食管黏膜无损伤，术后第 2 日可拔除胃管进食；若术中食管黏膜损伤或切除部分食管，应禁食 5 日后进食。若患者进食后无异常，可拔除胸腔引流管出院。

八、并发症及防治

(1)术中食管黏膜若损伤严重无法修复,则行部分食管切除、胃-食管吻合术。

(2)术后食管扩张及食管憩室形成:术中确切缝合食管肌层,局部食管肌层薄弱时,利用附近纵隔胸膜等组织缝合加固。

(3)食管狭窄:缝合食管肌层时针距过密、过紧可能引起术后食管狭窄,术中应疏松缝合食管肌层。

九、技术现状及展望

食管良性肿瘤的发病率低,食管平滑肌瘤是最常见的食管良性肿瘤。近年来越来越成熟的胸腔镜手术逐步代替了传统开胸手术切除食管良性肿瘤,但狭小的肋间隙和胸腔内空间及成角问题使得胸腔镜下处理位于后纵隔深处的复杂食管病变仍然比较困难。机器人手术系统提供的清晰三维视野及高度灵敏的机械臂使得胸腔镜下遇到的这些困难迎刃而解。2004 年 Elli 等第一次报道了使用达芬奇机器人手术系统完成食管平滑肌瘤切除术,其后越来越多的术者开始尝试运用机器人手术系统完成食管良性肿瘤手术,借助机器人手术系统,术中胸腔镜下缝合、打结等操作变得更加简便流畅,术者处理术中一些意外情况(如食管黏膜损伤需要修复甚至需要行部分食管切除、胃-食管吻合术时)也更加得心应手。

(林一丹)

参考文献

[1] LIN Y D, LI Z H, LI G, et al. Selective en masse ligation of the thoracic duct to prevent chyle leak after esophagectomy[J]. Ann Thorac Surg, 2017, 103(6): 1802-1807.

[2] 卓泽国,李刚,林一丹. 胃-食管预制机器人胸内手工分层吻合——一种胃-食管胸内吻合的新策略[J]. 中华胸部外科电子杂志,2020,7(3):146-151.

[3] ELLI E, ESPAT N J, BERGER R, et al. Robotic-assisted thoracoscopic resection of esophageal leiomyoma[J]. Surg Endosc,2004,18(4):713-716.

第四章　机器人辅助胸腺瘤切除术

一、概况

胸腺瘤主要起源于胸腺上皮细胞或淋巴细胞，是前上纵隔最常见的原发性肿瘤，位于胸骨后方，心包、大血管和气管前方，上可延伸至甲状腺的下缘（图 4-0-1）。临床表现以偶然发现的前上纵隔肿块为主，但当肿瘤较大压迫邻近组织器官或者肿瘤外侵时，患者可出现咳嗽、呼吸困难、胸背部疼痛、声音嘶哑等症状，亦有少部分出现肿瘤外综合征表现，如重症肌无力、红细胞再生障碍性贫血等。胸腺瘤仍采用以手术为主的综合治疗，尤其是在早期；而在疾病晚期，则以多学科联合治疗为首选。

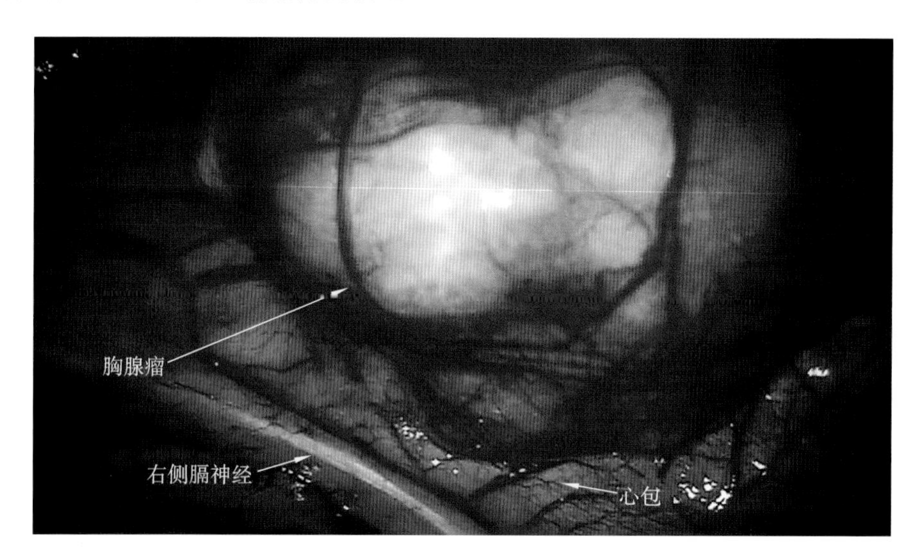

图 4-0-1　位于胸骨后方、心包前方的胸腺瘤

传统胸腺瘤切除术以胸骨正中劈开入路为主，但患者胸壁完整性受到破坏，创伤大，出血量多，手术时间长，术后疼痛明显，围手术期并发症较多。自 20 世纪以来，电视辅助胸腔镜技术发展迅速，其在手术切除率和临床效果与开放手术相同的情况下，创伤更小，出血量更少，并发症发生率更低，目前在临床中被推广使用。然而，纵隔内操作空间狭小，内有心脏、大血管、重要神经聚集，胸腔镜立体视觉感受差，容易出现判断差错，造成副损伤，且部分区域无法到达，切除难度大。另外，胸腔镜器械较长，外科医生长时间手术后可能出现手部震颤，操作时易造成副损伤，对手术医生的技术要求较高。

机器人手术系统因其能够提供更加精准、稳定、舒适的手术操作，能克服部分胸腔镜技术的不足，成为目前胸腺瘤微创手术的探索重点，其安全性、可行性、微创性逐渐得到证明，在临床中被推广应用，以期为患者提供更加彻底、安全、微创的肿瘤治疗方案。

二、适应证和禁忌证

(一)适应证

(1)临床诊断为胸腺瘤,TNM分期为Ⅰ~Ⅱ期,部分Ⅲ期(经术前评估预计可完整切除)。

(2)Ⅲ期胸腺瘤,经过新辅助治疗后降期。

(3)胸腺瘤伴重症肌无力等瘤外综合征。

机器人手术系统能在较小的空间内进行精细的操作,在一定程度上拓宽了胸腔镜手术的适应证范围,部分单位已对巨大肿瘤、胸膜粘连及周围组织部分受累的病例成功施行了手术。与传统胸腔镜手术相比,机器人手术能实现在更小空间的精细、可视化操作,亦可实现受侵犯心包、肺组织的部分切除。

(二)禁忌证

(1)临床诊断为胸腺瘤,TNM分期为部分Ⅲ期(侵犯周围大血管)、Ⅳa期。

(2)既往有肺结核、胸膜炎或者胸部手术史,术前检查提示胸膜增厚、粘连明显。

(3)合并严重心肺功能不全及凝血功能障碍等。

三、术前准备

(1)术前患者完善胸部增强CT或MRI检查,明确胸腺瘤形态、包膜、与周围组织的关系和肿瘤的外侵情况,周围淋巴结是否有转移。

(2)术前患者做常规呼吸道准备,进行呼吸肌训练;进行解痉、化痰等药物治疗;戒烟2周以上;练习有效咳嗽、深呼吸以及平卧位咳嗽、咳痰。

(3)若患者合并全身型重症肌无力,术前调整和记录好胆碱酯酶抑制剂个体化使用剂量;若口服糖皮质激素或者行激素冲击治疗,术前应调整糖皮质激素用量至最低有效剂量,或者完全停药;合并感染者,应积极控制感染后行手术治疗;若患者行免疫抑制剂治疗,术前应停药2周以上,且患者应无合并肝肾功能障碍、血常规异常。

(4)若患者合并重症肌无力危象,应采用气管插管、呼吸机辅助呼吸,使呼吸、循环能够维持稳定。

(5)术前留置胃管。

四、麻醉和体位

通常采用静脉复合麻醉+单腔气管插管,接人工气胸,行心电监护及血氧饱和度测定,右颈内静脉穿刺置静脉管,左桡动脉穿刺置动脉管,分别接有创静脉、动脉测压设备等;个别胸腺巨大肿瘤,或者有周围组织结构侵犯者,行双腔支气管插管。

根据胸腺瘤主体部分位置、肿瘤大小、胸骨下角的角度,可选择经右侧胸腔、左侧胸腔或者剑突下入路手术,根据入路和切口不同,体位变化较大。选择经胸腔入路时,患者通常取仰卧位,术侧胸部及肩部垫高30°,术侧手臂屈曲抱枕;选择经剑突下入路时,患者取胸部垫高平卧位,尽可能充分暴露胸骨下角。

五、手术入路选择

(1)经右侧胸腔入路:若胸腺瘤主体部分靠近右侧胸腔,且右侧胸腔无明显粘连,首选经右侧胸腔入路。该入路下肿瘤、胸腺区域及前纵隔脂肪空间加大,避免了主动脉弓和心脏的遮挡，右侧膈神经和上腔静脉容易辨别、显露，能够更好处理胸腺血管和胸腺右上极等。

(2)经左侧胸腔入路：若胸腺瘤主体部分靠近左侧胸腔，且左侧胸腔无明显粘连，首选经左侧胸腔入路。该入路可更清楚地显示左侧膈神经，更便于彻底清除心前区及心膈角的脂肪垫及主动脉窗下脂肪组织，但是左侧胸腔由于心脏和主动脉弓的存在，空间较小，无上腔静脉、无名静脉等解剖标志物，对惯用右手者而言操作欠方便。

(3)经剑突下入路：若胸腺瘤主体部分骑跨左、右两侧胸腔，且胸骨下角较大，或者双侧胸腔有粘连，可选择经剑突下胸骨后入路。该入路能够清晰暴露双侧膈神经、无名静脉、双侧肺动脉、双侧心包前脂肪、双侧胸腺上下极、主动脉及头颈部分支，术者能够最大限度地切除胸腺瘤、胸腺、前纵隔脂肪以及异位胸腺组织，减少损伤。另外，切口周围骨性结构少，便于移除标本，可减轻术后疼痛，患者恢复快。但该入路在胸骨下角处视野狭窄，操作相对较困难，学习曲线较长。

六、机器人定泊和套管定位

针对不同入路，切口位置选择不一，各治疗中心的方法各有特点，但基本原则为互不干扰、全面覆盖。达芬奇机器人 Si 系统：机器人床旁机械臂系统从患者对侧头肩部进入，需要遵循机械臂中轴线-观察孔-靶器官“三点一线”的原则，“8 cm(操作孔间的距离)及 120°(两臂操作孔与观察孔连线夹角)”的原则，以及“机械臂外展上提”的原则，避免机械臂相互干扰，实现“人人对话”及“人机对话”无障碍。达芬奇机器人 Xi 系统：机器人床旁机械臂系统从患者对侧头肩部进入，机器人中心柱十字激光交汇点正对主切口背侧缘，镜头置入体腔并对准手术区域的最远点，然后定标，吊杆和镜头臂自动旋转到手术区域的中线位置，各臂之间围绕中心柱的夹角小于 30°。

(1)经右侧胸腔入路切口分布：观察孔选择右腋前线第 5 肋间，电凝钩臂操作孔选择右锁骨中线第 5 肋间，抓钳臂操作孔选择右腋前线第 3 肋间，辅助孔选择右腋中线第 5 肋间，即采用“5-5-3-5”的设计方法；若女性乳房影响切口则可选择在其下缘切开皮肤后潜行至第 5 肋间进胸，部分需要加长套管完成(图 4-0-2)。

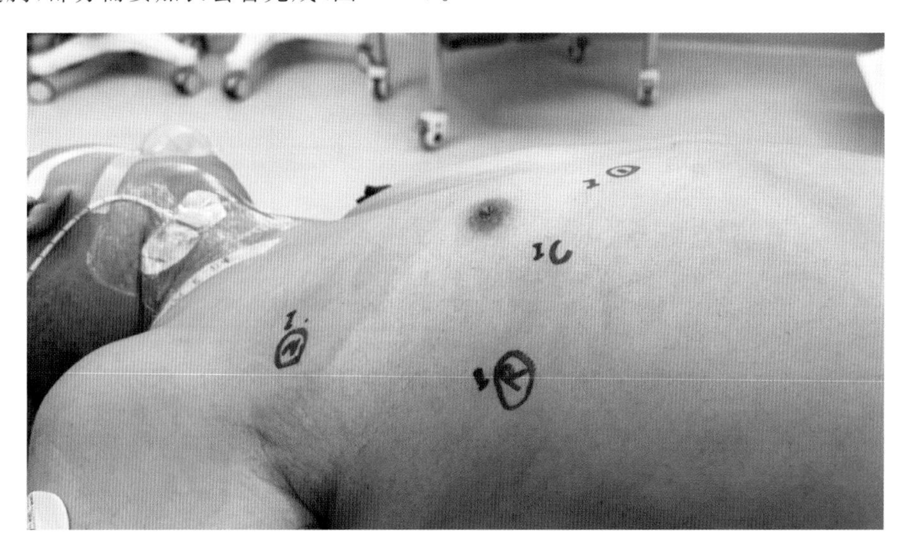

1—电凝钩臂操作孔；2—抓钳臂操作孔；C—观察孔；R—辅助孔

图 4-0-2　经右侧胸腔入路切口分布情况

（2）经左侧胸腔入路切口分布：左侧胸腔有心包和主动脉弓，切口位置选择应相对靠后，一般观察孔选择左腋中线第5肋间，电凝钩臂操作孔选择左腋前线第3肋间，抓钳臂操作孔选择左锁骨中线第5肋间，辅助孔选择左腋前线第6肋间，即采用“5-3-5-6”的设计方法（图4-0-3）。

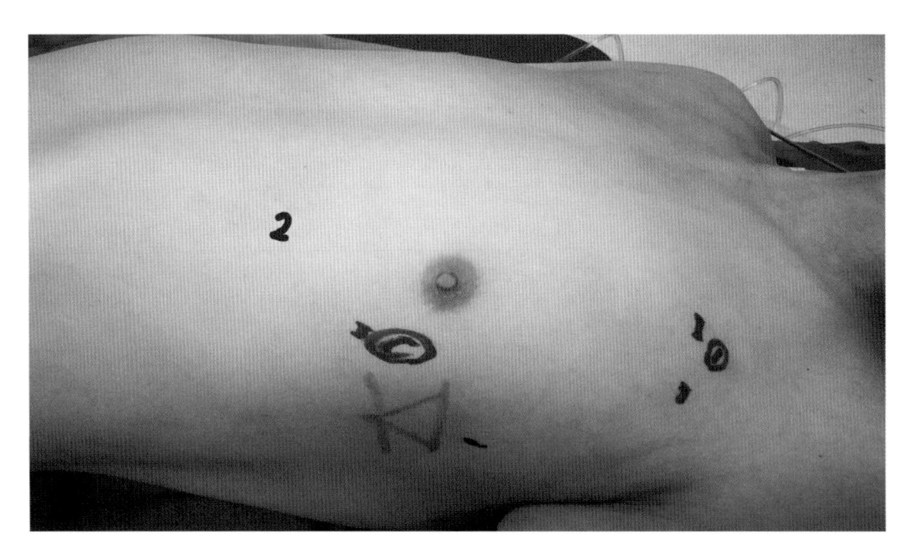

1—电凝钩臂操作孔；2—抓钳臂操作孔；C—观察孔

图4-0-3 经左侧胸腔入路切口分布情况

（3）经剑突下入路切口分布：取剑突下长约4 cm切口，切除剑突，充分暴露最下端胸骨后间隙，缝合该切口，作为观察孔；双侧锁骨中线、肋骨下缘长约0.5 cm的切口，作为机器人两个机械臂操作孔，同时根据肿瘤大小选择左锁骨中线或者右锁骨中线第5肋间为辅助孔。剑突下切口位置（观察孔位置）相对固定，与两个机械臂操作孔的连线可呈等腰三角形，其尖端指向胸腺及脂肪组织纵向体表投影。在安置套管过程中尽量向上提，避免损伤后方心脏（图4-0-4）。

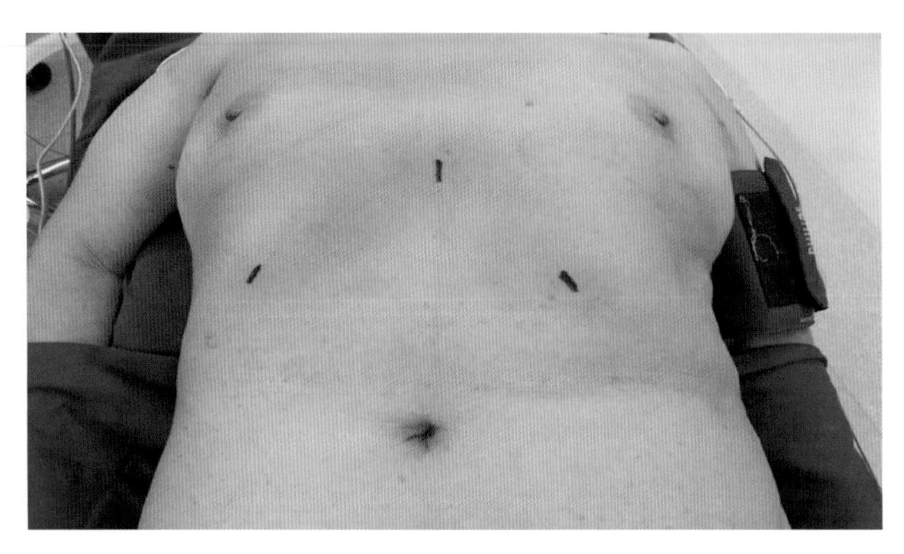

图4-0-4 经剑突下入路切口分布情况

七、手术步骤

(一)经胸腔入路胸腺瘤切除术

(1)使患者停止呼吸运动 30 s,以免打孔时戳到肺部组织。安置观察孔套管,置入内镜探查有无胸膜粘连。若为疏松粘连,则需要先游离观察孔和机械臂操作孔周围粘连组织后,再完成对接(docking);若为致密粘连,则可能需要中转开胸手术或者将胸骨劈开;在内镜引导下分别安置机械臂操作孔和辅助孔套管,建立人工气胸(压力 8～12 mmHg;流速 10～15 L/min),连接机器人各机械臂,在内镜引导下放入双极电凝抓钳和单极电凝钩,将内镜调整为 30°向下,完成对接(图 4-0-5)。

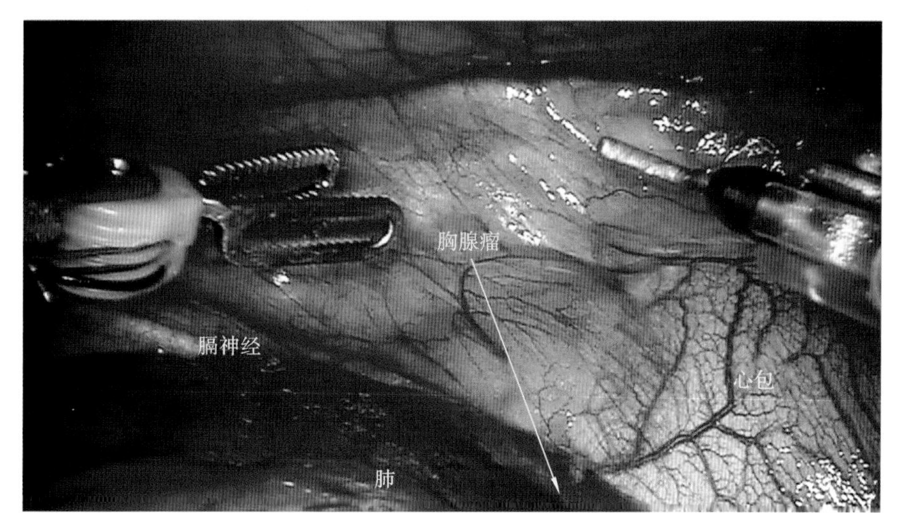

图 4-0-5　机器人辅助胸腺瘤扩大切除术套管定位(经右侧胸腔入路)

(2)主刀医生调整好操作台位置,左手控制双极电凝抓钳,右手控制单极电凝钩,若需要对血管进行分离、离断,单极电凝钩可更换为超声刀。

(3)寻找到左侧或者右侧膈神经,在其前侧打开胸膜,暴露胸腺左(右)下极(图 4-0-6)。

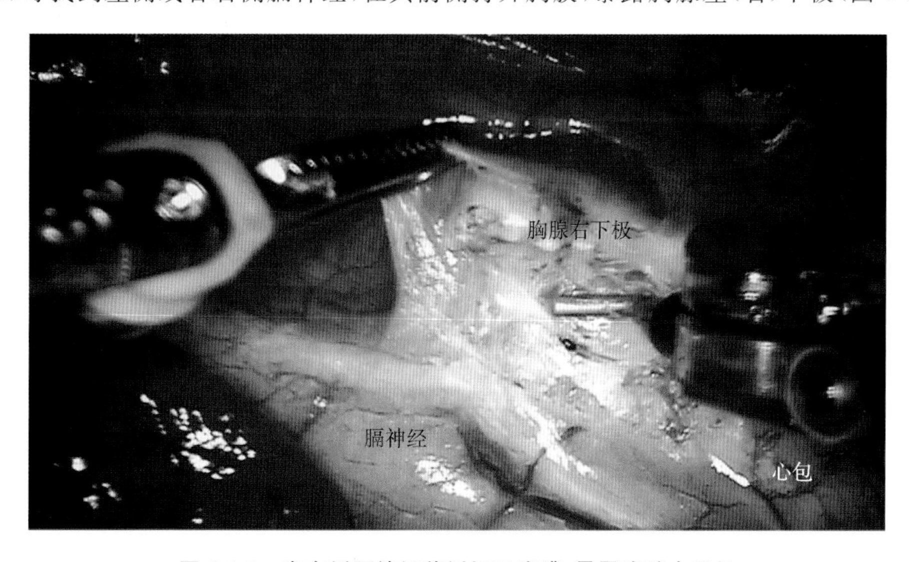

图 4-0-6　在右侧膈神经前侧打开胸膜,暴露胸腺右下极

(4)沿胸腺包膜外向上游离，暴露上腔静脉、无名静脉和左(右)侧胸腺静脉，在胸腺静脉后方暴露胸腺左(右)上极，游离胸腺左(右)上极时需要注意胸腺上回流到无名静脉的胸腺静脉，先使用双极电凝抓钳凝固后再切断，避免出血干扰视野，同时需要注意保护头臂干及其分支(图 4-0-7)。

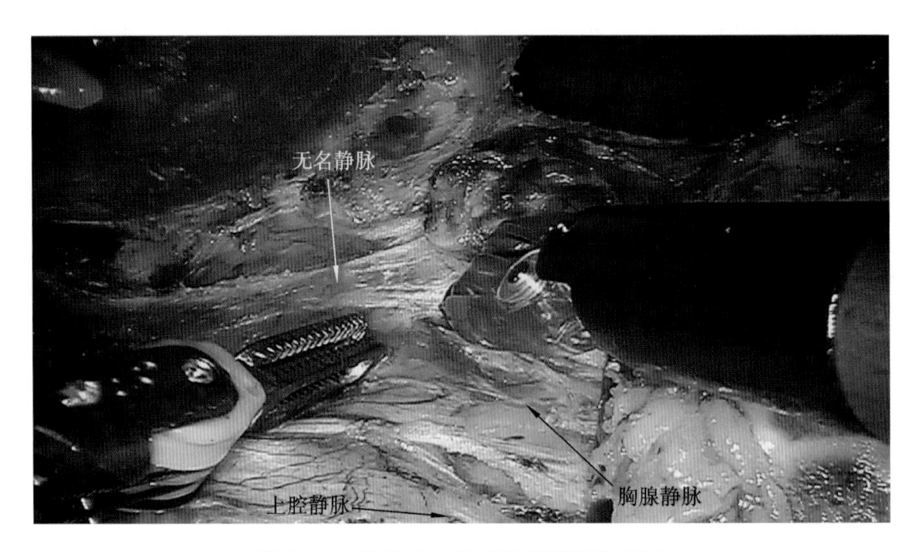

图 4-0-7　胸腺右上极及胸腺静脉的处理

(5)打开胸骨后间隙，暴露胸腺左(右)叶及左侧心包前脂肪，游离胸腺前方、左(右)侧部分至胸腺左(右)上极。若肿瘤较小，未合并重症肌无力，则尽量避免打开左(右)侧胸膜；若肿瘤较大，需要清扫双侧前纵隔脂肪组织，打开左(右)侧胸膜，增加操作空间。翻过心包及主动脉弓，注意保护双侧肺门血管；继续向上游离，暴露胸腺左(右)叶及上极，注意辨认左(右)侧胸廓内静脉和左(右)侧膈神经，避免损伤(图 4-0-8)。

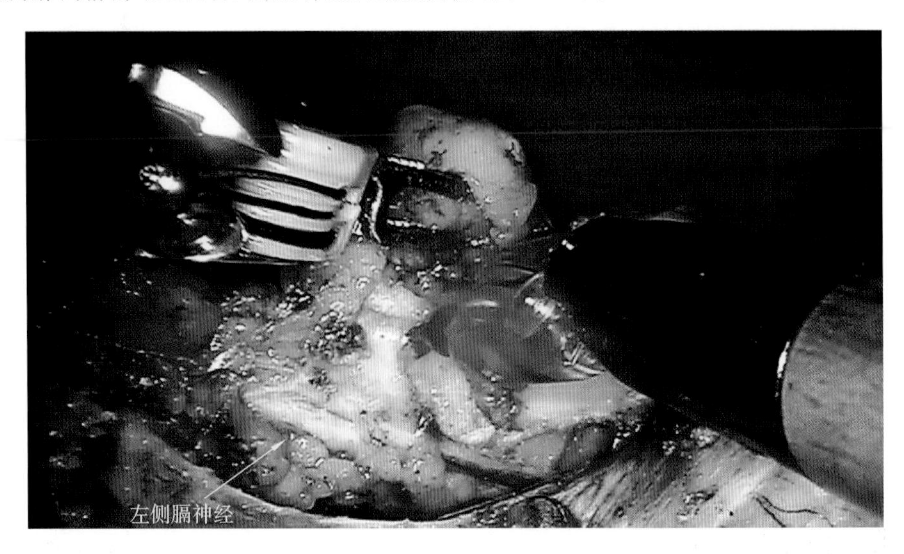

图 4-0-8　处理胸腺左上极及保护左侧膈神经

(6)沿无名静脉下方游离胸腺，暴露胸腺静脉，使用双极电凝抓钳凝固后以单极电凝钩烙断处理，亦可使用结扎夹处理(图 4-0-9)。部分患者可出现多支胸腺静脉，需要分别处理。

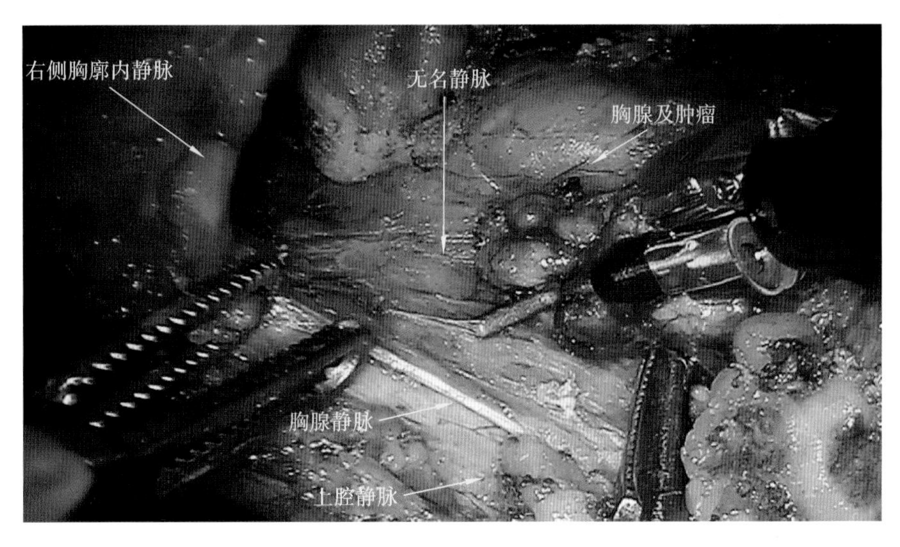

图 4-0-9 处理胸腺静脉

(7)清扫颈根部、上纵隔、无名静脉后方,双侧膈神经和心包前方的脂肪组织及淋巴结(图 4-0-10)。

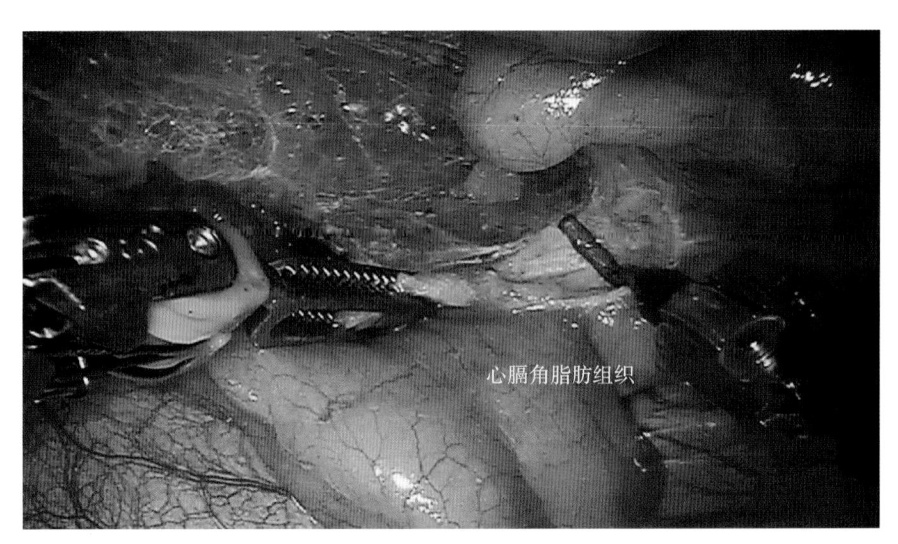

图 4-0-10 清扫心包前方的脂肪组织

(8)若胸腺及肿瘤较大,则可从胸腺峡部离断,充分暴露术野,手术结束后一并移除;若肿瘤侵犯邻近肺组织,则可在辅助孔置入内镜,在内镜下用切割闭合器行部分切除术;若肿瘤侵犯部分无名静脉,则可分别在静脉双侧使用切割闭合器钉合离断;若肿瘤侵犯部分心包,则可行心包部分切除术。肿瘤较大时,应注意沿肿瘤边缘逐渐分离,避免过度牵拉、抬举、压迫、推挤肿瘤而造成肿瘤破溃。

(9)彻底检查是否有胸腺、肿瘤及脂肪组织残留,彻底检查创面有无出血,必要时在创面上覆盖止血材料,减少出血和术后渗液(图 4-0-11)。在辅助孔放置腔内取物器,将胸腺、肿瘤及前纵隔脂肪组织装入标本袋内。若肿瘤较大,则先撤除机器人各机械臂操作孔和观察孔套管,将辅助孔切口适当延长,再将肿瘤取出。

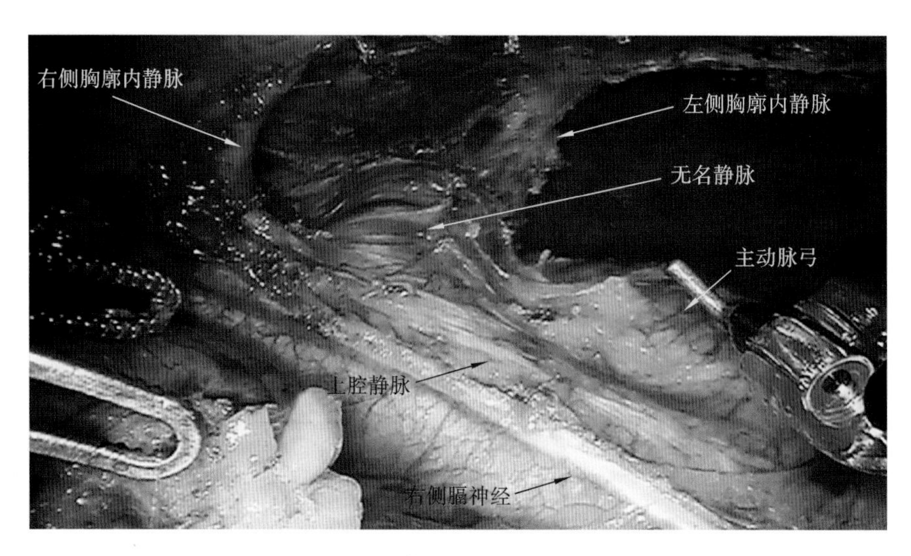

图 4-0-11 机器人辅助胸腺瘤扩大切除术后创面

(10)若肿瘤较小,创面小,则先缝合各机械臂操作孔,可不放置胸腔引流管,经观察孔鼓肺排气,缝合皮肤;若肿瘤较大,创面大,则需安置胸腔引流管1根。

(二)经剑突下入路胸腺瘤切除术

(1)取剑突下纵向约4 cm长的切口,切除剑突,使用卵圆钳等器械钝性游离胸骨后及剑突左、右侧软组织间隙,形成胸骨后"隧道"。手指引导下安置两侧机械臂操作孔套管,到达胸骨后间隙。全层缝合切口,安置观察孔套管,接入CO_2气体,建立人工气胸(压力8~12 mmHg;流速10~15 L/min),充分显露胸骨后方手术区域;连接机器人观察孔和机械臂操作孔,内镜引导下安置各器械,完成对接。

(2)主刀医生调整操作台位置,左手控制双极电凝抓钳,右手控制单极电凝钩,助手必要时可选择在左锁骨中线或者右锁骨中线第5肋间放置辅助孔套管,置入器械,协助暴露和排出烟雾,保持术野清晰。

(3)打开双侧纵隔胸膜,游离胸骨后间隙至颈根部,清扫左、右心膈角脂肪组织,并向上沿心包前缘向两侧游离,暴露双侧膈神经,游离胸腺下极(图4-0-12)。

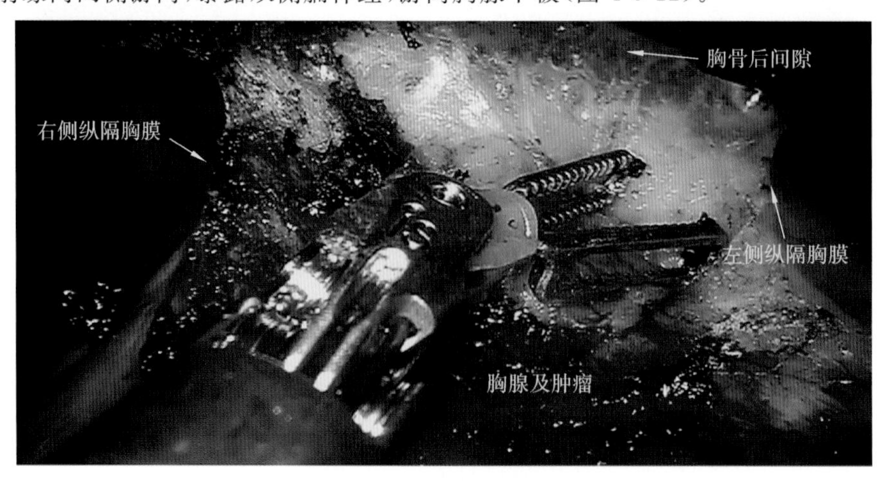

图 4-0-12 经剑突下入路机器人辅助打开双侧纵隔胸膜

（4）沿双侧膈神经内侧继续向上游离，至双侧胸廓内静脉汇入上腔静脉或左侧无名静脉夹角处，彻底游离心包与膈神经之间的脂肪组织及胸腺；显露无名静脉，沿无名静脉显露胸腺静脉，使用双极电凝抓钳凝固后以单极电凝钩烙断处理（图 4-0-13）。

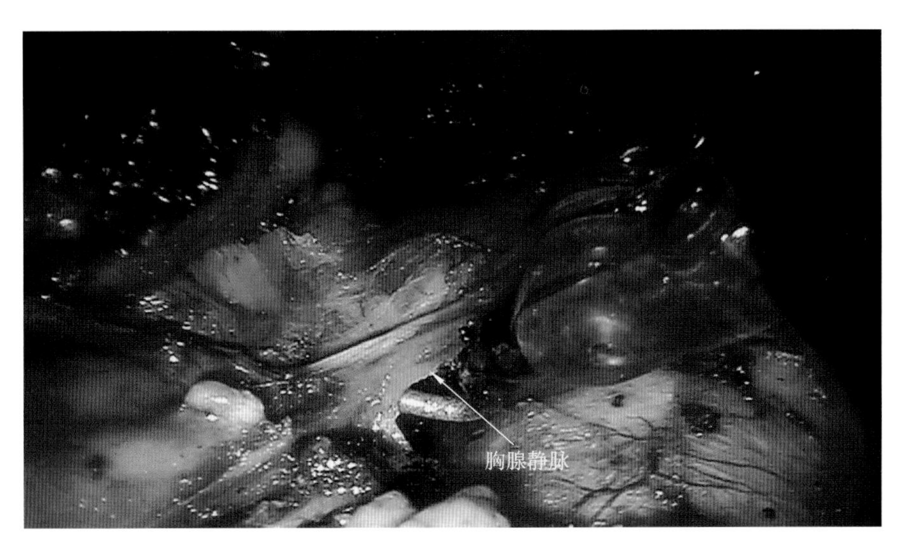

图 4-0-13　经剑突下入路机器人辅助显露胸腺静脉

（5）沿双侧胸廓内静脉内侧缘向上游离至胸腺左（右）上极（图 4-0-14）。

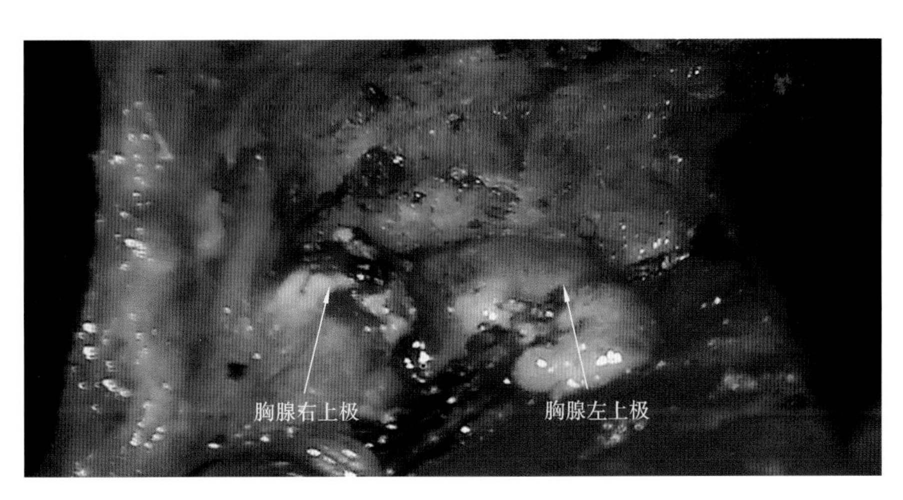

图 4-0-14　经剑突下入路机器人辅助游离胸腺左（右）上极

（6）彻底清扫气管前脂肪组织至甲状腺下缘，清扫上腔静脉、无名静脉、主动脉窗周围脂肪组织及淋巴结（图 4-0-15）。

（7）彻底检查是否有胸腺、肿瘤及脂肪组织残留，检查创面有无出血，必要时在创面上覆盖止血材料，减少出血和术后渗液（图 4-0-16）。

（8）在辅助孔放置腔内取物器，将胸腺及脂肪组织置入标本袋内。取出机器人各器械和镜头，撤除机器人手术系统，剪开剑突下切口缝线，沿剑突下切口完整取出标本（剑突周围骨性结构少，空间大，便于取出较大的前纵隔肿瘤）。

(9)根据情况,必要时放置引流管到双侧胸腔,分层缝合各切口。

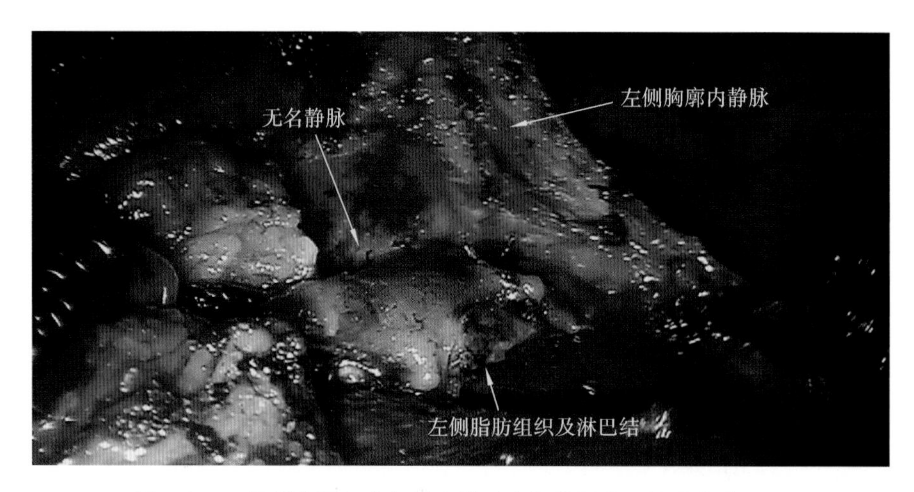

图 4-0-15 经剑突下入路机器人辅助清扫纵隔淋巴结及脂肪组织

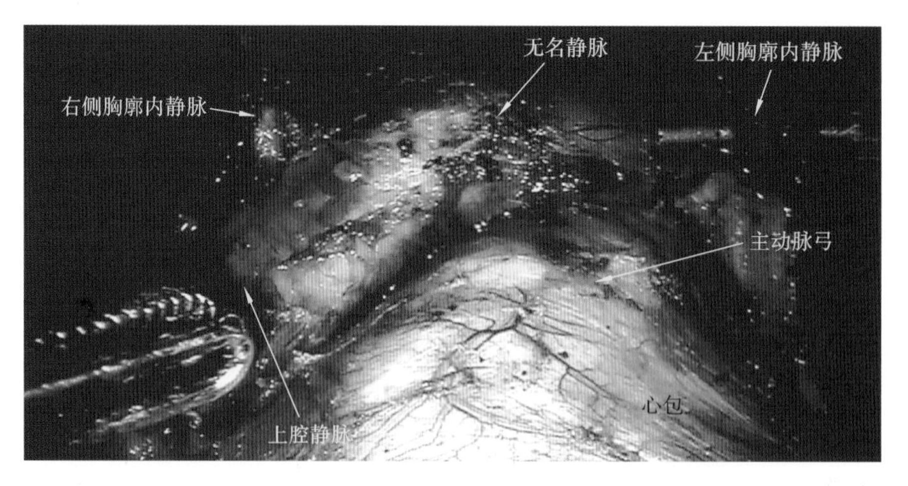

图 4-0-16 经剑突下入路机器人辅助胸腺瘤扩大切除术后创面

八、术后处理

(1)若为合并重症肌无力轻型者(Osserman 分型Ⅰ～ⅡA 型),术后意识恢复,神志清醒,肌力恢复,脱机半小时以上氧合指数大于 300 mmHg,则拔除气管插管。若为合并重症肌无力重型者(Osserman 分型ⅡB～Ⅳ型),术后延迟拔管,带气管插管 24～72 h,接呼吸机辅助呼吸,间断脱机成功后拔除气管插管。

(2)若为重症肌无力患者,术后需要根据临床症状改善情况,调整胆碱酯酶抑制剂(如溴吡斯的明)的剂量,必要时术后联合使用糖皮质激素或者免疫球蛋白行冲击治疗,或者行血浆置换和环磷酰胺冲击治疗等。

(3)术后加强呼吸道管理,避免出现肺部感染;充分镇痛,保证足够休息,减少危象的发生;术后行心电监护、血氧饱和度测定,给予持续吸氧等治疗。若出现肌无力危象、胆碱能危象、混合型危象,则早期行气管插管、呼吸机辅助呼吸后调整药物剂量,逐渐脱机。

(4)术后观察引流液的颜色和量,若无特殊情况,尽早拔除胸腔闭式引流管。

九、并发症及防治

（一）围手术期出血

胸腺瘤扩大切除术中需要处理的血管较多，如胸腺瘤营养血管、胸腺静脉、无名静脉、胸廓内动脉、胸廓内静脉、颈部血管等，稍有不慎，容易造成出血。术中充分暴露术野、谨慎操作，较细小的血管可采用双极电凝抓钳、钛夹或结扎夹夹闭，超声刀离断，必要时镜下缝合；若左侧无名静脉受到损伤，必要时切割离断；上腔静脉等大血管出血时，若内镜下止血困难，应果断中转开胸手术或将胸骨劈开。操作结束后应该充分检查创面，确保无活动性出血；内镜直视下观察并处理各切口，预防肋间血管损伤、出血。

（二）肌无力危象

胸腺瘤合并重症肌无力患者术后最常见的并发症为肌无力危象。围手术期应做好预防工作，术前进行新斯的明试验，调整胆碱酯酶抑制剂使用剂量和使用时间。对于全身型肌无力患者，术后适当延迟拔管或用无创呼吸机辅助呼吸，必要时辅以糖皮质激素或免疫球蛋白冲击治疗，同时减少疼痛、睡眠、感染等的影响。

（三）肺部并发症

术后常见的肺部并发症包括肺炎、肺不张、呼吸功能不全或呼吸功能衰竭等。术后部分未放置胸腔引流管的患者，双侧胸腔可出现少许胸腔积液或液化脂肪，若不及时引流或吸收，容易出现局部外压性肺不张、肺炎等，应早期处理，必要时行胸腔穿刺抽液。患者术后早期应下床活动，主动咳嗽排痰，预防肺炎的发生。若出现肺炎表现，及时行痰培养并根据药敏试验结果合理有效地使用抗生素。

十、技术现状与展望

随着机器人手术系统的不断更新、手术技术的不断成熟，机器人辅助胸腺瘤切除术逐渐得到应用。虽然目前尚无随机对照研究显示机器人手术优于胸腔镜手术，但通过微创手术促进患者快速康复已达成共识。目前多家单位已经尝试在机器人手术系统辅助下单孔完成胸部外科手术操作，将既往 3 个或 4 个切口减少到 1 个切口，把创伤降到最低，引领微创技术的发展。相信在不久的将来，机器人辅助胸腺瘤切除术将会成为常规手术方式并广泛应用。

（谭群友）

参考文献

[1] ASHTON R C JR, MCGINNIS K M, CONNERY C P, et al. Totally endoscopic robotic thymectomy for myasthenia gravis[J]. Ann Thorac Surg, 2003, 75(2): 569-571.

[2] BERMAN M, STAMLER A, VIDNE B A, et al. Computer-enhanced thoracoscopic thymectomy with the Zeus telemanipulation surgical system[J]. Interact Cardiovasc Thorac Surg, 2003, 2(3): 262-264.

[3] 陈秀，韩冰，尹东涛，等. 机器人和胸腔镜胸腺微创治疗的技术探讨[J]. 中国现代手术

学杂志,2012,16(6):447-451.
[4] ISMAIL M, SWIERZY M, RÜCKERT J C. State of the art of robotic thymectomy [J]. World J Surg,2013,37(12):2740-2746.
[5] YI J, LI H, LI D M, et al. Da Vinci robot-assisted system for thymectomy: experience of 55 patients in China[J]. Int J Med Robot,2014,10(3):294-299.
[6] SEONG Y W, KANG C H, CHOI J W, et al. Early clinical outcomes of robot-assisted surgery for anterior mediastinal mass: its superiority over a conventional sternotomy approach evaluated by propensity score matching[J]. Eur J Cardiothorac Surg,2014,45(3):e68-e73.
[7] RUECKERT J, SWIERZY M, BADAKHSHI H, et al. Robotic-assisted thymectomy: surgical procedure and results[J]. Thorac Cardiovasc Surg,2015,63(3):194-200.
[8] FRIEDANT A J, HANDORF E A, SU S, et al. Minimally invasive versus open thymectomy for thymic malignancies: systematic review and meta-analysis[J]. J Thorac Oncol,2016,11(1):30-38.
[9] MARULLI G, MAESSEN J, MELFI F, et al. Multi-institutional European experience of robotic thymectomy for thymoma[J]. Ann Cardiothorac Surg,2016,5(1):18-25.
[10] SUDA T, KANEDA S, HACHIMARU A, et al. Thymectomy via a subxiphoid approach: single-port and robot-assisted[J]. J Thorac Dis, 2016, 8(Suppl 3): S265-S271.
[11] 张含露,刘伦旭,陈龙奇,等. 机器人辅助经剑突下胸腺(扩大)切除手术的临床应用[J]. 中国胸心血管外科临床杂志,2017,24(10):743-747.
[12] 康云腾,许世广,刘博,等. 纵隔肿物合并重症肌无力的外科治疗:达芬奇机器人、胸腔镜与胸骨正中切口手术对比研究[J]. 中国胸心血管外科临床杂志,2018,25(12):1027-1031.
[13] RUFFINI E, FILOSSO P L, GUERRERA F, et al. Optimal surgical approach to thymic malignancies: new trends challenging old dogmas[J]. Lung Cancer,2018,118:161-170.
[14] SAUTE M. Robotic-assisted thymectomy: how less invasive can we be? [J]. Isr Med Assoc J,2018,20(10):652.
[15] 金大成,韩松辰,马继龙,等. 机器人辅助与胸腔镜胸腺切除术的疗效对比:系统评价与 Meta 分析[J]. 临床荟萃,2019,34(2):163-170.
[16] COMACCHIO G M, MARULLI G, MAMMANA M, et al. Surgical decision making: thymoma and myasthenia gravis[J]. Thorac Surg Clin, 2019, 29(2): 203-213.
[17] KAMEL M K, VILLENA-VARGAS J, RAHOUMA M, et al. National trends and perioperative outcomes of robotic resection of thymic tumours in the United States: a propensity matching comparison with open and video-assisted thoracoscopic approaches[J]. Eur J Cardiothorac Surg,2019,56(4):762-769.
[18] POWER A D, D'SOUZA D M, MOFFATT-BRUCE S D, et al. Defining the

learning curve of robotic thoracic surgery: what does it take? [J]. Surg Endosc, 2019,33(12):3880-3888.

[19] ZIRAFA C C, ROMANO G, KEY T H, et al. The evolution of robotic thoracic surgery[J]. Ann Cardiothorac Surg,2019,8(2):210-217.

[20] 王维,李川,林琳,等. 经剑突下达芬奇机器人手术与传统胸腔镜手术治疗重症肌无力合并胸腺瘤的对比研究[J]. 中国胸心血管外科临床杂志,2020,27(11):1287-1291.

[21] 中国医师协会医学机器人医师分会胸外科专业委员会筹备组. 机器人辅助纵隔肿瘤手术中国专家共识(2019 版)[J]. 中国胸心血管外科临床杂志,2020,27(2):117-125.

[22] HESS N R, BAKER N, LEVY R M, et al. Robotic assisted minimally invasive thymectomy with simultaneous bilateral thoracoscopy and contralateral phrenic nerve visualization[J]. J Thorac Dis,2020,12(2):114-122.

[23] NA K J, KANG C H. Robotic thymectomy for advanced thymic epithelial tumor: indications and technical aspects[J]. J Thorac Dis,2020,12(2):63-69.

[24] PARK S Y, HAN K N, HONG J I, et al. Subxiphoid approach for robotic single-site-assisted thymectomy[J]. Eur J Cardiothorac Surg,2020,58(Suppl 1):i34-i38.

[25] MUADDI H, HAFID M E, CHOI W J, et al. Clinical outcomes of robotic surgery compared to conventional surgical approaches (laparoscopic or open): a systematic overview of reviews[J]. Ann Surg,2021,273(3):467-473.

[26] SHINTANI Y, FUNAKI S, OSE N, et al. Surgical management of thymic epithelial tumors[J]. Surg Today,2021,51(3):331-339.

[27] YANG Y H, SONG L W, HUANG J, et al. A uniportal right upper lobectomy by three-arm robotic-assisted thoracoscopic surgery using the *da Vinci* (Xi) Surgical System in the treatment of early-stage lung cancer[J]. Transl Lung Cancer Res, 2021,10(3):1571-1575.

第五章　机器人辅助胸外科手术专科医师培训经验

机器人辅助胸外科手术(robot-assisted thoracic surgery,RATS)的需求日益增长,迫切需要结构化和标准化的培训模式。本章将提供一个多步骤的培训模式,可供具有丰富的电视辅助胸腔镜外科手术(VATS)经验的胸外科医师使用,也可用于胸外科专科医师和住院医师的机器人辅助胸外科手术培训。在外科生涯中尽可能早地接受这类培训对他们成长为熟练的机器人辅助胸外科手术专科医师是有利的。此外,为了提高手术技术水平并将并发症的发生率降至最低,笔者认为有必要对机器人辅助胸外科手术专科医师和团队进行持续培训和认证。胸外科手术培训应包括以下内容。

一、知识教学

在开始学习机器人手术之前,胸外科医师需要了解机器人手术技术并学习设备功能、简单故障排除方法、设备参数等相关基础知识,以及胸外科手术相关知识,包括患者的选择和适应证、术前准备、患者体位和手术系统的放置、切口选择、手术步骤、并发症及其处理等。为了确保开展机器人辅助胸外科手术的每名胸外科医师都具备基础理论知识,可对上述内容进行知识和技能认证,这样可能有助于他们对机器人手术技术的掌握。

二、控制台培训

当前的达芬奇机器人手术系统是一套主从式控制系统,控制台具有控制机械运动的操作界面。因此,控制台的知识学习和训练至关重要,先前的一些研究展示了模拟训练的益处。达芬奇手术社区(https://www.davincisurgerycommunity.com/Training? tab1=TR)提供了相应的在线模块,对控制台相关的基本概念进行了介绍。在开始任何控制台培训之前,受训者应当在这些在线模块中进行认证。此后,在技能实验室或采用虚拟现实(VR)技术生成的模拟环境中,受训者便可用相对简单的方式熟练掌握这些基本的控制台操作技能(如镜头、踏板等控制技能)。受训者需要在模拟环境中,在已掌握机器人手术技能的医师指导下进行控制台高级技能(如切除、缝合和能量器械操作技能)的学习。这些模拟环境不仅提供了初始技能训练平台,还具有技能评估等功能。此外,还有一些应用虚拟现实技术的模拟器,如 RoSS、dV-Trainer、RobotiX Mentor 等,都经过了专业评估,具有一定的效度。除了能提供基础技能培训外,大多数模拟器还有特定程序组件,这使得受训者能够使用定制视频来实时模拟所需的特定动作。受训者坐在控制台上观看正在进行的操作(如机器人辅助肺叶手术)的视频,同时操纵控制台机械臂跟随手术医师移动。这使受训者能够更深入地习得控制台操作技能。

三、技能实验室

同VATS手术培训一样，机器人手术的受训者同样可以在技能实验室接受机器人手术训练。在这样的环境中，可以现场进行机器人手术练习。专用的技能实验室通常有助于受训者更高效率地完成培训计划，但大多数医院可能无法负担在技能实验室中单独安排一台专用于训练的机器人手术系统的费用。在这种情况下，手术室的机器人手术系统可以在没有进行手术的空余时间用于训练。而具有双控制台的机器人手术系统允许导师和受训者同时坐在操作台前，共享相同的三维视野。导师可以在整个手术过程中提供指导，包括通过机械臂来对关键的解剖结构进行标注、协助术野的暴露及纠正受训者的错误操作等；受训者一开始可以先逐个完成不同的操作部分，进而连贯完成整个操作。“手把手”式教学可以增强受训者学习信心，缩短学习曲线。有条件的中心还可以使用模拟人体解剖结构的动物模型进行培训，这种培训作为机器人培训计划中重要的组成部分之一，已被许多培训课程采用。

四、观摩手术

在手术室直接观摩手术是最直观的学习手术的方法。观摩手术的方法有以下几种：①现场观看。进入手术室现场观看手术并与外科医师沟通，这样能提供真实的临场体验。②与导师一起观看视频，详细了解操作步骤。观看手术视频的优点是可以有较多的选择，并且可以提前规划时间，还能在观看时接收较详细的解释和进行讨论。观摩手术不仅可以巩固学员的模拟训练效果，还是对模拟训练的一种补充。

（李鹤成　罗清泉　王述民）